DE L'INFLUENCE CURATIVE

DU

CLIMAT DE PAU

ET DES

EAUX MINÉRALES DES PYRÉNÉES,

SUR LES MALADIES,

CONTENANT DES NOTICES DESCRIPTIVES SUR LA GÉOLOGIE,
LA BOTANIQUE, L'HISTOIRE NATURELLE, LES EXERCICES
DES MONTAGNES, LES ANTIQUITÉS LOCALES,
LA TOPOGRAPHIE DES PYRÉNÉES, ET LEURS
PRINCIPAUX ÉTABLISSEMENS THERMAUX,

PAR M. A. TAYLOR, DOCTEUR-MÉDECIN;

Traduit de l'Anglais, par M. Patrick O'QUIN, Avocat.

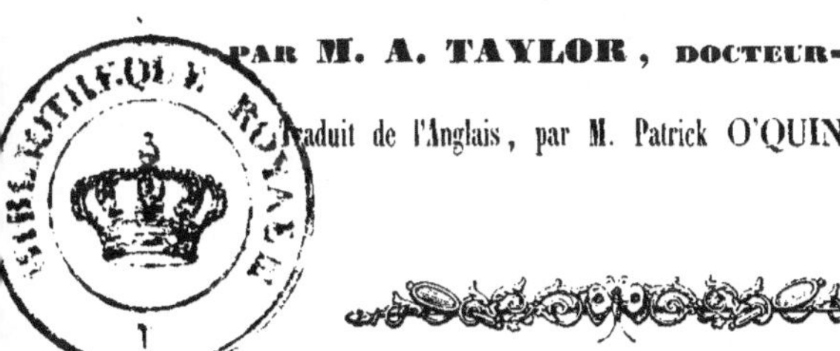

PAU,

Typographie et Librairie de É. VIGNANCOUR.

1843.

A MONSIEUR

LE VICOMTE NAPOLÉON **DUCHATEL**,

CONSEILLER D'ÉTAT, ETC., ETC., ETC.,

Préfet de la Haute-Garonne, ancien Préfet des Basses-Pyrénées.

MONSIEUR,

Lorsque je publie un livre qui a pour objet le développement des vertus curatives du climat de Pau et des Eaux Minérales des Pyrénées, je ne puis mieux faire que de le dédier à l'administrateur habile qui, pendant que je recueillais les faits contenus dans mon ouvrage, dirigeait avec tant de sagesse le Département dont je me suis principalement occupé.

Vous avez été profondément intéressé à tout ce qui tient à la prospérité des contrées Pyrénéennes ; aussi avez-vous bien voulu faire des vœux pour le succès de cet ouvrage et accueillir avec faveur la demande que je vous adressais d'en agréer la dédicace.

Indépendamment de mon respect pour votre caractère public et privé, je conserverai toujours envers vous un sentiment de reconnaissance pour la confiance dont vous m'avez honoré comme médecin, et je saisis avec empressement l'occasion de le manifester.

Puisse votre pays, dont vos talens peuvent si bien augmenter l'éclat, vous compter long-temps au nombre de ses enfans : tel est, Monsieur, le vœu sincère de

Votre fidèle et dévoué serviteur,

L'Auteur.

Pau,
1.er Juillet 1842.

DU

CLIMAT DE PAU

ET DES

EAUX MINÉRALES DES PYRÉNÉES.

CHAPITRE 1.er

INTRODUCTION.

D E toutes les villes du Continent où se rend le malade Anglais qui cherche la santé, il n'en est peut-être pas une seule dont le séjour soit aussi salutaire dans certaines maladies, et qui cependant soit aussi peu connue du public et des hommes de l'art, que la ville de Pau. De vagues rapports, transmis de l'un à l'autre, lui ont valu, depuis la paix, une réputation; mais c'est à peine s'ils ont fait connaître en Angleterre quelques détails précis sur ce pays, quelques données positives qui puissent indiquer la nature de son climat. Les visiteurs qui pendant vingt années se sont succédés à Pau sans interruption, ont progressivement acquis à cette ville une paisible célébrité : comme ils avaient éprouvé des effets favorables de ce climat salubre, ils en ont conseillé le séjour momentané aux personnes qu'ils supposaient placées dans les mêmes conditions ; mais on n'a pas encore posé des règles fixes qui puissent guider le malade étranger, et le déterminer à rechercher ou à éviter ce climat. Florence et Naples, Pise et Nice et chacune des diverses eaux thermales d'Allemagne et de Belgique, ont eu les honneurs d'une description minutieuse ; mais Pau a été abandonné aux chances douteuses d'une réputation basée sur la tradition. Si l'on en excepte une notice rapide que l'on trouve dans l'ouvrage de Sir James Clark sur le Climat, aucun écrivain Anglais, partial ou impartial, n'a encore fait entendre à ce sujet des réclamations qui par elles-mêmes ne seraient pas sans importance, mais qui en acquerraient bien davantage si l'auteur était placé à portée des Eaux des Pyrénées.

Sir James Clark n'a même pas rendu justice au climat de Pau, dans les quelques observations qu'il lui a consacrées. Ses renseignements ont été, pour la plupart, puisés à d'autres sources qu'à celle de son expérience si éclairée ; aussi attribue-t-il au climat de Pau, sur certains états morbides, une influence que, d'après nos propres observations, nous regardons comme supposée.

Ainsi, par exemple (*), il pense que « les malades atteints de rhumatisme ou sujets à cette affection doivent, en règle générale, éviter Pau. » Cette opinion est exprimée d'une manière absolue, et il ne paraît pas que l'Auteur ait fait de distinction entre les différentes variétés de rhumatisme ou entre les causes qui les produisent. Cependant, dans le cours de cet ouvrage, nous montrerons que le rhumatisme d'un caractère aigu, compliqué de goutte dans les tempéraments nervoso-sanguins, accompagné souvent d'une irritation tonique des organes digestifs et d'une accélération du pouls, éprouve, sous l'influence de ce climat, une diminution très-sensible de symptômes. C'est seulement dans les rhumatismes atoniques et les rhumatismes goutteux affectant les individus d'une constitution cachectique, débilitée par un long séjour dans les climats chauds, dont les organes digestifs affaiblis ont presque entièrement perdu leur élasticité, et chez lesquels les symptômes morbides engendrés par une maladie du foie réagissent sur cet organe ; c'est seulement, disons-nous, dans ces cas particuliers de rhumatisme, que le climat de Pau est décidément contre-indiqué.

De même, en ce qui touche l'influence relative du climat de Pau et des Eaux des Pyrénées sur les affections des membranes muqueuses, l'Auteur dont nous parlons s'exprime ainsi : « En somme, Pau paraît être, dans le sud-ouest de la France, la résidence la

____

(*) Clark, on the sanative influence of Climate, p. 193.

plus favorable aux malades en proie à des affections chroniques des membranes muqueuses. Les Eaux minérales des Pyrénées produisent aussi de très-bons effets dans la même classe de maladies. » D'après cette citation, on pourrait être amené à penser que les mêmes symptômes morbides des membranes muqueuses sont indifféremment soulagés et guéris par ces deux influences, et que le *modus operandi* est le même dans les deux cas; ce serait là une grave erreur. Le climat de Pau opère surtout d'une manière salutaire sur les maladies des membranes muqueuses qui affectent avec opiniâtreté un caractère sous-aigu, par exemple sur les maladies de la trachée ou des bronches, accompagnées d'une toux sèche et déchirante, de l'absence d'une saine expectoration, de l'accélération du pouls et de la maigreur. D'un autre côté, les Eaux des Pyrénées sont évidemment contre-indiquées dans un pareil état et ne peuvent être favorables que lorsque les caractères principaux de la maladie sont l'affaiblissement des organes et l'abondance d'une expectoration mucopurulente. Mais, comme nous traiterons dans la suite ces matières d'une manière complète, contentons-nous pour le moment de cette allusion passagère.

On ne s'étonnera nullement que la ville de Pau, considérée sous le double rapport de l'influence du climat et des avantages qu'elle présente comme lieu de résidence, n'ait pas été l'objet d'une description scientifique et détaillée, lorsqu'on saura qu'il n'existe pas d'ouvrage Anglais sur les Eaux des Pyrénées. Ces

sources demandent cependant une étude plus approfondie que toutes celles du Continent, et l'on peut,
sans exagération, considérer leurs vertus curatives
comme spécifiques (si toutefois il y a des remèdes
spécifiques) dans une classe importante de maladies
des membranes et des glandes.

Les médecins anglais ont si peu de notions sur Pau
et sur les Etablissemens Thermaux des Pyrénées, qu'ils
les confondent souvent comme ne désignant qu'un seul
et même lieu. Ainsi des hommes de l'art, fort éclairés
d'ailleurs, envoient d'habitude leurs malades, quel que
soit le degré de leur maladie, prendre les eaux minérales
de Pau ; (*) tandis que les seules eaux dont cette cité
puisse être fière sont celles de son *Gave* bruyant, qui
descend des montagnes où il prend sa source, au des-
sous de la fameuse *Brèche de Roland*, — nom bien
cher aux amateurs des romans de chevalerie — et qui,
après avoir parcouru une vallée d'une incomparable
beauté, vient baigner en se rendant à la mer, le pied
de l'éminence sur laquelle est bâtie la ville de Pau.

C'est cette absence complète de notions sur les
qualités particulières d'un climat qui tend, en définitive, à jeter sur lui une entière défaveur. En
effet, on exige d'une réputation exagérée outre me-

(*) Les Etablissements Thermaux les plus rapprochés de Pau sont
les *Eaux-Bonnes* et les *Eaux-Chaudes*, dans les Basses-Pyrénées,
à 40 kilomètres environ; dans les Hautes-Pyrénées, Bagnères-de-
Bigorre, à 56 kilomètres ; S.ᵗ-Sauveur et Cauterets à 63 kilomètres,
et Barèges à 71 kilomètres ; Biarrits, très-fréquenté dans la saison des
bains de mer, est à 103 kilomètres de Pau. On trouve à Biarrits
un établissement de bains et de douches d'eau de mer chauffée.

sure, parce qu'elle tient souvent à des propos légers,
bien plus qu'on n'est en droit d'attendre de l'influence d'un climat, quelque favorisé qu'il puisse être.
Combien d'exemples de résultats semblables l'histoire
de la pharmacie ne fournit-elle pas, en ce qui
touche les substances médicales. Il est souvent arrivé
qu'un remède qui, dans un certain nombre de maladies, est un agent d'une grande puissance, a perdu
toute confiance, si on ne l'a même pas tout-à-fait
écarté de la pratique, parce qu'on l'avait administré
sans discernement ou à des doses peu convenables.
C'est à une pareille cause qu'on peut attribuer l'aban-
don de plusieurs résidences qui étaient autrefois les
rendez-vous favoris des malades. Leur climat était
évidemment favorable au soulagement et à la guérison d'un nombre limité de maladies; mais on leur
a demandé de produire sur d'autres genres d'affections des résultats heureux qu'on ne pouvait pas
raisonnablement en attendre, ou parce que ces affections étaient incurables, ou parce qu'elles étaient
incompatibles avec la nature de ce climat.

On sera surpris, en effet, si l'on considère l'importance des intérêts qui sont mis en jeu, de voir
combien il est rare que le sens commun et la réflexion
paraissent régler les résolutions et les démarches des
malades ou même influencer les décisions des hommes de l'art qui les dirigent, lorsqu'il s'agit pour
eux du choix d'un climat comme agent curatif.

L'inquiétude et le désir de changer de séjour,
inhérents aux maladies chroniques et qui traînent en
longueur, l'espérance ranimée par de nouveaux con-

seils de chercher une autre résidence, agissant sur l'esprit de l'homme qui souffre, en même temps que l'ennui de ses jours et l'insomnie de ses nuits, tout cela frappe son imagination crédule et il pense découvrir un *el dorado* qui le guérira; — un pays où le soleil est toujours brillant, le ciel toujours serein, la brise toujours embaumée, où les nerfs trop sensibles et crispés, le pouls irritable et ravagé, trouvent le calme et le repos, et où les symptômes morbides, quoique hostiles à la vie dont ils entravent les ressorts, seront immédiatement paralysés.

On chercherait en vain, sur cette terre, la réalisation de semblables visions qui n'ont d'existence que dans les rêves des poètes qui conçurent l'âge d'or; atmosphère du Paradis terrestre dont les qualités parfaites, sans mélange d'aucun principe ennemi de la santé, exerceraient invariablement une action bienfaisante.

Ainsi désillusionné de toutes ses chimères, le malade irritable n'est que trop facilement porté, quelque salutaire que soit en définitive l'influence du climat sur son affection, à sortir des bornes de la modération en exprimant son désappointement; car, il faut l'avouer, le mécontentement sans motifs bien fondés est une plante morale qui est peut-être mieux acclimatée sur le sol Anglais que sur tout autre, et dans ce cas, elle ne manque pas de déployer une végétation luxuriante (*).

(*) La métaphore paraîtra peut-être un peu hardie au lecteur Français, mais outre qu'elle est conforme au génie de la langue Anglaise, elle est, au point de vue moral, d'une vérité et d'une justesse parfaites. (*Note du Traducteur.*)

Ce n'est pas seulement contre cette manière injuste de juger ses qualités que la réputation d'un climat est forcée de lutter.

Ainsi, en Angleterre par exemple, lorsqu'après un intervalle considérable le mal ne cède pas au traitement médical, si la principale cause de ce mauvais succès paraît être l'influence défavorable d'un climat rigoureux, les médecins conseillent au malade de voyager, mais ils laissent trop souvent à son caprice le choix du climat. Désignent-ils un pays quelconque, ils nomment le sud de la France, ou bien Nice, Naples ou Rome, sans distinguer entre ces diverses résidences. Les hommes de l'art, aussi bien que les sujets, semblent croire qu'un changement de latitude est simplement nécessaire et qu'il suffit de faire quelques centaines de lieues vers le sud pour que les symptômes sur lesquels un nouveau climat peut exercer une influence favorable éprouvent un effet bienfaisant, lors même que l'atmosphère du pays où l'on s'est arrêté ne serait nullement en rapport avec les caractères qui les distinguent. Cependant, nous démontrerons plus bas que ces diverses résidences produisent des effets essentiellement différents sur les maladies du corps humain.

C'est pourquoi, cette manière de prescrire aveuglément l'emploi d'un climat quelconque comme moyen thérapeutique, a discrédité, non sans quelque raison, un agent curatif, qui, s'il eût été appliqué avec discernement comme *préservatif* et comme *remède*, serait toujours resté en faveur dans l'opinion publique.

Ainsi, poser quelques principes fixes que l'on puisse appliquer au climat de Pau et aux Eaux minérales des Pyrénées, relativement à leurs effets sur les maladies, tel est l'objet de ce livre. Une résidence de plusieurs années à Pau, des voyages entrepris chaque saison aux Etablissemens Thermaux des montagnes pour l'exercice de sa profession, le concours bienveillant des médecins du pays et l'examen scrupuleux de plusieurs prétendus cas de guérison, voilà les sources auxquelles l'Auteur a puisé ses propres impressions, qu'il ne craint pas de communiquer au public. L'Auteur comprend toute l'étendue de la responsabilité que fera peser sur lui la tâche qu'il s'impose; il sait que dans une matière qui intéresse à un si haut degré le bien-être d'une classe nombreuse de la société, il ne faut ni cacher, ni voiler, ni exagérer la vérité; le malade, en effet, accablé déjà du poids de la douleur et se leurrant toujours d'un vain espoir, n'est que trop porté à abandonner facilement sa famille et ses amis pour courir après une ombre, et à augmenter encore ses souffrances par un pénible et ennuyeux voyage, au bout duquel il ne trouve souvent que la déception. D'un autre côté, il y a un certain nombre, un *très-grand nombre* de personnes qui pourraient conjurer les effets menaçants d'un vice constitutionnel, héréditaire ou acquis, et d'autres qui, avant que le mal ait fait de profonds ravages dans l'organisme, pourraient reprendre une santé et une force comparatives s'ils avaient recours, pendant qu'il en est temps encore, au climat de Pau et aux vertus curatives des sources qui l'avoisinent.

A une époque déjà éloignée de nous, long-temps avant la réunion à la France de l'État indépendant dont Pau était la capitale, le Béarn était renommé pour la salubrité de son climat, et son histoire fournit plus d'un nom illustre pour attester qu'entre toutes les autres cette contrée était favorisée. Aujourd'hui, les statistiques les plus exactes la représentent comme la province de France qui possède par *excellence* un climat propre à entretenir la santé et à arrêter les progrès de certaines maladies, qui attaquent l'organisme et les fonctions de l'homme.

En même-temps que les eaux des montagnes environnantes, prises avec discernement, sont d'un usage efficace et combattent victorieusement les maladies des membranes et les symptômes qui s'y rattachent, les Pyrénées elles-même, contrée presqu'inexplorée par les touristes Anglais, ouvrent un vaste champ aux distractions qui récréent l'esprit et aux exercices qui fortifient le corps.

L'homme de lettres, le Botaniste, le Minéralogiste, l'Artiste et le Chasseur y trouveront des occupations nombreuses et variées. Ainsi, à Bagnères-de-Bigorre, nous sommes reportés au temps de César-Auguste, le vainqueur de l'Aquitaine. L'antiquaire y rencontre, encore bien conservés, des autels votifs élevés du temps de ce conquérant, et les débris de thermes bâtis par ses généraux. On y remarque aussi en grand nombre des antiquités d'une date moins reculée, mais qui sont loin d'être sans intérêt, derniers vestiges de la domination Anglaise qui s'étendit autrefois sur cette contrée. Sur ces mêmes montagnes, le botaniste recueille des plantes de climats opposés ; le géologue y découvre mille occasions de confirmer ses théories et d'enrichir sa collection de faits nouveaux ; enfin, le chasseur robuste et aventureux trouve un exercice intéressant et salutaire en poursuivant l'izard (le chamois des Pyrénées), le bouquetin¹, l'ours et le loup, au milieu des neiges éternelles du Mont-Perdu, de la Maladetta et des pics les plus élevés.

De délicieux paysages où le beau et le grandiose sont réunis, se présentent à chaque pas devant les yeux charmés de l'artiste et le touriste peut encore varier ses plaisirs au bord des lacs et des ruisseaux peuplés de truites, que l'on rencontre de tout côté.

Les objets auxquels nous faisons allusion en ce moment ne seront décrits dans le cours de cet ouvrage que d'une manière incidente et seulement en tant que la *distraction* qu'ils procurent peut être ordonnée comme auxiliaire du traitement médical ou comme remède contre l'*ennui* pour ceux qui, jouissant eux-mêmes d'une bonne santé, ont cependant été amenés par l'affection ou le devoir à suivre des malades qu'ils aiment et qui vont chercher au loin le plus précieux des biens de cette terre. Les descriptions de toutes ces belles scènes seront nécessairement d'informes ébauches ; mais c'est à peine si on en regrettera la brièveté puisque on peut avoir si facilement recours aux ouvrages de M.ᵐᵉ Boddington, M.ᵐᵉ Ellis, M. Murray et M. Inglis et au *Desultory man* de M. James, qui ne le cède à aucun autre sous le rapport de l'intérêt, bien que ce soit une œuvre purement d'imagination. Et si une dame anglaise, la vicomtesse de S.'-Jean, met à exécution le projet qu'elle a déjà annoncé de publier des descriptions et des vues des scènes les plus intéressantes des Pyrénées, le lecteur pourra facilement arriver à connaître la physionomie générale de ces montagnes, aussi bien du moins que cela est possible à l'aide de la description seule, et ces premières notions lui feront désirer sans doute d'aller sur les lieux en acquérir par lui-même de plus intimes.

Néanmoins, nous varierons par fois notre tâche en empruntant de courtes citations aux ouvrages du petit nombre de voyageurs qui nous ont précédé sur la route encore bien peu battue des Pyrénées; mais ce ne sera que pour faire diversion à la monotonie d'un ouvrage où l'imagination et la description tiennent fort peu de place, et où les faits ne sont rapportés que pour venir prêter leur témoignage désintéressé aux assertions et aux opinions de l'Auteur.

Diverses circonstances politiques et sociales qui se rapportent à l'Espagne, ont fait jusqu'à ce jour des Pyrénées une véritable barrière qui s'opposait au loin à ce que l'on pût mieux connaître ce pays romantique, qui a conservé et conserve encore un attachement et une fidélité opiniâtre pour ses anciennes coutumes et ses vieilles idées, tandis que les habitants des autres contrées qui l'avoisinent ont subi des changements si profonds dans leurs mœurs et leur genre de vie.

Tous ceux qui ont parcouru l'Espagne ont dû être
frappés de la vérité des descriptions de Cervantes et
de Le Sage et remarquer avec quelle justesse elles
s'appliquent encore aux Espagnols de nos jours, dont
les habitudes et les manières trahissent le peu de
progrès qu'ils ont fait dans les idées nouvelles, et montrent qu'il n'existe aucune cause sérieuse de changement dans leur organisation politique. Le peu de
tendance au *progrès* que l'on observe dans tout ce qui
tient à la condition sociale de l'Espagne et la paresse
constitutionnelle du caractère national, peuvent expliquer les difficultés qui se sont opposées jusqu'à ce
jour à l'introduction de changements considérables
dans son système gouvernemental, et qui en ont rendu
l'accomplissement à peu près impossible.

Le plan que l'Auteur se propose de suivre dans
cet ouvrage est de traiter, *premièrement*, de Pau,
de son climat et de l'influence qu'il peut avoir sur
les habitants du Pays et sur les étrangers, tant en
santé qu'en maladie; et *secondement*, de décrire les
Eaux les plus importantes des Pyrénées, ainsi que les
vertus et les effets de chacune d'elles. A cette partie de
l'ouvrage viendront se joindre des notices sur la géologie, la botanique et d'autres sujets variés qui ont
rapport aux Pyrénées elles-mêmes.

Lorsqu'on s'occupe de recherches sur le climat d'un
Pays, pour arriver à connaître l'influence qu'il exerce
en santé et en maladie sur les personnes étrangères
à la contrée, il est plusieurs circonstances dont il
importe de tenir compte avec soin. On ne doit pas

se contenter de recueillir simplement les indications fournies par le thermomètre et le baromètre, de décrire la nature du sol, le degré d'humidité et l'état des vents dominants; il faut aussi étudier les effets qu'ont produit, et que produisent encore chaque jour sur l'état sanitaire de la population native toutes ces circonstances diverses, combinées avec une foule d'autres qui sont cependant à peine appréciables. Il est aussi essentiel de découvrir et de signaler les causes qui préservent les indigènes de ces prédispositions et de ces maladies constitutionnelles auxquelles sont sujets les habitants d'autres pays placés dans des conditions moins favorables, et de déterminer les caractères particuliers de l'action que le climat peut exercer sur les symptômes des maladies qui y règnent, ainsi que le type ordinaire de ces affections elles-mêmes. En effet, il est une observation vulgaire que l'on ne peut révoquer en doute, c'est que les maladies subissent invariablement de grandes modifications sous l'influence du climat.

En suivant cette marche, nous arriverons à des déductions utiles qui nous serviront de règles déterminantes; d'abord, pour ce qui regarde le genre de prédispositions morbides qui, chez les étrangers, peuvent être arrêtées par un recours opportun à un climat ainsi connu, et ensuite, dans les maladies déjà déclarées, pour ce qui touche à la nature des symptômes que ce climat pourra toujours calmer, guérir ou aggraver. Par exemple, si dans un climat donné nous trouvons chez la population native une absence marquée d'affections scrofuleuses ou lymphatiques, nous aurons le droit de penser que les qualités de ce climat tendent à arrêter le développement des dangereux résultats d'une pareille diathèse chez les personnes héréditairement prédisposées ou dont l'organisation débilitée peut abandonner le système vital à l'action funeste d'un agent atmosphérique. De même, si nous remarquons que les maladies qui, dans des régions plus excitantes, affectent un caractère aigu et dangereux, prennent au contraire dans un climat donné une physionomie plus bénigne, et si cette modification provient des effets sédatifs du climat sur le système nerveux et sur la circulation, nous pourrons en conclure avec une certaine force de logique que les maladies produites chez les étrangers par une irritation combinée des nerfs et des artères, subiront des modifications analogues, et que l'intensité du mal diminuera sensiblement, s'il n'est pas entièrement détruit. Enfin, si nous savons que l'influence de tel climat est directement sédative et qu'il agit immédiatement en affaiblissant le ton des organes, nous en déduirons, *à priori*, qu'un tel climat ne convient nullement à ce genre d'affections qui dérive d'une atonie générale et d'un manque d'énergie dans les fonctions.

Telles sont les raisons qui nous déterminent à prendre pour bases de nos recherches l'état sanitaire de la population native, les maladies auxquelles elle est surtout sujette, les caractères que présentent ces maladies, la proportion de mortalité et de lon-

gevité, etc. Cette discussion nous amènera naturellement à décrire l'état de santé dont jouit l'étranger,
le genre des prédispositions morbides dont le climat
arrête le développement, les affections auxquelles il
est favorable, et celles auxquelles il est entièrement
contraire.

Dans ses dissertations générales, l'Auteur se bornera
à traiter les sujets qui intéressent le malade, et qu'il
lui importe de connaître; toutes les opinions qu'il
avancera ne seront que des déductions tirées de faits
statistiques et de sources dont il connaît l'authenticité,
ainsi que de son expérience personnelle. Il ne se livrera
pas à de vaines spéculations. Ses lecteurs pourront
toujours juger par eux-mêmes, car il leur soumettra
les faits qui lui ont servi à former son propre jugement.

Les faits sont certes bien loin de manquer dans
l'une des branches qui font l'objet de cet ouvrage,
nous voulons parler des eaux minérales des Pyrénées
et de leur action thérapeutique sur les maladies; mais
les jalons philosophiques destinés à guider l'observa-
teur à travers cette *rudis indigestaque moles* sont bien
peu nombreux et bien mal disposés.

Quoique les Etablissemens Thermaux soient placés
en France sous le contrôle sévère d'Inspecteurs du
Gouvernement, choisis parmi les médecins à réputation, et bien que des milliers de malades (*) s'y
rendent chaque année pour la guérison de presque

(*) Il y a environ trente ans, le nombre des baigneurs dans les
eaux minérales de France s'élevait à 30,000 ; il est aujourd'hui
de 100.000.

tous les maux qui sont « l'héritage de la pauvre humanité », néanmoins les principes qui règlent l'indication de leurs eaux respectives manquent singulièrement de précision. Il en est résulté jusqu'ici que, sur un grand nombre de cas soumis indistinctement à leur influence, plusieurs ont éprouvé des effets très-heureux, tandis que les autres ont été déplorablement aggravés par l'usage des sources minérales.

Les citations suivantes, empruntées à un document (*) que l'on ne saurait soupçonner d'avoir mal envisagé sa question, prouvent que cette remarque est loin d'être sans fondement et qu'elle s'applique très-bien à l'état des notions que l'on avait, il y a quelques années, sur les Eaux minérales, en France seulement. Voici ce qu'on lit à la page 12 de ce document :

« Ce que nous disons du choix des Eaux dans les maladies a occupé aussi la Commission; elle a vu que les malades, et même parfois les médecins, les choisissent d'une manière un peu vague et pas toujours les plus appropriées aux maladies à traiter ; que parfois on a plus d'égard au voisinage des sources, à de certaines localités qui plaisent au malade ou au médecin, qu'à l'eau la plus salutaire, etc. — Ce qui explique pourquoi on n'en retire pas toujours les avantages dont elles sont susceptibles. »

____

(*) Rapport fait à l'Académie Royale de Médecine sur les eaux minérales de France, pendant les années 1834, 1835, 1836, au nom de la commission des eaux minérales.

Et plus bas, page 13 :

« La Commission est donc convaincue, que la médecine n'est guère plus avancée sur la connaissance des effets thérapeutiques de la plupart des Eaux minérales qu'à l'époque où l'analyse chimique restait presque muette sur leur compte. On n'en sait pas plus sur les Eaux des Pyrénées par exemple, thérapeutiquement parlant, que du temps où Bordeu expliquait en termes si clairs, si simples et en même-temps si vrais et si profonds, tout ce qui concerne leurs propriétés ; et de nos jours, la médecine n'a rien acquis au-delà, bien que la chimie ait beaucoup éclairé, depuis ce temps, leur composition intime. »

On trouve encore les lignes suivantes à la page 15 :

« Portant ses regards sur l'emploi des Eaux minérales, la Commission a vu à regret qu'on les prescrivait parfois dans les maladies incurables, et même à des sujets désespérés, et dont les fatigues du voyage précipitaient encore le terme de l'existence. Cette prescription est d'autant plus fâcheuse, que ces malades si gravement affectés sont presque toujours renvoyés par les Inspecteurs des sources, qui craignent de voir discréditer celles qu'ils inspectent, si on y remarque des décès. — Il en résulte que ces sujets aussi ballotés ne savent où trouver des secours. »

On le voit, il y a beaucoup à faire dans ce champ vaste et intéressant de la philosophie médicale, et l'on doit beaucoup espérer des Inspecteurs qui sont attachés en ce moment aux eaux thermales et dont quelques-uns sont des hommes de science et d'observation.

Cet état de choses durera évidemment, sous plusieurs des rapports que nous signalons, tant que les malades pourront se constituer juges de ce qui leur convient le mieux et prendre les eaux sans être soumis à une surveillance particulière. Dans la plupart des établissemens d'Allemagne, on ne permet à aucun individu de boire ni même de se baigner avant que l'inspecteur se soit assuré, en l'examinant, que l'usage des eaux peut être favorable à sa maladie.

CHAPITRE II.

QUELQUES AVIS AUX MALADES QUI SE DISPOSENT A PARTIR D'ANGLETERRE POUR PAU. — LES PYRÉNÉES. — REMARQUES GÉNÉRALES SUR LA SITUATION ET L'ASPECT DE PAU. — DÉTAILS PARTICULIERS SUR LA LOCALITÉ. — PROMENADES. — OBJETS DE CURIOSITÉ.

—

VANT d'entrer dans quelques détails sur Pau, considéré comme une ville que l'étranger doit sans doute désirer de connaître, il n'est peut-être pas hors de propos de lui tracer l'itinéraire le plus commode à suivre et de lui indiquer quelques précautions qu'il est avantageux pour lui de ne pas négliger.

En prenant Londres pour point de départ, la route la plus courte est celle qui conduit à Southampton par le chemin de fer, et de cette ville au Hâvre par le bateau à vapeur ; on trouve ensuite au Hâvre des paquebots qui partent pour Bordeaux, le 1.er, le 10 et le 20 de chaque mois. La traversée de Southampton au Hâvre se fait en douze ou seize heures ; celle du Hâvre à Bordeaux en cinquante-cinq ou soixante-cinq heures. Néanmoins, comme il ne paraît pas certain que ce service de bateaux à vapeur continuera sans interruption (*), il est bon d'indiquer une autre ligne de paquebots, celle de Southampton à S.ᵗ-Malo ; de S.ᵗ-Malo, on arrive à Nantes après un très-court voyage par terre, et on prend dans cette dernière ville les bateaux qui font le trajet de Bordeaux le 1.ᵉʳ, le 11 et le 22 de chaque mois. On fait ainsi en quatre ou cinq jours, sans grande fatigue, un voyage qui, par la voie de terre, durerait dix ou douze jours.

Même au point de vue médical, les affections au traitement desquelles le climat de Pau convient le mieux, éprouvent souvent une amélioration sensible à la suite d'une traversée par mer, et l'on évite en même-temps la fatigue d'un long voyage par terre qui procure toujours au malade une grave irritation.

La distance de Bordeaux à Pau n'est que de 200 kilomètres et peut être facilement parcourue en deux ou trois jours, même par la personne la plus délicate.

Ainsi, les chemins de fer et les bateaux à vapeur ont rapproché le malade de Pau bien plus qu'il ne l'était autrefois de la côte de Devonshire ou de Cornwall, car il a aujourd'hui à souffrir moins de fatigue et d'irritation pour accomplir un voyage plus long vers un climat plus propice.

(*) Le service du Hâvre à Bordeaux est, en effet, suspendu depuis près d'un an, par suite de pertes éprouvées par la compagnie ; on pense qu'il pourra être repris après la liquidation qui se poursuit en ce moment. (*Note du Traducteur.*)

Les personnes qui veulent aller passer l'hiver à Pau doivent se mettre en route le 1.er septembre au plus tard ; car, indépendamment des variations atmosphériques qui ont lieu en Angleterre après cette époque de l'année et qu'il importe surtout d'éviter, il est aussi nécessaire de devancer la saison des vents d'équinoxe qui soufflent vers la seconde ou la troisième semaine de septembre.

Il ne faut pas que celui qui quitte l'Angleterre, malade ou bien portant, se figure que, parce qu'il se rend dans le sud de la France, il va habiter un pays où le soleil brille sans cesse, et où il est inutile de se précautionner de vêtemens contre les atteintes de l'atmosphère. Cette matière sera traitée plus au long dans la suite de cet ouvrage ; pour le moment, bornons-nous à recommander à toute personne, d'arriver bien munie de vêtemens chauds et surtout de flanelle parce qu'il faut toujours en porter sur la peau. A l'aide de ces précautions, on peut éviter, sinon neutraliser un des grands inconvénients des climats méridionaux, la différence de température qui existe pendant l'hiver et le printemps entre le soleil et l'ombre, et entretenir toujours à la surface du corps cette transpiration bienfaisante qui, dans tous les pays et dans tous les climats, est si favorable à la santé.

Toutes les fois qu'une personne arrive à Pau dans le but de soulager ou de guérir une de ces affections morbides auxquelles le climat de cette ville ou les eaux minérales des Pyrénées sont appropriés, il est à désirer qu'elle possède une description détaillée de sa maladie, rédigée par son médecin ordinaire. Ce document n'est pas seulement destiné à servir de guide pour le présent ; il pourra aussi être consulté à l'avenir pour constater les effets produits sur le sujet par le changement de climat ou par d'autres circonstances.

Il y a pour l'étranger un grand avantage à arriver de bonne heure à Pau, celui de pouvoir mieux choisir son logement. Il est, en effet, très-important pour certaines personnes, celles, par exemple, qui sont attaquées d'irritation inflammatoire des voies respiratoires ou d'autres affections analogues de l'appareil pulmonaire, de pouvoir se procurer un appartement situé au midi ou dont quelques chambres jouissent du moins de cette exposition ; et comme toutes les maisons de la ville n'ont pas cet avantage, celles qui sont favorablement placées se louent très-rapidement. Depuis ces dernières années, Pau est devenu la résidence favorite des malades Parisiens de distinction, de sorte que, lorsque l'année est avancée, le choix des appartemens est plus difficile qu'auparavant.

Les deux principales routes par lesquelles le voyageur peut arriver à Pau, sont celle de l'Est qui vient d'Italie, en passant par Toulouse, et celle du Nord qui traverse Bordeaux. Sur la première de ces routes on aperçoit les Pyrénées à une très-grande distance et c'est peut-être aux environs de Toulouse que la vue se déploie avec le plus d'étendue, parce que cette ville est située vis-à-vis le centre de la chaîne. De là, l'œil peut l'embrasser toute entière, depuis les sommets les plus élevés de l'extrémité orientale, jusqu'aux principaux pics des Hautes et Basses-Pyrénées qui se rapprochent de l'Océan Atlantique. De même, si on arrive à Pau par la route du Nord, on distingue de fort loin ces montagnes; dans une étendue de 96 kilomètres, elles bornent la vue à l'horizon, et leur aspect est sans cesse varié par mille effets de lumière qu'on ne saurait décrire, parce qu'ils changent avec la distance, l'état de l'atmosphère et les moments du jour.

En approchant de Pau, « lorsqu'on a atteint le sommet du côteau, on voit se dérouler une scène d'une incomparable beauté. A ses pieds, on aperçoit une large plaine, ou plutôt une vallée, qui renferme en son sein, comme un petit monde à part, des villages, des hameaux, des vignobles, des ruisseaux, une terre riche et fertile, éclairée par un brillant soleil — tout cela calme, paisible, gracieux; et puis, au-dessus des collines qui, de l'autre côté, bornent la vallée, la vaste chaîne des Pyrénées que la nature a revêtue de ses formes les plus grandioses et les plus magnifiques. Il est impossible de rendre l'effet que produit ce spectacle imposant des montagnes; on admire, on retient son haleine comme pour l'embrasser d'un seul coup d'œil. Et si, après avoir longtemps contemplé ces immenses ouvrages de la nature, on porte ses regards sur les demeures de l'homme qui semble ramper au pied des monts altiers qui le dominent, le Maître de la Création semble un misérable insecte, et ses plus orgueilleux palais paraissent comme le refuge du plus chétif animalcule (*). »

Autrefois capitale de la province de Béarn, et aujourd'hui chef-lieu du département des Basses-Pyrénées, Pau est situé à 200 kilomètres sud de Bordeaux environ et à 110 kilomètres de Bayonne, un des ports du golfe de Gascogne.

Dans les siècles passés, le Béarn fut le théâtre des événements les plus marquants de l'histoire de France et d'Espagne. Pendant que la valeur chevaleresque de ses princes défendait le pays contre l'invasion étrangère, son peuple, célèbre par sa fidélité à ses Seigneurs et à ses lois, organisait le premier modèle d'un gouvernement législatif et combattait avec courage pour les libertés dont il jouissait. Aujourd'hui, le Béarn est depuis long-temps réuni à la France ; néanmoins, sa population se distingue par une supériorité sociale, morale et physique qui égale toujours et qui surpasse sous quelques rapports celle des contrées les plus favorisées du Royaume.

Eloigné de 32 kilomètres environ de la partie la plus rapprochée de la chaîne des Pyrénées, Pau domine de toutes ses promenades et des maisons bâties sur le bord de la terrasse sur laquelle s'élève la ville, un panorama des montagnes de 100 kilomètres au moins d'étendue. De ces divers points, on aperçoit quelques-uns des pics les plus élevés ; entr'autres le Pic-du-Midi de Bigorre, qui forme comme un pro-

(*) James, Desultory Man.

montoire à l'est, et les glaciers de Néouville et de Vignemale qui brillent aux rayons du soleil de midi ou qui s'embrasent des feux rosés du couchant. En face de Pau, à une distance de 40 à 50 kilomètres le Pic de Ger, les montagnes, — qui entourent les Eaux-Bonnes et les Eaux-Chaudes et le Pic-du-Midi d'Ossau, qui ressemble à une mître d'évêque, le plus véritablement sublime de ces monts Pyrénéens, — élèvent leurs masses rivales et hardies. Lorsque le ciel est pur, les rayons de lumière toujours mobiles, éclairant cette masse de rochers, lui prêtent tantôt une mystérieuse hauteur, et tantôt les abaissent comme d'insignifiants monticules. Bientôt, une gerbe de lumière tombe d'aplomb sur les divers chaînons qu'elle dessine à l'œil ; ce qui paraissait tout à l'heure une ligne sèche et ardue se transforme maintenant peu à peu ; les masses se séparent des masses par ondulations graduées, depuis une hauteur de 8 à 10,000 pieds, jusqu'à ce qu'elles viennent se confondre avec les riants côteaux de Jurançon et de Gelos qui n'ont que 300 pieds d'élévation et qui, éloignés de 2 kilomètres de la ville dont ils sont séparés par le cours de la rivière, offrent aux regards la perspective lointaine d'un riche tableau.

L'objet de ce livre n'est pas de décrire l'aspect du pays ; mais il est bien difficile de garder à ce sujet un silence complet. Et certes, il est heureux pour l'Auteur que cette tâche ne rentre pas dans le plan qu'il s'est proposé, car il sent bien que son style ne saurait peindre la nature dans sa grandeur et sa beauté,

telle surtout qu'elle apparaît de tout côté à Pau à
l'œil le moins impressionable. Est-il dans le monde
un spectacle plus beau, plus majestueux que le
panorama que salue le spectateur qui, du haut de la
Place Royale, parcourt du regard la vallée du Gave ?
En face est le Pic de Bagnères ; à droite, s'étendent
les côteaux boisés de Narcastet ; à gauche, le château
de Bizanos paraît dans le lointain. — Quel souvenir
ineffaçable pour celui qui a visité Pau !.. Lorsqu'on
a une fois contemplé un tel spectacle, pourrait-on
jamais l'oublier ?

La ville, qui contient environ 14,000 habitans,
est généralement bien bâtie ; plusieurs de ses anciennes maisons disent encore quelle devait être la
noble manière de vivre de leurs anciens propriétaires,
avant que de grands changemens politiques eussent
altéré les relations sociales. Il y a cent ans, ou même
davantage, quoique le Béarn eût cessé depuis long-
temps d'être le siége d'une cour souveraine, l'aris-
tocratie de ce pays, illustrée par son antique origine
et par ses vertus patriarcales, conservait encore des
habitudes magnifiques et hospitalières. Aujourd'hui,
les nobles hôtels sont loués à des étrangers et plusieurs des anciennes familles ne vivent plus que dans
l'histoire. Cependant, il en reste quelques-unes qui
ont survécu aux orages politiques ; leurs manières gracieuses, le tact exquis avec lequel elles savent mettre
l'étranger à l'aise et le satisfaire par leur accueil,
témoignent hautement de la distinction de leur race.
Du reste, ces qualités ne sont pas le partage exclusif

d'une seule classe; la politesse et l'affabilité se rencontrent dans toutes les autres, depuis les plus élevées jusqu'aux plus humbles. C'est une vertu inhérente à la population, heureux reste de ces traditions patriarcales qui se retrouvent encore dans les provinces Vascongades de l'Espagne et chez les Basques, voisins de ces contrées.

En prenant pour terme de comparaison les autres villes de France qui ont la même population et la même importance, Pau occupe un rang élevé pour ce qui est de l'état des rues, du confortable des maisons et de la commodité des voitures, etc.; choses qui sont toutes indispensables à l'étranger Anglais. Il y a vingt ans, on ne trouvait pas à Pau une maison où il y eut un tapis, pas une voiture à louer (*). Pour des voitures particulières, il n'y en avait qu'une seule en ville; on cherchait en vain dans les maisons ce que nous appelons le *comfort*, et il n'y a pas long-temps encore, pas une rue n'avait un trottoir. Aujourd'hui, les maisons sont, en partie, meublées selon les besoins et les habitudes d'un Anglais; on peut se procurer des voitures en nombre et à un prix modéré, et tous les ans on introduit à Pau des

(*) Il y a vingt-cinq ans, une dame, qui réside encore à Pau, demanda au propriétaire de son appartement de lui procurer une voiture pour aller, avec sa famille, à une soirée de la préfecture. A l'heure indiquée, une *diligence*, attelée de *six* chevaux, parut devant la porte; c'était le seul moyen de transport que pût fournir la ville. — Depuis la publication de l'édition Anglaise de cet ouvrage, cette dame, la plus âgée des anglaises qui habitaient Pau, a payé son dernier tribut à la nature.

améliorations pour en rendre le séjour plus agréable. Chaque rue possède des lignes de trottoirs qui ne sont pas encore continus, mais qui le deviendront bientôt, car cet exemple ne tardera pas à être généralement suivi.

Néanmoins, il y a beaucoup à faire pour rendre les rues de Pau agréables et pour que l'aspect en soit attrayant. Tandis qu'à Tours, qui a été pendant plusieurs années le rendez-vous d'un grand nombre d'étrangers, et même à Bagnères-de-Bigorre, les maisons sont extérieurement agréables à l'œil, à cause de leur éclat et de leur propreté, et les rues sont toutes garnies de trottoirs, cette ville, au contraire, a une apparence triste, surtout dans les jours sombres et pluvieux, parce que les maisons ne sont pas blanchies et aussi parce que les rues sont pavées de cailloux dont les pointes aigues sont désagréablement tournées en dehors, sans autre but visible que celui de soumettre les pieds à un état de gêne et de torture. Nous sommes donc certains que si les propriétaires de maisons veulent se convaincre par un essai combien l'usage accidentel et général de la peinture et du blanchîment, et la construction d'une ligne complète de trottoirs changerait l'aspect de la ville, les heureux résultats qu'ils obtiendront les engageront à persévérer dans cette voie. Et cela est d'autant plus à désirer que nous connaissons plusieurs étrangers qui, arrivant à Pau par un jour de pluie, ont été effrayés de l'apparence triste et sombre des rues de la ville.

Il y a un autre inconvénient qui est très-sensible aux étrangers malades, nous voulons parler de la grande différence qui existe entre la température des maisons exposées au midi et celle des rues qu'il faut traverser pour arriver à la promenade du Parc ou à la campagne. Cette différence est telle que, dans certains états de l'atmosphère, il peut-être fort dangereux de la subir et que nous connaissons plusieurs cas d'indispositions graves causées par le passage de la rue de la Préfecture, par exemple, après une promenade au Parc. Pau serait un séjour parfait pour les malades d'une certaine classe que nous décrirons plus bas, si l'on pouvait ouvrir au sud de la ville une voie de communication qui unirait d'une manière plus commode quelques-unes de ses parties au Parc et aux routes des montagnes, de sorte que le malade ne serait pas obligé de traverser les rues pour y parvenir. On pourrait prolonger à l'est jusqu'à la route de Bizanos la terrasse de la Place Royale, ou bien encore ce qui serait peut-être plus difficile, sinon impraticable, à cause des dépenses considérables qu'entraînerait l'exécution de ce plan, tracer vers l'ouest une promenade qui servirait de jonction entre la terrasse, le Château et par suite le Parc, ou enfin continuer l'allée du Bois-Louis jusqu'à la Basse-Ville, le long du Canal du Moulin.

En Angleterre, avec l'esprit entreprenant qui anime les capitalistes, un pareil plan serait adopté avec ardeur et promptement mis à exécution ; mais le génie de la spéculation ne s'est pas encore développé avec une assez grande puissance dans la capitale du Béarn, si indolente et si satisfaite d'elle-même.

La ville s'étend de l'est à l'ouest et l'on peut dire qu'elle est formée de trois rues parallèles. Elle est bâtie sur une éminence élevée de 150 pieds qui domine la rivière, et, par conséquent, elle regarde les Pyrénées ; du côté du nord, elle est protégée par les *landes* du Pont-Long, qui montent en suivant une pente graduelle jusqu'à une distance de 24 kilomètres. Le vend du nord est ainsi dirigé en divers courants qui, attirés vers le sud par les hautes montagnes, passent bien au-dessus de Pau, de sorte que l'on peut voir souvent les nuages s'avancer paisiblement à une certaine hauteur, tandis que, dans un milieu plus bas, les feuilles des arbres ne sont pas agitées. A l'ouest, — point d'où le vent souffle assez souvent — le Parc prolonge en courbe sa colline boisée, et continuant l'éminence sur laquelle la ville s'élève, forme, à la distance d'un quart de lieue, une espèce de promontoire. La ligne du Parc partage l'amphithéâtre formé par les côteaux de Jurançon qui entourent Pau vers le sud et sud-ouest, de sorte que la ville et ses environs sont ainsi à l'abri des seuls vents qui causent le mauvais temps, ceux de l'ouest et du nord-ouest. Les vents d'est et de sud-est et leurs combinaisons ne se font guère sentir à Pau, si ce n'est pour ramener le beau temps et la chaleur. Ainsi, Pau jouit souvent d'un calme si complet dans l'atmosphère, qu'on se demanderait presque si le vent souffle réellement. Cela est si vrai qu'un capitaine de marine qui, dans sa vie, avait éprouvé plus d'une brise, prit cette ville en dégoût et la quitta, parce que, pendant deux ou trois ans, qu'il y avait demeuré, il n'y avait que bien rarement trouvé, comme disent les marins, « *un pouce de vent.* »

Quoique Pau soit ainsi comparativement exempt de toute espèce de vents et bien que son atmosphère soit généralement très-calme, il faut néanmoins avouer qu'on y subit par fois des crises météorologiques. Mais les paisibles annales de Pau disent assez combien elles sont rares, combien elles sont brèves et inoffensives. De temps en temps peut-être, quelques vieux arbres dont les sucs vitaux ont été absorbés par un ver rongeur, ou que des plantes parasites ont étouffés en les privant du contact de l'air extérieur, peuvent bien tomber çà et là victimes de la force d'un vent accidentel ; mais alors nous lisons de tragiques récits venant des côtes de différentes lattitudes qui sont couvertes des débris des naufrages ou de l'intérieur des terres qui a été ravagé par la violence de l'ouragan. Nous avons souvent remarqué que Pau n'est visité que par les queues des tempêtes qui ont dévasté d'autres pays et excité la fureur des mers et qui, dans celui-ci, se prolongent rarement au-delà de quelques heures.

Ces observations paraîtront peut-être partiales aux personnes éloignées de Pau qui ne connaissent pas la différence qui existe entre les phénomènes atmosphériques de cette ville et ceux de toute autre contrée ;

mais elles n'en sont pas moins vraies et pourront toujours être confirmées par les étrangers qui ont quelque temps résidé à Pau.

Voici la description rapide que M. Inglis (*) consacre à Pau : « Cette cité a toujours été regardée comme une des plus intéressantes du midi de la France, et, selon moi, elle mérite bien sa réputation. Pau est situé dans une des plus belles et des plus riches contrées de la France, dans un des climats les plus purs; la ville est propre, bien aérée, on y trouve toutes les commodités et souvent tout le luxe de la vie. Quant à ses environs, ils sont vraiment délicieux. Le Gave serpente à travers la charmante et sinueuse vallée que domine la ville. Le paysage est varié par l'aspect des champs, des prairies et des vignes, et on aperçoit mille maisons de campagne répandues dans les alentours. Rien n'est plus beau que les promenades qui se trouvent dans le voisinage de Pau. Les unes longent les rives du Gave, d'autres bordent un ruisseau plus étroit, et dans la ville même il y a une plate-forme riante et bien ombragée, d'où l'œil embrasse une vue magnifique. Pau est le rendez-vous d'un grand nombre d'étrangers, et je croirais volontiers que, de tous les lieux de résidence aimés des voyageurs, il n'en est pas un seul qui soit aussi agréable. »

On peut dire que la saison de Pau commence au 1.er septembre et dure jusqu'au 1.er juin. Du reste,

____

(*) Switzerland, the South of France, and the Pyrénées, in 1830, by H.-D. Inglis, p. 220. — Edition de Constable.

cette règle dépend ordinairement des circonstances, de l'état de l'atmosphère au commencement et à la fin de la saison, de l'objet que les visiteurs se sont proposé et des exigences de leur état de santé. D'après le cours accoutumé du temps, il n'est pas sain pour les malades de rester après le commencement de septembre dans les hautes régions des Pyrénées; et l'atmosphère n'est pas toujours suffisamment rassise avant le 1.er juin et quelquefois même plusieurs semaines après, pour que le séjour de Barèges et de Cauterets, — et même des Eaux-Bonnes et des Eaux-Chaudes — puisse leur être salutaire. Les fortes chaleurs d'été ne se font guère sentir à Pau avant le milieu ou la fin de juin, et le malade qui est impatient de se dérober à la monotonie uniforme de l'atmosphère sédative de Pau doit surtout éviter de céder trop tôt au désir de se rapprocher des montagnes.

En s'y prenant de bonne heure pour le choix d'un appartement, on trouvera sans peine ce qui convient aux besoins d'une famille, qu'elle soit nombreuse ou restreinte. Il y a à Pau, ou dans les environs un *assortiment* d'au moins cent appartemens plus ou moins bien garnis, sans compter les petits logemens et les hôtels. Le prix moyen des deux tiers de ces appartemens est de 2,500 à 3,500 fr. pour huit ou neuf mois; les autres varient de 1,200 à 2,500 fr. pour le même espace de temps. Quelques-uns sont assez vastes pour loger douze ou quinze personnes, et tous ceux de la première catégorie peuvent contenir de six à huit personnes ou même davantage. Les maisons sont garnies de tout ce qui est nécessaire à une famille, excepté de linge et de vaisselle, deux objets que l'on trouve à louer dans la ville. Les personnes qui préfèrent demeurer hors de la ville peuvent parfaitement suivre leur goût; car il y a aux environs, à une distance de deux à quatre kilomètres, plusieurs maisons comfortables dans une exposition salubre et aérée.

La plupart des maisons de la ville sont divisées en appartemens qu'on loue, de sorte que deux ou plusieurs familles peuvent se trouver sous le même toit; mais si une famille avait besoin d'un logement plus étendu et préférait occuper une maison à elle seule, cet arrangement ne souffrirait pas de difficulté.

On trouve dans les hôtels des appartemens pour des familles ou pour des personnes seules; celles-ci peuvent se loger dans des maisons particulières à un prix très-modéré et un garçon peut *s'abonner* au mois dans un des hôtels de la ville où le taux de la pension est peu élevé. Les meilleurs hôtels sont : l'*Hôtel de l'Europe*, l'*Hôtel de France*, l'*Hôtel de la Poste* et l'*Hôtel des Ambassadeurs*. Dans tous ces hôtels, on connaît les habitudes et les goûts d'un Anglais et l'on se montre très-attentif à prévenir tous ses désirs et lui procurer le *comfort* en tout genre. Ceux qui préfèrent le *restaurant* à la *cuisine* particulière peuvent se faire servir pour un prix très-modéré, à *l'Anglaise* ou à *la Française*.

Les gages des domestiques français ne sont pas exorbitans; on peut avoir une bonne cuisinière pour quinze à vingt-cinq francs par mois et un domestique mâle pour trente ou trente-cinq francs. On trouve des voitures en quantité au mois, à la journée ou à l'heure pour un prix raisonnable, 2 fr. par heure; les chevaux de selle se louent 2 fr. 50 c. par jour. Le prix des provisions de bouche est bien moins élevé qu'en Angleterre, et même les articles de luxe sont bien moins chers que dans ce pays.

On a bâti à Pau depuis peu une église pour le culte Anglais, qui a coûté plus de 40,000 fr., et où le service se fait tous les dimanches, deux fois en Anglais et deux fois en Français. Ce temple doit son origine à la munificence de la duchesse de Gordon qui en acheta l'emplacement il y a cinq ans, et qui a depuis beaucoup contribué aux dépenses que son érection a nécessitées. Le reste des fonds a été fourni par les Anglais qui habitent la ville, parmi lesquels nous ne devons pas oublier Lord Newark, qui a donné plusieurs milliers de francs pour l'achèvement de l'édifice. L'office de chapelain anglais est maintenant rempli par le Rév. Edward Hedges, qui a été désigné par l'Evêque de Londres; et celui de pasteur français, par le Rev. Léonard Buscarlet.

Il n'est pas hors de propos de faire connaître aux personnes qui désirent venir à Pau avec des enfans, qu'on y trouve de bons maîtres pour toutes les branches de l'éducation ordinaire. Il y a des professeurs expérimentés de Français et d'Espagnol et des langues mortes, et des maîtres capables de donner à leurs élèves les leçons les plus avancées de musique, de dessin et des autres arts d'agrément.

La ville possède aussi un Collége Royal où l'on enseigne les humanités, les mathématiques et la philosophie. On peut mettre les enfans en pension au Collége, qui est soumis à un bon système de discipline, et où l'on veille avec beaucoup de soin à la santé des élèves. Quoique ce soit là une institution Catholique, on ne se mêle nullement des opinions religieuses des élèves, auxquelles il n'est pas permis de porter atteinte. Un ministre Protestant visite régulièrement le Collége et examine les enfants de ce culte, que l'on conduit tous les dimanches au Temple.

La Bibliothèque publique, qui est la propriété de la ville, contient quinze mille volumes sur tous les sujets divers d'art, de science, de théologie et d'histoire ; elle demeure ouverte la plus grande partie de la journée, et les lecteurs y trouvent toutes les facilités désirables pour consulter toute espèce d'ouvrages.

Pour ce qui est des amusemens publics, il faut avouer que Pau a encore beaucoup à acquérir. Quoiqu'il y ait un théâtre, il est cependant bien loin d'être en rapport avec l'importance de la ville. Mais on prépare en ce moment près de la ville un hippodrome (*) où l'on inaugurera bientôt des courses de chevaux qui auront lieu

(*) Cet hippodrome, éloigné de la ville de quatre kilomètres environ, et situé dans la plaine du Pont-Long, est aujourd'hui achevé. Les premières courses ont même eu lieu au mois d'août dernier, et tout fait présager qu'à l'avenir elles seront toujours très-brillantes. (*Note du Traducteur.*)

chaque année au mois d'août, sous les auspices du Gouvernement.

Quant à ceux qui préfèrent une gaîté et des plaisirs sages, les *soirées* particulières qui se succèdent pendant les mois d'hiver et qui occupent les loisirs du beau monde leur laissent peu de chose à désirer. On y trouve une société charmante et accomplie, et le temps ne sera jamais à charge aux personnes qui ont une assez bonne santé pour sortir le soir, et dont les goûts les portent à voir le monde. Il y a à Pau diverses réunions qui conviennent aux personnes graves ou gaies et qui, dans leur genre, sont toutes fort agréables.

Il y a quelques années, il s'était établi un club Anglais où l'on recevait les journaux de Londres et les principales publications périodiques ; c'était un aimable centre d'attraction et un lieu qui unissait nos concitoyens. De 1838 à 1839, ce club comptait cinquante membres ; depuis, on l'a laissé se dissoudre. On se propose, cependant, de le faire revivre l'hiver prochain et de lui donner quelques élémens de stabilité.

C'est un usage qui a d'abord prévalu à Pau, jusqu'à ce qu'il a acquis force de loi, que le dernier venu aille voir ceux qui sont arrivés avant lui, s'il désire vivre avec la société. Cette coutume est si opposée aux mœurs d'Angleterre, qu'elle paraît quelquefois très-choquante à la délicatesse un peu farouche du caractère Anglais ; mais, à la réflexion, on s'apercevra qu'on a eu, pour l'adopter à l'origine et pour continuer à la suivre, quelques raisons assez plausibles. Elle donne d'abord un avantage absolu à l'étranger sur ceux qui habitent le pays depuis plus long-temps ; le nouvel arrivé peut vouloir rester isolé à cause de l'état de santé de sa famille ; il peut aussi ne désirer lier connaissance qu'avec des personnes ayant les mêmes goûts que lui ou avoir l'intention de modifier ses relations d'après des vues particulières. Si plus tard il désire faire partie de la société d'une manière plus générale, cela lui est devenu très-facile, parce que la voie est pour lui suffisamment applanie. Cet usage donne à l'étranger le temps de respirer, de jeter ses regards autour de lui et de choisir les personnes qui conviennent le mieux au genre de vie qu'il a l'intention d'adopter.

On trouve, à Pau, de nombreux moyens de prendre l'air et de faire de l'exercice, soit à cheval, soit en voiture, soit à pied ; c'est là pour le malade un grand avantage qu'il ne rencontre pas à Rome, à Florence et dans plusieurs autres villes du Continent, qui sont le rendez-vous des malades et des touristes, et où on est obligé de traverser d'éternels et ennuyeux faubourgs avant d'arriver en pleine campagne. — Cinq routes principales, parfaitement entretenues, partent de Pau comme d'un centre commun, et présentent des points de vue divers, non-seulement sur les Pyrénées, mais encore sur la plaine, — paysage toujours beau, quoique sans doute moins imposant. A cheval, on peut varier ses courses à toutes les distances, sur les côteaux sinueux et boisés qui s'étendent au sud ; à pied, le promeneur dont la santé n'est pas trop délicate, peut s'égarer à travers les vertes prairies et les vignes chargées de grappes; et si la nature du terrain n'est pas très-convenable aux ébats du chasseur, il est du moins amené à prendre l'air et à faire de l'exercice. Dans une saison plus avancée, après la récolte du blé, on trouve à huit ou dix kilomètres autour de Pau, assez de cailles et surtout de perdreaux pour occuper le chasseur; et pendant les mois d'hiver, il y a, à peu de distance de la ville, des bécasses, des bécassines et des canards sauvages. Une chasse plus intéressante et plus mâle est celle de l'izard et de l'ours que l'on poursuit sur les montagnes, jusque dans leurs retraites inaccessibles, et celle du coq de bruyère (le *capercailzie* d'Ecosse) qui se plaît au milieu des noirs sapins et sur les pics les plus élevés ; mais nous renvoyons la description de ces exercices au moment où nous en viendrons à parler des Pyrénées elles-mêmes. — Dans la vallée de Tarbes, un baronnet entretient une meute de chiens Anglais qu'il fait chasser quatre fois par semaine. Les renards sont en si grande abondance, que jamais les chasseurs ne rentrent sans avoir *trouvé*; on y fait, dit-on, de très-belles chasses, parce que le pays est très-propre au *sport* (*). Le

(*) Le mot *sport* est une de ces expressions anglaises qu'il est impossible de rendre en français : ce terme désigne toute espèce de jeux ; mais on l'emploie souvent dans un sens particulier, pour désigner les exercices de la chasse ou de la pêche, et, dans cette acception, il correspond assez bien au mot *déduict* de notre vieux français. Du reste, comme le mot *sport* a été importé en France à la suite des exercices anglais, et qu'il a pris droit de bourgeoisie dans notre langue, nous avons cru devoir le conserver. (*Note du Traducteur.*)

digne baronnet, qui est lui-même passionné pour la chasse, accueille avec politesse et cordialité ceux de ses compatriotes qui, comme lui, aiment naturellement cet exercice (*).

La principale promenade est le Parc, terrasse d'un quart de lieue de longueur qui domine la rivière et qui est couverte d'arbres; elle est presque toujours praticable pour les dames promeneuses, pourvu qu'après une pluie de trente-six heures, le soleil paraisse pendant trois heures seulement. La nature du sol est si absorbante et les propriétés de l'atmosphère de Pau sont telles, que ce court espace de temps suffit pour sécher les principales promenades, même pendant les mois d'hiver.

Mme Ellis (**), en parlant du Parc, en fait la description suivante : — « Impatiente de connaître les lieux où nous allions passer quelques mois, je saisis la première occasion de quitter l'hôtel, et, en suivant les groupes (de promeneurs) dont je viens de parler, je me trouvai bientôt à l'entrée d'une large et imposante avenue plantée d'arbres, qui conduit à une promenade célèbre, à juste titre, comme une des plus belles qu'il y ait au monde. Cette promenade, appelée le Parc, consiste en une éminence qui s'étend de l'est à l'ouest, parallèlement à la rivière le Gave; la colline

(*) Le chevalier Oxenden qui vient de quitter la France, a fait, en partant, présent de sa meute aux chasseurs Français et Anglais de Pau, qui la font régulièrement courir pendant la belle saison.

(**) Summer and Winter in the Pyrénées, p. 32, 33.

est entièrement couverte de magnifiques arbres qui sont, pour la plupart, des hêtres, et elle est coupée par des allées diversement variées, les unes droites, les autres tortueuses. Quelques-unes traversent la crête du monticule et dominent un paysage très-étendu, tandis que d'autres longent le pied de l'éminence, à l'ombre des arbres les plus élevés. D'autres enfin, plus étroites et plus cachées, sont presque perdues au milieu de l'épais feuillage et du taillis serré : en un mot, il semble qu'on ait voulu contenter les goûts et les fantaisies diverses des étrangers de tout pays, qui se rendent en ces lieux pour jouir de la beauté de ce délicieux climat. — Les visiteurs ont des physionomies variées. On y voit des malades de toute espèce, depuis la simple faiblesse jusqu'à la maladie sans espoir, se réchauffer aux rayons du soleil, ou s'appuyer sur un bras qui ferait mille efforts pour les arracher à la tombe, si tout effort n'était pas inutile. — Et cependant, c'est un spectacle qu'on ne peut contempler sans éprouver un sentiment de gratitude et de joie, en songeant qu'il y a une telle atmosphère et une telle scène accessibles à tant d'habitans de climats moins heureux, et que, bien souvent, la santé et la vie sont rendues à ceux qui viennent en si grand nombre les redemander à ce ciel fortuné. »

Comme la vue du Parc réunit, dans un harmonieux ensemble, tous les élémens nécessaires à la perfection d'un *coup d'œil* beau et grandiose, nous croyons devoir citer encore la description que l'on trouve dans le *Desultory Man*, et qui est remarquable par sa verve dépourvue de toute exagération. « La promenade la plus élevée, qui s'étend à un quart de lieue environ, domine un paysage magnifique et sans cesse varié des montagnes, dont on aperçoit les masses entassées sur des masses se prolongeant au sud dans toute la ligne de l'horizon. Ces montagnes présentent un coup-d'œil vraiment magique et elles ne paraissent jamais un seul instant avec la même physionomie; tantôt, elles sont tellement enveloppées de brouillard qu'elles forment comme un fonds bleuâtre du tableau, derrière les collines les plus rapprochées; d'autres fois, on les voit si distinctement qu'on s'imaginerait presque apercevoir l'izard bondissant de rocher en rocher. Le soleil dans son cours les métamorphose aussi en entier par le déplacement des ombres; et les nuages amoncelés souvent en masses blanchâtres, jusqu'à la moitié de la hauteur de leurs pics, leur prêtent une élévation démesurée qu'elles n'ont pas d'ordinaire lorsqu'elles se détachent sur l'azur du firmament. Mais, pour bien qu'elles puissent paraître, même dans les temps les plus clairs, il y a toujours dans leurs contours une espèce d'indécision vaporeuse qui fait presque douter de leur existence. On dirait le brillant prestige d'un rêve féérique; et, en effet, je fus tenté de croire que j'avais été le jouet d'une illusion, lorsque me promenant le matin, trois jours après mon arrivée, je m'aperçus, en regardant vers les montagnes, qu'elles avaient disparu comme le palais enchanté d'Aladin, sans laisser de vestiges, sans qu'il fût possible d'en découvrir la trace. C'est que le temps était couvert, quoique la journée fût belle d'ailleurs et quoiqu'il dût sembler impossible à une personne qui n'était pas accoutumée à l'aspect des montagnes, que des nuages pussent cacher des objets qui avaient paru une autre fois si rapprochés. C'était pourtant ce qui avait lieu; nous restâmes deux jours sans les voir, et le troisième, le rideau de nuages se leva majestueusement devant elles, et elles se montrèrent aussi pures et aussi grandioses que jamais. »

Ce qu'il y a de plus intéressant à Pau, après ses sites, c'est son *Château*, édifice antique et imposant, qui réunit l'architecture guerrière du 13.e siècle, au style des trois siècles suivans, et que les Béarnais tiennent en grande vénération comme le lieu où naquit leur bien-aimé Henri IV. On conserve encore la chambre où ce Prince vit le jour, quoique tout récemment on y ait fait des réparations à la moderne ; et on montre sous un dais de soie et d'or, soutenu par des colonnes armoiriées, une grande écaille de tortue qui lui servit de berceau. — Le Roi actuel, S. M. Louis-Philippe, a fait des dépenses considérables pour la restauration de ce Château, première demeure de l'ancêtre commun des Bourbons. Un ameublement qui se rapporte, autant que possible, au style de l'époque d'Henri IV, décore aujourd'hui le Château ; il a été choisi, dit-on, par le goût éclairé du Roi lui-même.

L'anecdote suivante, en même temps qu'elle prouve l'attachement que les Béarnais conservent pour la mémoire d'Henri, montre avec quelle finesse ils savent éluder une difficulté. Désirant élever une statue en l'honneur de ce Prince, ils demandèrent aux ministres de Louis XIV la permission de mettre leur projet à exécution. On leur répondit que puisqu'ils avaient des fonds à dépenser dans cet objet, il serait plus convenable qu'ils les consacrassent à honorer le Roi régnant. Ils comprirent qu'il était impossible de résister à des suggestions aussi directes, et ils élevèrent la statue qu'on leur demandait ; mais ils gravèrent sur le piédestal l'inscription suivante, qui renferme une innocente épigramme :

A LOUIS XIV *PETIT*-FILS DU BON HENRI (*)

Cette statue a partagé le sort commun que l'aveugle furie de la première révolution fit éprouver à tous les ouvrages élevés en l'honneur des Bourbons.

Mais S. M. vient de faire présent à la ville de Pau d'une statue du bon Henri lui-même, qui sera inaugurée, au milieu des réjouissances publiques, le 1.er mai prochain, jour de la fête du Roi Louis-Philippe.

Le piédestal de cette statue est orné de trois bas-

(*) C'est là une traduction ou plutôt une paraphrase de l'inscription véritable qui était conçue en béarnais. La voici telle que quelques vieillards se souviennent encore de l'avoir lue : *Aci qu'ey l'arrehil deu nouste grand Henric.* Quoi qu'on n'y rencontre pas le jeu de mots auquel fait allusion l'auteur Anglais, l'épigramme y est peut-être moins *innocente* et plus sérieuse ; ce n'est pas, en effet, à Louis XIV que la statue est dédiée, c'est au petit-fils du grand Henri. (*Note du Traducteur.*)

reliefs ; on y placera, sur la face antérieure, une inscription disposée de la manière suivante :

Lou nouste Henric !

Au-dessous :

Henrico Nostro

Pia Nepotis Augusti Munificentia

redivivo.

Et sur le socle, le millésime :

MDCCCXLII.

Voici les sujets que représentent les trois bas-reliefs, que M. Etex a traités avec son talent supérieur de statuaire ; ils ont été pris dans les trois époques les plus caractéristiques de la vie du grand Roi :

Sur la face postérieure : *Henri IV jouant avec les petits montagnards de Coarraze.*

Sur l'une des faces latérales : *Henri IV sous les murs de Paris, laissant passer des vivres aux assiégés.*

Et sur la face opposée : *Henri de Bourbon à la bataille d'Ivry, au moment où il harangue ses soldats et leur indique son panache blanc comme signe de ralliement.*

Tous les souvenirs d'Henri sont précieusement gardés par ses compatriotes avec orgueil et respect, et leur intérêt historique les recommande à la curiosité des étrangers. On voit encore dans le village de Bilhères, à deux kilomètres de Pau, la maison où il fut nourri ; et on se plaît à raconter plusieurs aventures amoureuses dont il fut le héros avant que ses hauts faits eussent fourni une page si importante à l'histoire de l'Europe.

Trois minutes de marche séparent à peine le Château où est né ce grand monarque, de la maison où a vu le jour un autre prince, le Roi de Suède. C'est une petite maison, à peine élevée de deux étages ; mais elle offre un intérêt que n'excitent que bien peu de palais.

L'état de prospérité nationale et individuelle, dont le Roi de Suède a doté ses sujets, témoigne hautement combien ils furent heureux dans le choix de leur monarque, et clairvoyans dans l'appréciation de ses vertus. — M. Rae-Wilson, le voyageur bien connu, disait à l'auteur de ce livre qu'il s'était attaché à connaître les sentimens de toutes les classes à l'égard du Roi, et que, dans le hameau le plus reculé, comme dans le palais du noble, il avait trouvé, non-seulement une fidélité sans tâche, mais même l'affection la plus chaleureuse. — Le Roi de Suède prend encore un vif intérêt à tout ce qui concerne la prospérité du Béarn et des Béarnais.

Il est divers objets pleins d'un intérêt archéologique, que l'on peut visiter dans une matinée de promenade hors de Pau, et qui dédommagent amplement de la fatigue de la course. En effet, une excursion est toujours plus agréable et plus profitable à la santé lorsqu'elle a un but déterminé. .

Morlàas revendique l'honneur d'avoir été la première résidence des Princes de Béarn , comme l'église de Lescar était leur dernière demeure. Son église date de l'an 1078 ; c'est un édifice intéressant pour l'archéologie , comme spécimen de l'architecture chrétienne à cette époque reculée. Voici ce qu'en dit un auteur remarquable par son érudition et son talent (*) : « C'est, toutefois, un monument historique d'un haut intérêt que l'église de Sainte-Foi, à Morlàas. Elle fait la gloire de la patrie Béarnaise ; elle s'associe à tous les souvenirs de liberté qui consacrent cette vieille terre à la mémoire contemporaine. C'est là, sur le saint autel, que tous les vicomtes de Béarn venaient s'engager par serment à observer les lois du peuple, les vénérables fors , qui fondaient leur souveraineté ; ils juraient de rendre justice au pauvre comme au riche, de gouverner en bons barons, de respecter les droits des seigneurs leurs vassaux et ceux non moins chers des communautés. C'est là, à l'autel de Sainte-Foi, que le grand Gaston IV, de retour de Jérusalem dont il avait été l'un des premiers conquérants, et avant d'aller mourir en combattant les Maures dans les plaines de l'Aragon , vint octroyer et jurer le for de Morlàas , admirable législation qui fut la plus belle et l'une des plus anciennes de tout le moyen-âge. »

Lescar, qui a joué pendant plusieurs siècles un rôle important dans l'histoire de Béarn et de Navarre, est plein de souvenirs intéressants et émouvants. Ses Evê-

(*) Histoire du Béarn et du Pays Basque, par M. A. Mazure, pag. 530.

ques avaient le rang des premiers Barons du Béarn, et souvent ils dépouillèrent leur habit de paix pour aller combattre les Maures infidèles, à la tête de leurs tenanciers. Ils n'avaient pas une importance moindre en matière d'administration civile. L'Evêque de Lescar présidait les Etats législatifs, et dans toutes les affaires qui intéressaient le bien public, sa présence et sa sanction étaient nécessaires.

On distingue encore les débris ruinés des anciennes fortifications de la ville; mais sa cathédrale, monument des âges reculés d'une perfection rare, est surtout très-remarquable. Cet édifice n'est pas seulement curieux à cause de son architecture, mais aussi parce qu'il contient les cendres de héros et d'héroïnes illustres, — celles de François Phœbus, de Jean d'Albret, de Catherine, reine de Navarre, de Marguerite de Foix, de Jeanne d'Albret, et d'un grand nombre de prélats et de guerriers.

Comme les antiquaires de la contrée n'ont pas encore une opinion arrêtée sur l'origine de la Maison-Carrée de Nay, on n'attend sans doute pas de nous que nous formions des conjectures à ce sujet. C'est un monument d'architecture unique en son genre, que l'on suppose avoir été bâti par Marguerite de Foix au commencement du 14.ᵉ siècle, et réédifié dans la suite par la sœur de François I.ᵉʳ. Néanmoins ce que l'étranger peut faire de mieux, c'est de le visiter et de juger par lui-même; car, comme il trouvera à Nay un changement d'air bien décidé, il pourra en même temps distraire son esprit et fortifier son corps.

4

En continuant à suivre la grande route pendant une lieue et demie, on arrive au château de Coarraze qui est bâti sur une éminence à quelques pas vers la gauche et où Henri IV passa son enfance, confié à la sage direction de la comtesse de Miossens. C'est là qu'abandonné au développement d'un esprit naturellement droit que rien ne pouvait fausser, se mêlant à tous les jeux de ses sujets futurs et menant la vie pénible du paysan, il acquit ces qualités morales et physiques qui brillèrent plus tard dans le roi juste et habile et dans le général vaillant et indomptable. Tout ce qui reste du vieux château, c'est une tour dont l'escalier usé inspire d'intéressantes réflexions sur les morts illustres dont les pieds ont contribué, pendant bien des années, à miner par le frottement les degrés de ce marbre si dur. — Une maison moderne est maintenant bâtie sur l'emplacement du vieux château ; elle appartient à M. Dufau, Procureur-général du département, homme de manières obligeantes et polies et qui permet avec plaisir aux étrangers de visiter sa maison et son domaine. Quelquefois, pendant le printemps et l'automne, les étrangers font des parties à Coarraze, pour jouir de l'air délicieux qu'on y respire qui, à cause de la proximité des montagnes, est plus vif que celui de Pau.

Lorsqu'on fait une excursion à *La Pietat*, sur les coteaux de Gelos, on trouve de tout côté des points de vue frappants (*). Si l'on est monté sur un cheval

(*) Dans un rayon de 6 à 7 lieues, on rencontre un grand nombre de châteaux et de lieux pleins de souvenirs de l'histoire de Béarn

du pays, à l'allure tranquille et solide, on peut varier ses courses dans toutes les directions pour chercher un exercice salutaire ou des paysages pittoresques, et l'on découvre tous les cent pas des scènes charmantes où de riantes beautés se mêlent à une majesté grandiose. « Par chaque échappée et de chaque hauteur on distingue les montagnes entourées d'ombres ou nettement dessinées, à moins que les nuages ne se soient abaissés; et alors les riches et délicieux côteaux paraissent seuls sur la scène et donnent au pays une physionomie nouvelle; on ne voit plus les pics et les aigles, mais seulement les vignes, la charrue, les bois, l'allouette, la grive, la linotte et le buisson d'aubépine qui animent ce tableau champêtre. — Je n'ai jamais vu de pays dont les hauteurs soient disposées d'une manière plus pittoresque; c'est une ligne boisée qui s'étend parallèlement à une autre, non pas raide et brisée, mais contournée en moelleuses et gracieuses ondulations; au-delà, on en voit une troisième plus élevée qui se perd dans le lointain; entre ces collines, des vallées pleines de silence, d'ombre et de fraîcheur; et comme il n'y a pas en ces lieux un seul coin de terre mal partagé, chaque bien de campagne est au moins placé dans une belle position et possède un charmant caractère agreste, souvent même des bois et des landes que nous aimons à comparer à ceux de notre Angleterre (*). »

et de Navarre. Nous renvoyons avec plaisir le lecteur au *Panorama de Pau*, de *M. Dugenne*; et à l'*Histoire de Béarn*, de *M. Mazure*, qui sont remplis à ce sujet d'intéressans détails.

(*) Mme Boddington. Sketches in the Pyrenées. Tome 1, pag. 213.

CHAPITRE III.

QUELQUES DÉTAILS MÉTÉOROLOGIQUES SUR LE CLIMAT DE
PAU. — TABLES MÉTÉOROLOGIQUES POUR UNE SÉRIE DE
PLUSIEURS ANNÉES.

—

OUTE personne qui a acquis une certaine
expérience du traitement des maladies, et
qui a observé des affections identiques,
agissant sur des tempéramens identiques,
— dans des conditions géographiques différentes, —
avouera sans peine que les effets bienfaisans produits
par tel climat plutôt que par tel autre, ne se rapportent pas toujours aux conclusions tirées *à priori*
des faits fournis par les instrumens dont se sert la
science. Cependant, si ces indications ne sont pas
toujours des guides infaillibles, elles servent du moins
à nous montrer le chemin, et lorsqu'elles sont in-
suffisantes pour justifier les résultats, elles nous amènent à rechercher les causes auxiliaires, et à reconnaître les qualités particulières d'un climat et son
influence sur l'organisme.

Sans parler de la latitude, on trouve de nombreuses
anomalies inhérentes à chaque climat, qui influent

sur sa température et son degré d'humidité ; telles
sont la conformation du pays, la position d'une éminence heureusement située, comme un abri contre
les vents du mauvais temps, — ou réciproquement, —
et d'autres circonstances que l'on ne peut observer dès
l'abord comme causes, mais dont les effets sont parfaitement appréciables. Ainsi Middlebourg, qui est situé un degré plus au sud qu'Amsterdam, devrait avoir
une température moyenne plus élevée d'un demi degré tandis qu'elle est plus basse (*) de plus de deux.
Marseille est plus d'un degré au sud de Gênes ; la température moyenne de cette dernière ville semblerait
donc devoir être d'un demi degré plus faible que celle
de Marseille ; elle est, au contraire, d'un degré plus
forte. Il ne serait pas étonnant que le climat de Marseille fût plus chaud que celui d'Avignon qui est situé
plus au nord et dans l'intérieur, — et que les hivers
y fussent moins froids et les étés moins chauds ; d'où
vient donc que la température moyenne de Marseille
est plus basse que celle d'Avignon ? Rome et Perpignan
ont la même température moyenne, quoique Rome soit
située plus au sud d'un degré. La raison que l'on peut
en donner, c'est que l'influence des Apennins se fait
sentir à Rome ; mais Perpignan n'est-il pas au pied des
Pyrénées ? (**)

(*) L'auteur se sert toujours, pour exprimer la température, du
thermomètre de Farenheit, le seul que l'on connaisse en Angleterre.
Comme les lecteurs Français sont peu familiarisés avec les indications
de cet instrument, nous donnerons tous les résultats en degrés centigrades. (*Note du Traducteur.*)

(**) *Annuaire du Bureau des Longitudes* pour 1831.

Par cela seul que le thermomètre et le baromètre se maintiendront toujours élevés dans un climat, il ne faut pas croire qu'il pourra ou devra être la *panacée* universelle dans toutes les affections pour le traitement desquelles les malades quittent les pays humides et froids. Dans les points situés sous la même latitude, les variations atmosphériques sont si différentes, par suite de certaines circonstances locales, qu'il faut joindre aux notions météorologiques générales une connaissance approfondie des influences qui sont favorables ou contraires. Alors seulement on peut déterminer les propriétés médicales et curatives d'un climat, et c'est ainsi que l'expérience vient en aide à la science.

Par exemple, le thermomètre marquera dans un pays une haute température, et cependant on éprouvera une sensation de froid plus intense et la déperdition de chaleur animale sera plus considérable que dans un autre, où la température sera moins élevée de quelques degrés. Les effets salutaires que produit sur le corps humain une température élevée sont souvent cruellement neutralisés par l'influence de certains vents dominans qui soufflent avec violence; de même, certains états électriques de l'atmosphère augmentent l'ardeur produite par une irritation nerveuse et inflammatoire, tandis que, d'un autre côté, ils tendent sensiblement à calmer les affections des tempéramens atoniques et cachectiques, — donnant ainsi un démenti aux inductions que l'on tire d'ordinaire des indications barométriques.

Ainsi, à Nice, où, durant les mois de printemps,

la température est plus élevée de 1°,25 qu'à Pau, les malades, comme les personnes bien portantes, sont, pour se servir de leur expression, coupés en deux (*) par le *mistral*, vend du nord-ouest qui souffle sur la Provence, et, bien plus encore, par les vents d'est qui commencent en mars et ne cessent qu'à la fin d'avril. De même, à Rome où la température est de 10°,66 plus élevée qu'à Pau, la *tramontane* souffle avec presqu'autant de violence que le mistral, pendant qu'à la même époque le temps est calme à Pau, à cause de l'absence comparative de vent et de certaines autres circonstances atmosphériques particulières au climat.

Il faut aussi observer que la quantité de pluie qui, d'après les indications de l'udomètre, est tombée dans un certain lieu, n'est pas une donnée positive qui détermine nécessairement le degré d'humidité du climat. Cette remarque s'applique d'une manière frappante à Pau, où l'udomètre et l'hygromètre sont en grand désaccord, non pas seulement en ce qui concerne la ville, mais aussi relativement à d'autres lieux. Ainsi, l'été dernier, lorsque des pluies très-abondantes régnaient dans le sud-ouest de la France et dans une partie de l'Europe, l'hygromètre ne fut jamais très-élevé à Pau, car il ne marqua rarement plus de 85° de l'échelle de Saussure, tandis que à Bagnères-de-*Bigorre*, à 58 kilomètres de Pau, — plus loin de la mer, par conséquent, et plus à l'abri des gros temps, — le même instrument marquait de 20 à 25° au-dessus.

Il est quelques circonstances que nous citerons,

(*) Coupés en deux — traduction littérale de l'énergique expression Anglaise *cut into two*. (*Note du Traducteur.*)

quoique familières, et qui démontrent l'absence complète d'*humidité libre communicable* dans l'atmosphère de Pau. Bien qu'il tombe à Pau une quantité de pluie plus considérable qu'à Londres et que sur d'autres points de l'Angleterre, néanmoins, soit à cause de la nature absorbante du sol, soit à cause d'un état électrique particulier à cette atmosphère, — car, chose bizarre, le baromètre, pendant les mois d'hiver et de printemps monte souvent à l'approche de la pluie et baisse quand arrive le beau temps, — les Femmes, dont les cheveux sont un hygromètre vivant, excessivement sensible à une atmosphère surchargée de vapeurs, remarquent que les boucles de leur coiffure tiennent mieux qu'en Angleterre, même pendant une série de jours de pluie. Cela est si vrai, que quelques personnes qui, en Angleterre, étaient obligées de se *coiffer en bandeaux*, trouvent qu'à Pau leurs cheveux bouclent sans effort. Une autre preuve familière de l'absence d'humidité libre dans l'atmosphère, c'est que, même dans les maisons inoccupées, les meubles d'aciers paraissent peu endommagés par la rouille, et les murs ne portent pas de traces d'humidité.

Il n'est presque jamais nécessaire, dans quelque saison que ce soit, d'exposer au feu, pour en enlever l'humidité dont on pourrait les croire imprégnés par l'atmosphère, des vêtemens et des draps de lit que l'on aura mis de côté, jusqu'au moment où on en aura eu besoin. Et cependant, dans les districts les plus favorisés de l'Angleterre, dans plusieurs parties de l'Italie, et même dans les Açores, où la température est toujours plus élevée qu'à Pau, les vêtemens de flanelle deviennent tout-à-fait mouillés par suite de l'*humidité libre* de l'air qui s'y dépose.

Un gentleman Français, qui possède sur les côteaux de Gelos une maison de campagne exposée au gros temps dans toutes les directions, a dit à l'auteur que, quoiqu'on eût passé deux ans sans y allumer du feu, il n'y avait pas sur les tapisseries une seule marque de moisissure, et que lors qu'à de longs intervalles on ouvrait les appartemens pour les aérer, on y trouvait des mouches encore en vie et pleines de vigueur. M. le comte de Montebello a aussi assuré à l'auteur que, dans sa belle campagne d'*Estephanie* située sur les côteaux de Gelos, à peu de distance de Pau et exposée au nord, la maison resta inoccupée et sans feu pendant plusieurs années, — la lumière et l'air extérieur n'y pénétrant pas chaque jour, — et qu'après une épreuve si décisive des propriétés de l'atmosphère de Pau, on ne trouva que peu de traces d'humidité sur les murs et sur les meubles.

Quoiqu'il tombe à Pau une plus grande quantité d'eau qu'à Londres et que dans d'autres localités, en revanche le nombre des jours de pluie y est bien moindre que dans beaucoup d'autres endroits. Ainsi, par exemple, il tombe par an 25 pouces d'eau à Londres, et à Pau, il en tombe de 40 à 42 pouces ou même davantage; mais, d'après les observations de sir James Clark (*), le nombre de jours pluvieux

（*) Cette moyenne résulte d'observations faites dans les années 1822-24. On verra, en parcourant les tables contenues dans cet ouvrage, qu'elle est beaucoup trop élevée.

n'est que de 109 dans cette dernière ville, tandis qu'à
Londres il est de 178. A Pau, et dans ses environs,
la pluie tombe en une seule fois et en grande abondance, le plus souvent avant et après le coucher du
soleil; le sol est d'ailleurs si absorbant, et l'écoule-
ment naturel des eaux si facile, qu'il y a bien peu
de journées où une personne bien portante ne puisse
passer trois ou quatre heures en plein air, et où les
malades eux-mêmes, pourvu qu'ils soient chaudement
vêtus, ne puissent faire un peu d'exercice vers le
milieu du jour.

En consultant la table N.º III à la fin de ce chapitre, on verra que la température moyenne de l'automne, de l'hiver et du printemps a été calculée d'après
les observations thermométriques faites à trois momens
du jour, à neuf heures du matin, à une heure et
à cinq heures du soir; on a trouvé ainsi pour l'automne 16°,80, pour l'hiver 7°,90, pour le printemps
14°,60. Ce calcul a été fait dans le but d'apprendre
aux malades quelle est, dans les diverses saisons, la
moyenne de la température, pendant la partie des
vingt-quatre heures où ils sont le plus à même de
s'exposer à l'air extérieur. Cette température douce,
jointe à l'absence complète de vent dans toutes les
saisons, telles sont les qualités d'un climat favorable
aux maladies des tempéramens irritables, dans lesquelles on recherche le repos des fonctions organiques.
On voyait, en effet, pendant les hivers de 1838-39
et de 1840-41, les malades attaqués d'affections de
poitrine, rester assis sans danger en plein air, aux
mois de Novembre, Décembre et Janvier.

Le vent d'ouest qui cause la pluie, n'amène pas le froid. Il a même été généralement remarqué, — non seulement par les hommes de l'art, mais encore par les personnes attaquées de toux résultant de tubercules ou d'une irritation aiguë des bronches, qui en ont fait une heureuse expérience, — que ce que l'on appelle le mauvais temps, c'est-à-dire le temps nuageux, calme les symptômes de ce genre. Ce résultat se manifeste par la diminution du pouls, l'amoindrissement de la toux et une plus grande sensation de *bien-être*. Le vent le plus favorable est celui du sud-ouest qui a les mêmes avantages que celui de l'ouest, sans l'inconvénient de causer la pluie.

La contrariété déjà signalée des indications de l'udomètre et de l'hygromètre, aussi bien que les anomalies que l'on observe pendant certains mois de l'année dans le baromètre — qui monte souvent à l'approche du temps humide et descend lorsqu'arrive le temps sec, — pourraient peut-être provenir des variations soudaines qui surviennent dans la rose des vents; souvent, après avoir soufflé de l'est dans la matinée, ils passent au sud dans le milieu du jour et sautent brusquement au sud-ouest et à l'ouest à l'entrée de la nuit. Lorsque le vent a été quelque temps sud-est et sud, l'air se charge de plus ou moins de fluide électrique, à un degré toujours appréciable pour les personnes d'un tempérament sanguin. Dans cet état, le vent tourne invariablement à l'ouest; alors son haleine douce et caressante amène de l'Atlantique des masses de vapeurs pour saturer l'excès d'électricité atmosphérique et vient

ainsi, non seulement enlever à l'air ses principes excitans et irritans, mais même bercer mollement le système nerveux. Outre toutes ces causes, le sol de Pau,
sabloneux de sa nature, absorbe instantanément une
quantité quelconque d'humidité; et comme la vallée
du Gave, dont le terrain est analogue, affecte dans
toutes les directions une pente vers la rivière, il n'y a
nulle part d'amas d'eau stagnante que l'évaporation
doive rendre à l'atmosphère.

Sir James Clark fait sur le climat de Pau les observations générales suivantes : (*) — « On n'a pas me-
suré la quantité d'eau qui tombe annuellement à Pau.
Le nombre des jours de pluie est de 109, le même
à peu près qu'à Rome, et de 70 jours moins élevé qu'à
Londres. Le vent d'ouest qui souffle directement de
l'Atlantique, est accompagné de pluie; le vent de
nord-ouest, et tous ceux qui sont compris entre ce
point et le nord-est, amènent un temps sec et froid.
Les vents de sud et de sud-ouest sont chauds et lourds.
Les vents d'ouest ou de l'Atlantique sont ceux qui dominent; celui du nord est faible et ne souffle pas souvent; les vents accablans d'ouest sont peu fréquens
et durent rarement plus de vingt-quatre heures. Pau
paraît presque exempt des vents chauds du sud et
des vents froids du nord-ouest, qui sont généralement
dominans dans cette partie de la France.

» Les vents d'est sont les plus fréquents après ceux
d'ouest avec lesquels ils alternent; et on a remarqué

(*) Clark, On Climate, 190.

que, selon que l'un ou l'autre prend le dessus, le temps est pluvieux ou bien sec et agréable.

» La pluie dure rarement plus de deux jours de suite; d'ordinaire, quelques heures après qu'elle a cessé, on voit paraître les rayons brillans et chauds du soleil, en même temps que la terre sèche rapidement, à cause de la nature absorbante du sol. En général, l'atmosphère est aussi remarquablement dépourvue d'humidité sensible à l'hygromètre. Au mois d'Octobre, il tombe habituellement un peu de neige au centre de la chaîne; ce phénomène s'annonce à Pau par un changement de température, le temps devenant pluvieux et froid. En Novembre, il s'éclaircit et s'adoucit. Décembre et Janvier sont froids et secs; c'est l'époque des gelées, et il tombe quelque peu de neige, mais elle fond sans couvrir la terre. Le soleil est brillant et chaud, et de midi à trois heures, un malade peut ordinairement faire de l'exercice. Février est plus doux; mais vers la fin de ce mois arrivent les pluies du printemps qui rendent le temps froid et désagréable. Mars est doux, mais variable, quoiqu'il n'y ait pas de vents piquans. Au printemps, les vents d'ouest, qui sont tièdes et doux alternent avec les vents secs d'est qui ont les mêmes qualités. De là vient que ce redoublement des affections inflammatoires de l'estomac et des poumons, que le printemps produit si fréquemment dans d'autres climats, est à peine ressenti par les malades à Pau.

» Il y a dans le climat de Pau plusieurs circonstances qui rendent le séjour de cette ville favorable à une certaine classe de malades. Lorsqu'il ne pleut pas, l'atmosphère est sèche et le temps beau, et il n'y a ni brouillards ni vents perçans. Néanmoins, la qualité caractéristique du climat est la douceur comparative du printemps et l'absence des vents froids.

» La douceur du printemps et la rareté des vents dans cette saison rendent cette résidence salutaire dans les affections chroniques du larynx, de la trachée et des bronches. Le Dr Playfair en a obtenu de bons résultats dans la dyspepsie gastrique, et il a constaté d'heureux effets produits en petit nombre de cas d'asthme. Il a aussi remarqué que le climat convient aux enfans délicats, surtout quand on les mène dans les montagnes pendant l'été. »

M. Murray (*), bien qu'il ne soit pas une autorité médicale, exprime ainsi son opinion sur le climat de Pau, d'après ce qu'il a lui-même éprouvé : — « Le climat de Pau est peut-être mieux approprié à l'état des malades que celui de toute autre partie de la France. On n'y observe pas, comme à Nice ou à Montpellier, des transitions soudaines du chaud au froid, ni des hivers piquans et rigoureux comme à Tours ; — le temps y est presque continuellement beau, si ce n'est pendant trois semaines ou un mois au commencement de Janvier, époque à laquelle recommencent les pluies d'hiver, accompagnées de légères gelées ; du reste, la neige est presque toujours fondue peu d'instans après sa chute. Quant aux chaleurs de

---

(*) A Summer in the Pyrénées, by the Honourable James Erskine Murray, tome 2, p. 131.

cette latitude meridionale, elles sont tempérées par le voisinage des montagnes qui ouvrent leurs fraîches retraites, accessibles en quelques heures, à ceux qui ne peuvent supporter l'ardeur du soleil d'été. »

La position naturelle de Pau met si bien cette ville à l'abri du vent, et même les particularités atmosphériques du climat l'éloignent d'ordinaire si complètement, qu'il n'est peut-être pas de saison de l'année dans laquelle les fonctions d'un organe, quelque délicat qu'il soit, puissent être troublées, pourvu qu'on ait soin de se bien vêtir et d'éviter les rayons du soleil. Quelqu'abondante que soit la pluie, quelqu'intense que soit le froid, il ne fait pas à Pau de ces vents perçans qui, en Angleterre et même à Nice, à Montpellier, à Florence ou à Rome, attaquent jusqu'aux *penetralia* des organisations débilitées, et jamais l'atmosphère ne communique au corps une sensation d'humidité glacée.

Les personnes qui n'ont pas des notions pratiques sur la topographie du Béarn et qui ont l'habitude de confondre le sud-est et le sud-ouest de la France sous la dénomination générale de sud, ne peuvent pas concevoir *à priori* comment il se fait que le Circius, la Bize, le Mistral et les vents d'est qui exercent de si cruels ravages sur certaines parties de la Provence et du Languedoc, n'étendent pas leur influence jusqu'à Pau, qui est situé sous la même latitude. Néanmoins, une étude des pays où ces différens vents prennent leur origine et de leur direction géographique sur la carte de France, démontre clairement qu'il est absolument impossible qu'ils se fassent sentir à Pau. Ainsi, pour ce qui est du vent d'ouest nord-ouest, le *Circius* des anciens, fameux par son impétuosité ; — « né dans la vallée qui sépare les Pyrénées de la chaîne de Castres et de S.¹-Pons, modéré dans le Haut-Languedoc, il augmente progressivement en s'avançant dans le Bas-Languedoc, et il est d'une violence extrême à Narbonne, à Béziers et à Agde, où il va se perdre dans la Méditerranée.» (*)

Le vent de nord ou *Bise* passe sur les montagnes de la Haute-Loire, de la Lozère et des Cevennes, et produit un froid très-piquant, lorsque ces montagnes sont chargées de neige. Entre le printemps et l'été, il est sec et brûlant et nuit aux blés ; il est alors connu sous le nom de *Tramontana* (**).

Le vent de nord-ouest ou *Mistral* a à-peu-près la même origine que le Circius ; mais comme sa direction est entièrement opposée à Pau, et qu'il passe d'ordinaire à 70 ou 80 lieues de cette ville, on comprend qu'elle en est entièrement exempte.

Les vents d'est et leurs variétés, connus en Provence et en Languedoc sous les noms d'Aoura Roussa, Marin, Marin blanc, etc., qui sont si désastreux dans presque toutes les contrées, se font à peine sentir à Pau. Nous attribuons leur bénignité à ce qu'après avoir quitté la Méditerrannée à Narbonne, ils passent sur une grande étendue de pays secs et bien abrités, et perdent ainsi l'humidité pernicieuse dont ils s'étaient imprégnés en traversant le Golfe de Lyon et les marais d'Aigues-Mortes.

(*) Essai sur Montpellier, par Eugène Thomas, p. 25.

(**) Essai sur le climat de Montpellier, par T. Poitevin.

Pau, quoique situé si près des Pyrénées, a sur Rome l'avantage d'être au nord des montagnes, circonstance qui tempère d'un côté la violence des vents froids du nord, et de l'autre l'influence oppressive et énervante du vent du sud, parce qu'il passe sur les pics couverts de neige. A Rome et dans les autres villes d'Italie qui sont au sud des Apennins, le Sirocco et la Tramontane sévissent avec la dernière rigueur. « Le premier semble suspendre, anéantir ou paralyser l'énergie nerveuse du corps et l'énergie intellectuelle de l'esprit, qui tombent accablées sous le flot de vapeurs énervantes amenées par ces courants d'air qui ont traversé les sables brûlans et les mers humides. Le second, la Tramontane, arrive des Apennins et s'empare du calorique avec une telle avidité, qu'il enlève la chaleur vitale à tous les pores, refroidit la surface du corps, refoule avec violence vers les organes internes le mouvement de la circulation et affecte les poumons ou telle autre partie de la machine qui se trouve être la plus faible (*). »

Mme Ellis, en parlant de l'atmosphère, fait la remarque suivante : « Au pied de cette colline boisée que nous venons de décrire (le Parc), le Gave, rivière large et peu profonde, coule avec un sourd murmure qui berce les sens et les invite au repos. C'est le seul bruit qu'on entende en ce lieu ; car, il fait si peu de vent dans ce climat, qu'on ne voit pas remuer une feuille, et que l'on peut dis-

____

(*) Change of air, by Dr James Johnson, p. 288.

tinguer à une grande distance le son de la cloche qui appelle à matines ou à vêpres dans les villages voisins, et le tintement lointain qui annonce le départ des troupeaux pour les champs ou leur retour des pâturages. Dans ce silence universel, il y a comme une sorte de mystère. Il semble que la nature retient son haleine, que toute vie s'est un instant arrêtée, et l'on croirait qu'à ce calme général va succéder un long cri de joie, — cet ineffable cantique si souvent traduit par les poètes, et qui est comme l'action de grâces de la nature pour les bienfaits de la lumière et de la vie. Nulle part, en effet, on ne trouverait une scène d'où cet hymne pût s'élever avec plus de dignité que du sein de cette terre riche et fertile (*). »

Sir James Clark dit encore sur le même sujet : « Le calme de l'atmosphère, par exemple, est un caractère frappant de ce climat, où les grands vents sont rares et de courte durée (**). »

Les effets du vent chaud du nord qui, terme moyen, souffle à Pau pendant les deux premiers mois d'hiver, sont très-sensibles sur la végétation. Il y a sur la Place Royale, plate-forme exposée au sud et située au centre de la ville, un Sycomore qui, dans l'hiver de 1840-41, portait le 6 janvier des feuilles de la longueur d'un pouce ; et pendant l'hiver de 1841-42, l'auteur a vu le 12 janvier, au moins une

(*) Summer and Winter in the Pyrénées p. 35.

(**) Clark, on the sanative influence of Climate, p. 189.

douzaine de feuilles sur cet arbre et les autres branches couvertes de bourgeons.

Le fait que nous venons de citer n'a pas pour but de prouver que la germination commence à se montrer aussi prématurément. Si l'on en excepte les arbres fruitiers qui donnent quelques signes de végétation sous l'influence de la chaleur du soleil et du vent de sud, *l'avant-coureur* du printemps, l'une des sentinelles avancées de la Place Royale, jouit d'une gloire qui n'est pas partagée. Ce n'est guère qu'au milieu et à la fin de Mars, un mois plus tôt qu'en Angleterre, que les bourgeons s'épanouissent et que les feuilles des chênes commencent à sortir. Mme Ellis dit à ce sujet que : « depuis le commencement d'Avril jusqu'au 25 du même mois, un changement rapide s'opère dans la végétation ; les vergers se couvrent en un instant de fleurs ; les lilas sont en pleine floraison, et la nature prend le même aspect qu'elle présente à la fin de Mai ou à la mi-Juin (*). » Cette année, cependant, les peupliers et les saules portaient des feuilles au premier Mars, et les bourgeons des hêtres et des chênes étaient extrêmement gonflés.

La table suivante, que l'auteur doit à l'obligeance de M. Casaubon, avoué, fournit d'intéressans détails et présente d'une manière positive les annales du printemps et de l'été, déduites de l'histoire des vignes, pendant une période de 20 ans.

(*) Summer and Winter in the Pyrénées, p. 189.

Floraison de la vigne à l'aspect du midi et à l'abri du nord et de l'ouest.

ANNÉES.	SORTIE de la vigne.	COMMEN- CEMENT.	FIN.	
1822 . .	7 mars.	20 mai.	8 juin.	
1823 . .	2 avril.	3 juin.	8 juillet.	— 6 février, amandiers en fleurs, bourgeons des abricotiers et des poiriers.
1824 . .	10 mars.	14 juin.	9 juillet.	
1825 . .	3 avril.	23 mai.	14 juin.	
1826 . .	10 mars.	9 juin.	4 juillet.	
1827 . .	10 avril.	9 juin.	4 juillet.	
1828 . .	31 mars.	26 mai.	20 juin.	
1829 . .	30 mars.	1.er juin.	1er juillet.	
1830 . .	29 mars.	5 mai.	10 juin.	— 14 mars, le thermomètre marquait 25° au-dessus de zéro.
1831 . .	1.er avril.	30 mai.	18 juin.	
1832 . .	4 avril.	8 juin.	30 juin.	
1833 . .	2 avril.	30 mai.	22 juin.	
1834 . .	4 mars.	10 mai.	8 juin.	— 26 janvier, le thermomètre marquait 21°25 au-dessus de zéro.
1835 . .	1.er avril.	14 juin.	8 juillet.	
1836 . .	1er avril.	20 juin.	2 juillet.	
1837 . .	22 avril.	18 juin.	4 juillet.	
1838 . .	28 mars.	15 juin.	30 juin.	
1839 . .	31 mars.	12 juin.	28 juin.	
1840 . .	15 mars.	5 juin.	22 juin.	
1841 . .	16 mars.	21 mai.	18 juin.	
1842 . .	13 mars.	8 juin.	28 juin.	

A ces observations sur l'histoire du printemps et du commencement de l'été, nous en joindrons quelques autres sur les changemens qu'amène l'automne.

Tandis qu'à Paris, la végétation commence à passer et les feuilles à sécher et à jaunir vers les premières semaines de septembre, lorsque, même vers le sud, le voyageur trouve les teintes de l'Automne fortement empreintes sur la nature; à Pau, les feuilles ont à peine changé de couleur avant la fin d'Octobre. Le 15 Octobre 1842, sur la terrasse du Parc, aux rayons du midi comme dans le fourré le plus épais, les chênes et surtout les hêtres déployaient la verdure de l'été, sans que les feuilles ridées portassent les signes d'une prochaine décadence.

Cependant, une nuit de gelée froide, extraordinairement hâtive, vint à pincer les feuilles, et à la fin du mois les arbres avaient passé du vert tendre à une riche teinte brune.

Puisque nous en sommes à la description générale de Pau, des vents qui y dominent et de leur influence sur la végétation, nous citerons quelques exemples des effets relatifs du rigoureux hiver de 1838 à Pau et dans quelques autres lieux.

Pendant qu'en 1838 le froid sévissait avec une rigueur si étrange dans différentes contrées de l'Europe, il se fit à peine sentir à Pau. On ne doit pas oublier que lorsque la température de Pau rappelait les beaux climats d'Italie, depuis Orthez, à 40 kilomètres de Pau seulement, jusqu'à Bayonne, 64 kilomètres plus loin, la terre était couverte d'une épaisse couche de neige. A cette même époque, le thermomètre centigrade marquait à S.ᵗ-Pétersbourg — 30° (*). A Londres, pendant l'incendie de la Bourse, le froid était si intense, que l'eau dirigée par les pompes sur les

____

(*) Le signe — placé devant le chiffre des degrés indique que ce sont des degrés au-dessous de zéro.

flammes retombait à terre congelée en glaçons. A Bruxelles, pendant la nuit du 16 au 19 janvier, le thermomètre marquait — 15°. A Genève, il indiquait — 20°, et jamais dans cette ville on ne l'avait vu aussi bas. A Paris, le froid était de — 14°, et on trouva une sentinelle gelée dans sa guérite. A Rouen, le thermomètre descendit à — 16°; à Caen, à — 16°; à Lyon, à — 16°; à Grenoble à — 12°; à Toulouse, à — 16°. De même à Bordeaux, du 10 au 20 janvier, il tomba graduellement jusqu'à — 14°.

On peut poser comme une règle générale, presque sans exceptions, que lorsque le temps est plus rigoureux à Pau que d'ordinaire, on apprend bientôt par la voie des Journaux qu'en Angleterre et même dans des latitudes plus méridionales que celles de Pau, les froids ont été plus intenses et plus longs. Mais, tandis que cela est invariablement vrai, il ne faut pas croire que toutes les fois que le temps est mauvais dans d'autres lieux un dérangement correspondant se fasse sentir à Pau. Cette opinion n'est pas seulement celle de l'Auteur; elle est aussi le résultat des observations intelligentes des Anglais qui sont depuis le plus de temps dans le pays.

Les personnes qui ont étudié les variations atmosphériques dans l'hiver de 1841-42, auront sans doute été frappées de leur bizarrerie. Pendant que, dans le sud de l'Europe, le temps était très-rigoureux, — puisque à Barcelonne, par exemple, dans le mois de Février, l'eau dont on se servait au théâtre pour l'usage de la scène se gelait pendant les représentations, — au nord, au contraire, à Stockholm et à Saint-Pétersbourg, la saison était d'une clémence inaccoutumée ; en même temps, les rayons du soleil étaient à Pau d'une ardeur accablante et la végétation commençait à faire poindre les feuilles sur les arbres. Depuis le 30 Janvier jusqu'au 8 Mars, le temps fut toujours un peu plus que doux et il n'y eut ni vent, ni pluie, si l'on en excepte trois nuits pendant lesquelles il plut quelque peu. A la même époque, il y avait en Angleterre des tempêtes, des vents et des pluies si fortes et si fréquentes, qu'on craignait que la récolte du blé ne manquât dans quelques districts. A Dublin, il tomba, vers la mi-Février, une grande quantité de pluie, et à Genève le temps fut extraordinairement rigoureux.

Ces excentricités se présentent de temps en temps comme elles se présentèrent de tout temps. Pendant ce dernier hiver de 1843, au mois de Janvier, le froid était si intense à Rome qu'il a nécessité la fermeture des boutiques ; le temps était très-rigoureux à Nice ; il l'était aussi, quoique beaucoup moins, à Pau, pendant qu'en Angleterre, en Irlande et en Ecosse le temps était extrêmement doux. L'hiver a commencé au sud et s'est avancé à pas lents et assurés vers les pays du nord, dont les habitans ont chèrement payé les beaux jours dont ils avaient prématurément joui.

Il est une circonstance digne de remarque, c'est que dans les 48 heures qui ont précédé l'affreux tremblement de terre qui a bouleversé la Guadeloupe et effrayé toutes les îles voisines, un terrible ouragan a régné dans la Manche pendant plusieurs heures et a étendu au loin ses ravages sur la mer et sur la terre.

A la même époque, il est tombé tout-à-coup une grande quantité de neige en Angleterre, en Ecosse, en Irlande, en France, en Hollande, etc. Des variations brusques des instrumens météorologiques, accompagnées de changemens extraordinaires de température, ont été en même-temps observées dans divers pays. Ces phénomènes ont été généralement remarqués à cette époque. Depuis le commencement de l'année, des phénomènes météorologiques très-excentriques se sont montrés, et l'éruption de l'Etna, qui a eu lieu en Janvier, n'est pas un des moins remarquables.

Néanmoins, l'inclémence des climats et l'excentricité des phénomènes atmosphériques étaient plus communes autrefois, avant que la culture eut amélioré la constitution physique de la terre. Cette cause, jointe à quelques changemens inappréciables dans l'action des corps célestes, a eu sur le climat de l'Europe une grande influence. On peut en juger en comparant ce que nous savons des productions végétales d'Italie et de l'histoire des saisons dans ce pays, à l'époque actuelle et aux beaux jours de la puissance Romaine. Du temps d'Ovide, la Mer Noire restait quelquefois gelée plusieurs années de suite. Pline le Jeune parle de l'impossibilité qu'il a rencontrée pour élever l'olivier et le myrthe en pleine terre, tandis qu'aujourd'hui ils y fleurissent d'une manière luxuriante. Les ouvrages des poètes sont pleins de descriptions du Tibre gelé et des hivers rigoureux d'Italie, tandis que maintenant, quelque froid qu'il fasse, il n'y a ni glace ni neige dans les plaines ni sur les rivières. Pour ce qui est de la France, Diodore de Sicile raconte comme une chose ordinaire que les rivières étaient prises par la gelée à une telle profondeur pendant l'hiver que fantassins et cavaliers, charriots et pesans équipages de guerre passaient sur la glace sans aucun risque.

Nous savons bien que M. Arago a mis en avant plusieurs argumens sérieux pour prouver que la température moyenne de l'été est aujourd'hui moins élevée en France qu'elle ne l'était il y a deux ou trois cents ans. Il se fonde sur ce que les vendanges étaient plus hâtives que maintenant et sur ce que le raisin murissait alors à une certaine hauteur au-dessus du niveau de la mer où il ne peut plus atteindre sa maturité. Mais, quels qu'aient pu être les changemens survenus dans la température de l'été, il est à peu près certain que les hivers sont moins rigoureux et qu'il s'est établi un équilibre plus heureux entre les diverses saisons, d'où résulte une condition d'atmosphère qui favorise la santé et la longévité de l'espèce humaine.

La durée moyenne de la vie humaine a, en effet, augmenté depuis le temps de la domination Romaine sur l'Europe. Les tables d'Ulpien, secrétaire et ministre d'Alexandre Sévère, qui étaient basées sur les registres contenant l'âge, le sexe, les maladies et le décès des citoyens depuis l'époque de Servius Tullius jusqu'à celle de Justinien, c'est-à-dire pendant une période de dix siècles, fixent à 30 ans la durée de la vie pour la population, sans parler des esclaves. En Angleterre, d'après des résultats statistiques mis sous les yeux du Parlement, la moyenne de la vie chez les personnes riches est de 50 ans ; elle est de 45 ans pour la masse de la population (*).

(*) Hawkins's statistics.

La durée moyenne de la vie humaine est moindre en France qu'en Angleterre ; elle est cependant assez élevée pour démontrer les changemens favorables qui sont survenus pendant le cours des siècles dans les causes qui affectent la vie et le bien-être des hommes. Parmi les sources de ces résultats heureux, il n'est que trop juste d'assigner aux améliorations du climat leur part légitime.

A propos des excentricités du climat, il ne sera peut-être pas sans intérêt pour le lecteur de citer quelques exemples des crises accidentelles qui ont, de temps en temps, sévi en Europe dans les siècles passés. Ces souvenirs ne sont pas seulement instructifs par eux-mêmes, mais ils sont aussi pour nous une occasion de nous assurer que, de notre temps, ces fléaux nous visitent moins rarement et jamais avec la même intensité. — En l'an 860, l'Adriatique et le Rhône étaient gelés, ce qui suppose un froid de — 20°. En 1133, le Pô était pris depuis Crémone jusqu'à la mer ; le Rhône fut traversé à pied et le vin passa dans les caves à l'état solide ; la température devait alors être de — 18° au moins. En 1216, le Pô et le Rhône furent glacés à une grande profondeur, température — 18°. En 1274, le Pô et le Rhône se gelèrent ; des fourgons chargés passèrent l'Adriatique sur la glace, en face de Venise. En 1236, le Danube resta fort long-temps pris dans toute sa largeur. En 1290, des charriots chargés traversèrent le Rhône sur la glace devant Breysach. En 1302, le Rhône gela, température — 18°. En 1301, le Rhône et toutes les rivières de France se prirent. En 1336, toutes les rivières d'Italie et de la Provence gelèrent, température —18°. En 1468, en Flandre, les soldats coupaient leur ration de vin avec une hache. En 1463, le port de Gênes fut gelé le 25 et le 26 décembre. En 1517, le port de Marseilles se prit dans toute son étendue ; le jour de l'Epiphanie, il tomba trois pieds de neige dans la même ville. En 1544, en France, on coupait le vin dans les barils à coups de hache. En 1570, depuis la fin de Novembre jusqu'à la fin de Février 1571, l'hiver fut si rude que toute les rivières de France, même celles de la Provence et du Languedoc, furent gelées au point de porter des fourgons chargés. En 1594, la mer fut glacée à Marseille et à Venise, le froid devait être au moins de — 20°. En 1709, l'Adriatique et la Méditerranée se prirent à Gênes, à Marseille et à Cette (*).

Les tables météorologiques qui suivent donneront une idée assez juste du climat de Pau, d'après la température, la direction des vents, le nombre de jours de pluie et de neige, etc., etc., pendant une série d'années. Ces tables sont fondées sur des observations qui ont été, pour la plupart, fournies à l'Auteur par M. Mermet, professeur de physique au collége royal de Pau.

L'Auteur avait aussi dressé une table des indications barométriques pour le même intervalle, mais l'utilité des renseignemens qu'elle aurait pu présenter n'aurait même pas compensé la peine de l'imprimer. Pendant une grande partie de l'année, les résultats qu'elle fournissait étaient souvent en contradiction avec l'état de l'atmosphère, et les rapports qui existent la plupart du temps entr'eux étaient entièrement détruits;

(*) Annuaire du bureau des Longitudes 1834.

de sorte qu'il n'était pas possible de se guider par des tables fondées sur de pareilles observations.

TABLE I.

Température Moyenne de chaque mois et de chaque année, pour les années 1837-38-39-40-41, et pour les cinq années ensemble.

MOIS.	1837.	1838.	1839.	1840.	1841.	Moyenne des 5 années.
Janvier.	2.90	4.09	4.70	8.33	4.44	4.89
Février.	8.50	6.08	7.43	5.00	5.00	6.40
Mars	7.12	11.07	11.75	6.67	10.00	9.32
Avril	9.52	10.05	13.12	11.11	11.11	10.98
Mai.	15.87	16.09	16.11	16 67	17.78	16.50
Juin	22.18	19.03	20.16	21.67	17.22	20.05
Juillet	23.24	22.06	23.08	19.44	19.44	21.45
Août	23.76	24.08	23.40	22.78	20.56	22.91
Septembre . . .	19.04	19.05	19.00	18.89	21.67	19.53
Octobre	15.04	14.04	13.65	13.89	15.00	14.32
Novembre . . .	7.62	7.04	9.10	7.22	8.89	7.97
Décembre. . . .	6.02	5.00	6.50	6.67	5.56	5.95
Température moyenne de chacune des cinq années	13.40	13.14	14.00	13.19	13.05	
Température moyenne des 5 années ensemble	. . .	. . .	. . .	. . .	. . .	13.35

TABLE II.

Température Moyenne des Saisons pour les années 1837-38-39-40-41.

HIVER.	PRINTEMPS.	ÉTÉ.	AUTOMNE.
Décembre, Janvier, Février.	Mars, Avril, Mai.	Juin, Juillet, Août.	Septembre, Octobre, Novembre.
5.74	12.26	21.47	13.94

TABLE III.

Température Moyenne de l'Hiver et du Printemps de 1840-41, et de l'Automne et de l'hiver de 1841 et 1842, d'après des observations thermométriques faites trois fois par jour, à 9 heures du matin, à 1 heure et à 5 heures du soir.

1840-41.	1811.	1841.	1811-42.
HIVER.	PRINTEMPS.	AUTOMNE.	HIVER.
Décembre,	Mars,	Septembre,	Décembre,
Janvier,	Avril,	Octobre,	Janvier,
Février.	Mai.	Novembre.	Février,
6.25	14,60	16,80	7.90

TABLE IV.

Nombre de jours où il a plu, chaque mois de chaque année, pendant les cinq années 1837-38-39-40-41.

MOIS.	1837.	1838.	1839.	1840.	1841.
	Nombre de jours.	Nombre de jours.	Nombre de jours.	Nombre de jours.	Nombre de jours.
Janvier	6	8	13	11	14
Février	11	12	11	10	7
Mars	10	17	12	4	13
Avril	19	17	10	12	11
Mai	19	20	8	18	8
Juin.	7	13	5	13	8
Juillet	12	4	6	4	6
Août.	8	6	3	7	3
Septembre . .	12	7	11	3	6
Octobre	7	7	12	11	17
Novembre. . .	14	22	15	14	11
Décembre. . .	4	8	10	9	15
TOTAL . . .	129	141	116	116	119

TABLE V.

Nombre de jours pendant lesquels le Ciel a été presque entièrement couvert.

MOIS.	1837.	1838.	1839.
Janvier	9	9	24
Février	13	13	12
Mars.	14	16	13
Avril.	18	14	12
Mai	20	18	8
Juin	3	7	5
Juillet	7	4	3
Août.	8	6	5
Septembre.	13	13	12
Octobre	12	10	14
Novembre	13	18	15
Décembre	9	19	14
Totaux.	139	147	137

Si nous ajoutons aux résultats que donnent ces cinq années le nombre de jours de pluie des années 1822-24, qui s'élève, d'après Sir James Clarck à 109, nous aurons une moyenne de 119 jours pour sept années. La quantité moyenne d'eau qui tombe par an peut être approximativement fixée à 42 pouces. Ainsi, en 1838, qui fut une année extraordinairement pluvieuse, on trouve qu'il en était tombé 44 pouces 3/4. En 1839, il y eut 116 jours de pluie et l'udomètre marqua 42 pouces.

TABLE VI.

Quantités moyennes de pluie qui ont été recueillies dans différentes villes.

Gênes ,	110 centimètres.
Joyeuse ,	129
Pise ,	124
Milan ,	96
Naples ,	95
Viviers ,	92
Lyon ,	89
Venise ,	81
Agen ,	70
Montpellier ,	67
Carcassonne ,	66
Montauban ,	65
Toulouse ,	60
Narbonne ,	59
Paris ,	56
Marseille.	47

TABLE VII.

Nombre de jours où il a neigé ou gelé, chaque mois de chaque année 1837-38-39-40-41.

Mois.	1837.		1838.		1839.		1840.		1841.		Total.	
	No. de jours.		No. de jours.		No. de jours.		No. de jours.		No. de jours.		No. de jours.	
	Neige.	Gelée.	Neige.	Gelée.	Neige.	Gelée.	Neige.	Gelée.	Neige.	Gelée.	Neige.	Gelée.
Janvier . . .	4	12	3	13	4	10	//	4	5	2	16	41
Février . . .	2	4	2	3	1	2	1	6	1	//	7	15
Mars	11	10	1	1	1	1	3	9	//	//	16	21
Avril	7	5	3	//	//	//	//	//	//	//	10	5
Octobre. . .	//	//	1	//	//	//	//	//	//	//	1	//
Novembre. .	//	5	//	1	//	5	//	//	//	//	//	11
Décembre. .	//	6	//	3	//	4	1	4	4	1	5	18
Total . .	24	42	10	21	6	22	5	23	10	3	55	111

TABLE VIII.

Etat des Vents.

1837.	N.	N. E.	E.	S. E.	S.	S. O.	O.	N. O.
Mois.	No. de jours.	No. de jours.	No. de jours.	No. de jours.	No. de jours.	No. de jours.	No. de jours.	No. de jours.
Janvier . .	4	"	"	2	14	1	3	7
Février . .	2	1	"	"	5	3	7	10
Mars . . .	2	2	4	1	2	1	6	13
Avril . . .	5	2	2	"	"	1	2	18
Mai	4	4	3	"	"	2	4	14
Juin	8	3	3	"	3	"	6	7
Juillet . . .	8	3	3	1	3	1	5	7
Août. . . .	9	2	5	2	"	3	5	5
Septembre.	6	4	5	2	1	1	2	9
Octobre . .	6	3	5	3	4	"	3	7
Novembre .	5	"	2	1	2	8	9	3
Décembre .	4	"	7	9	2	"	5	4
Total . .	63	24	39	21	36	21	57	104

Etat des Vents.

TABLE VIII. — SUITE.

1838.	N.	N. E.	E.	S. E.	S.	S. O.	O.	N. O
Mois.	No. de jours.	No. de jours.	No. de jours.	No. de jours.	No. de jours.	No. de jours.	No. de jours.	No. de jours.
Janvier . .	2	2	2	5	7	3	3	7
Février . .	6	1	"	1	5	4	3	8
Mars . . .	8	"	3	2	6	2	2	8
Avril . . .	7	"	"	2	1	"	2	18
Mai	3	2	1	1	2	2	3	17
Juin	4	5	1	4	2	1	"	13
Juillet . . .	5	2	2	3	2	1	3	13
Août. . . .	3	1	4	3	3	1	5	11
Septembre.	4	"	1	1	3	2	1	18
Octobre . .	1	2	"	6	1	3	1	17
Novembre .	6	5	2	1	2	"	1	13
Décembre .	2	"	"	3	15	1	1	9
Total . .	51	20	16	32	49	20	25	152

TABLE VIII. — SUITE.

État des vents.

1839.	N.	N.-E.	E.	S.-E.	S.	S.-O.	O.	N.-O.
MOIS.	No. de jours.	No. de jours.	No. de jours.	No. de jours.	No. de jours.	No. de jours.	No. de jours.	No. de jours.
Janvier . . .	4	"	1	"	2	"	15	9
Février . . .	2	"	1	2	3	2	6	12
Mars	"	2	6	2	2	1	11	7
Avril	5	3	2	1	2	1	9	7
Mai	5	5	3	1	2	1	5	9
Juin.	3	6	5	2	6	"	5	3
Juillet. . . .	6	4	5	2	1	1	3	9
Août	4	2	6	3	5	2	4	5
Septembre. .	3	"	2	1	5	6	7	6
Octobre . . .	2	1	3	"	4	5	9	7
Novembre . .	5	3	2	1	3	2	5	9
Décembre . .	2	2	1	4	6	5	5	6
TOTAL. . .	41	28	37	19	48	26	84	82

TABLE IX.

Températures extrêmes pendant les années 1837-38-39.

MINIMUM.		MAXIMUM.	
Années.		Années.	
1837.	— 10	1837.	31,5
1838.	— 8	1838.	32,6
1839.	— 4,8	1839.	33

TABLE X.

Contenant la température moyenne de chaque Mois, de chaque Saison et de chaque Année, d'après Sir James Clark et d'après l'Auteur.

	Tempé-rature mo-yenne de l'année	TEMPÉRATURE MOYENNE des saisons.				TEMPÉRATURE MOYENNE DE CHAQUE MOIS.											
		Hiver.	Printemps.	Été.	Automne.	Janvier.	Février.	Mars.	Avril.	Mai.	Juin.	Juillet.	Août.	Septembre.	Octobre.	Novembre.	Décembre.
Sir J. Clark.	12.68	5.30	12.68	19.60	13.00	3.70	7.10	8.10	13.10	16.75	16.75	22.00	20.40	18.65	12.35	8.10	5.25
l'Auteur.	13.40	5.74	12.26	21.47	13.94	4.89	6.40	9.32	10.98	16.50	20.05	21.45	22.91	19.53	14.32	7.97	5.95

En comparant les tables I, II et III, qui ont été dressées pour cet ouvrage avec un soin particulier, d'après les résultats les plus certains, à la table I de Sir James Clark, qui donne la température moyenne pour chaque jour, chaque saison et chaque année, de plusieurs villes d'Angleterre et du Continent, et entr'autres de Pau, on verra qu'il y a des erreurs en moins, dans la plupart des chiffres présentés par cet auteur. Les données sur lesquelles Sir James Clark a fondé sa table, en ce qui regarde Pau, lui ont été fournies par M. Christison et ont été recueillies au château de Bilhères, de Septembre 1822 à juillet 1824, et à Pau, Hôtel de France, Place Royale, de juillet 1824 à mai 1825. Les tables que contient notre ouvrage embrassant une période de cinq années, ont été dressées, comme nous l'avons déjà dit, sur des observations fournies par M. Mermet.

Pour plus de clarté, et afin qu'on puisse comparer ces résultats, nous les avons mis en regard dans le tableau synoptique qui précède.

Résumant les qualités du climat de Pau, sous le rapport météorologique, nous dirons, d'après tout ce que nous avons lu, appris ou vu nous-même, qu'il possède les principales propriétés suivantes :

1.º Le sol étant sablonneux à une grande profondeur, absorbe rapidement une quantité de pluie quelconque, de sorte qu'il n'y a pas d'amas d'eau stagnante que l'évaporation doive rendre à l'atmosphère.

2.º La conformation topographique des environs de Pau met presqu'entièrement la ville à l'abri du vent, de sorte qu'il est souvent difficile d'indiquer le point d'où il souffle.

3.° La position de la ville au nord des montagnes fait que le Sirocco perd en grande partie son influence énervante, et que le vent de Nord n'a pas à subir une diminution de température en passant sur les pics chargés de neige.

5.° D'après la tendance qu'a le vent à souffler du sud-ouest, de l'ouest et du nord-ouest, il arrive que s'il est à l'est le matin et au sud vers midi, une plus ou moins grande quantité de fluide électrique se développe ainsi dans l'atmosphère. Mais alors, le coucher du soleil semble faire tourner le vent à l'ouest et appeler de l'Atlantique des vapeurs pour saturer l'excès de fluide électrique, qui, lorsqu'il n'est pas absorbé de cette manière, comme à Nice, à Naples et dans le sud-est de la France, exerce une influence si irritante sur les tempéramens nervoso-sanguins et sur les affections inflammatoires des membranes et des glandes.

6.° Quoiqu'il y ait à Pau de nombreuses variations atmosphériques, néanmoins, à cause de l'absence de toute grande agitation dans l'air, elles sont inoffensives pour le malade. En effet, la machine humaine semble, en santé comme en maladie, partager le calme qui règne dans le monde extérieur.

7.° On comprend enfin *à priori* que l'absence dans l'atmosphère de l'humidité libre communicable, de celle du moins qui est sensible à l'hygromètre, est une condition qui, combinée avec celles dont nous venons de parler, agit d'une manière très-favorable pour le soulagement et la guérison des maladies produites par les climats excitans et humides.

CHAPITRE IV.

RECHERCHES SUR L'ÉTAT SANITAIRE DE LA POPULATION
NATIVE DE PAU ET DE SES ENVIRONS. — MALADIES AUX-
QUELLES ELLE EST SUJETTE. — PROPORTION DES DÉCÈS.
— LONGÉVITÉ.

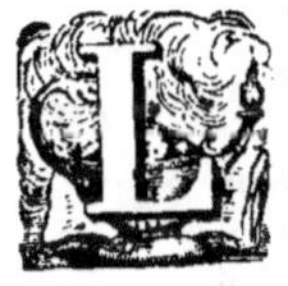

E jour du marché hebdomadaire ramène à
Pau, chaque lundi, une occasion favorable
d'observer le physique de la population
Béarnaise, ou du moins des individus qui
vivent dans un rayon de sept à huit lieues autour de
la ville. Toutes les routes qui y aboutissent versent
leur tribut de flots de paysans qui vont grossir la
foule et obstruer presqu'entièrement le passage des
principales rues. Indépendamment de l'effet pittoresque produit par les couleurs vives et bien assorties
de leurs costumes, on ne peut manquer d'être frappé
de l'air de santé qui se révèle dans les deux sexes.

Dans cette foule, vous n'apercevez pas l'affreuse
maigreur, triste résultat de la misère poignante, de
la faiblesse de constitution et des vices qui énervent;
bien au contraire, vous rencontrez une paisible égalité de manières, un développement physique plein de

vigueur, sans être exagéré, et qui, peu gêné par l'art, vous donne l'idée de ce que doit être le paysan, — ni au-dessus, ni au-dessous de sa position, jouissant d'une santé que ne viennent jamais ébranler de violentes péripéties, et d'un contentement sans trouble, fruit du *mens sana in corpore sano*.

On trouve quelquefois, chez les femmes, des cas de goître, mais c'est surtout parmi celles qui habitent le district marécageux du Pont-Long. Ces cas sont bien plus rares que dans le pays de Bigorre, qui est voisin de celui-ci ; là, en effet, dans quelques-unes des vallées transversales qui mènent de Campan à Barèges, d'effrayans exemples de cette hideuse affection viennent à chaque pas s'offrir aux regards du voyageur.

En Béarn, les hommes et les femmes, quoique hâlés par les rayons du soleil, ont un teint clair et uniforme, joint à une fermeté de fibre qui est la marque distinctive de l'absence de toute *diathèse* lymphatique. Les traits des jeunes femmes sont réguliers et agréables. Sans doute, elles n'ont pas cette fraîcheur de teint et cette richesse de contours qu'on trouve chez les femmes en Angleterre, mais elles ont plus de grâce naturelle, et il n'est pas jusqu'aux fardeaux qu'elles ont l'habitude de porter sur la tête qui ne leur laissent un balancement gracieux, et ne donnent de l'élasticité à leur démarche. Cependant, le teint et la fraîcheur se flétrissent plus vite chez elles que chez les hommes. Lorsqu'une paysanne a dépassé trente ans, il est difficile de deviner si elle en a beaucoup moins de cinquante ; mais cette décadence est

plutôt apparente que réelle. Cela vient surtout de ce
que le mouchoir qui entoure leur tête garantit à peine
leurs traits des rayons du soleil. Ils dardent sur ces vi-
sages que rien ne protège avec une ardeur désespérante
pour leurs charmes ; en effet, comme les femmes se
livrent à des travaux pénibles, le plus souvent au-dehors, elles ne sont à l'abri des rayons du soleil que
lorsqu'elles ont accompli leur tâche de chaque jour.

La quantité d'ouvrage que peut faire dans ce pays
une ouvrière, même d'un âge avancé, est vraiment
surprenante, et, en la rapprochant de l'époque, comparativement tardive, à laquelle les femmes cessent
d'être fécondes, on trouve que ces résultats parlent
bien haut en faveur d'un climat qui produit des constitutions si saines et si robustes, et qui les préserve
si long-temps de l'influence des années.

M. James, que nous avons déjà cité, s'exprime
ainsi, en parlant de cette population : — « Je sup-
posai que le climat de Pau était sain ; les habitans paraissent robustes, et avec leur peau brune,
leurs petits yeux noirs, leur longue chevelure noire
et le berret particulier qu'ils portent, ils me don-
naient l'idée des Tartares Calmoucks. Ils sont en général petits, larges d'épaules et bien musclés. Dans
tout autre pays, on voit, chaque jour, des montagnes de chair qui semblent des *tumuli* où l'âme est
ensevelie ; mais à Pau, il n'y a rien de semblable.
Les habitans sont vigoureux, mais non pas obèses ;
bien nourris, mais non pas chargés d'embonpoint. »

Ces observations s'appliquent généralement à la

classe qui compose un marché dans chaque pays, celle qui produit et qui travaille. Cette classe est même la seule à laquelle on puisse demander des déductions propres à servir de guides dans l'appréciation de l'influence du climat, surtout quand il s'agit d'un peuple qui est encore à l'état agricole primitif; elle est aussi un terme de comparaison nécessaire quand on veut étudier, dans ses moindres détails, l'influence du climat sur une classe plus élevée, plus soumise aux modifications de l'art, et dont les affections se compliquent d'une différence de tempérament, provenant d'une nationalité particulière ou de certaines autres causes.

Puisque nous constatons d'une manière générale l'influence salutaire du climat sur la population indigène, et l'heureux équilibre qui existe naturellement dans les constitutions, il n'est pas hors de propos, à ce moment de nos observations, de faire connaître quels ont été ses effets bienfaisans sur la tribu particulière des Cagots, qui étaient les tristes exemples des conséquences les plus terribles et les plus désorganisatrices d'un tempérament extrêmement lymphatique. Quelle qu'ait pu être l'origine de cette malheureuse caste d'êtres humains, il est certain qu'ils étaient étrangers aux priviléges des lois; aujourd'hui, ils ont presqu'entièrement disparu du Béarn, et ce n'est pas seulement à la sévérité des prohibitions qui les isolaient du reste du peuple qu'il faut attribuer ce résultat; mais, comme le dit le Comte Orloff dans son ouvrage philosophique sur la France, « l'influence d'un *climat salutaire*, le temps et l'introduction du linge qui paraîtrait avoir été ignoré, ont fait progressivement disparaître cette maladie. »

On trouve cependant encore des restes de cette tribu dans quelques parties des Hautes-Pyrénées, à moins de 64 kilomètres de Pau, et ils sont placés si bas dans l'échelle de l'organisation humaine que, pour emprunter le langage du même auteur : « On voit ces hommes traîner dans ces campagnes une vie languissante, dans un corps chétif, privé presque en entier de la sensibilité et de l'intelligence de notre espèce, et n'ayant, on pourrait dire, que l'irritabilité de certains végétaux et la faculté locomotive des brutes. »

De même que lorsque les peuples de l'Antiquité voulaient fonder une colonie, les augures consultaient les entrailles des animaux pour leur demander des présages favorables au succès de leurs entreprises, de même, aujourd'hui, nous pouvons prendre comme un élément certain de conviction dans l'appréciation de l'influence du climat l'état sanitaire des animaux d'une espèce inférieure. On trouve toujours, jusqu'à un certain point, une analogie complète de résultats chez eux et chez l'espèce humaine. Ainsi, tous ceux qui ont observé le bétail dans certains districts marécageux de l'Angleterre ont sans doute été frappés de son aspect chétif et misérable, et l'état dans lequel le voyageur trouve les troupeaux de buffles dans les Marais Pontins est encore un exemple remarquable des effets que le climat produit sur les animaux aussi bien que sur l'homme. Les seuls vestiges d'êtres humains que l'on rencontre pendant des lieues entières au milieu de ces solitudes désolées, sont des pâtres pâles et haves, épars sur la surface de ce désert, et qui gardent leurs buffles aux flancs amaigris, aux membres débiles et aux poils hérissés.

Si les augures, après avoir scruté les entrailles des victimes, y trouvaient des symptômes morbides, ils concluaient sagement que les Dieux n'étaient pas propices ; car, si le climat avait produit sur leurs intestins des effets délétères, on ne pouvait guère penser qu'il épargnerait des êtres d'une organisation plus faible et plus délicate. Passant de la théorie aux recherches, nous avons reconnu que dans la contrée qui est l'objet de nos observations, les animaux domestiques sont vigoureux et peu sujets aux maladies, patients, doux et exempts de tout vice, qualités qu'on ne rencontrerait pas chez eux, s'ils étaient soumis à l'action d'une atmosphère plus irritante.

Peut-être est-il permis sans ridicule de

Magna componere parvis ;

disons donc que, parmi les qualités morales et sociales du peuple en Béarn, on remarque, unies à un *juste milieu* de santé, de la gaîté, des habitudes réfléchies et une rareté dans les crimes qu'on chercherait en vain dans les annales des statistiques. La table suivante, dressée au hasard d'après les relevés annuels des travaux de la Cour d'Assises du département, vient à l'appui de la dernière assertion.

COUR D'ASSISES DES BASSES-PYRÉNÉES.

Résultat de toutes les affaires criminelles jugées pendant les années 1827, 1831, 1832, 1834, – 37, – 38, – 40.

ANNÉES.	ACCUSÉS ACQUITTÉS.	ACCUSÉS CONDAMNÉS					TOTAL DES AFFAIRES.	ACCUSÉS.	
		à l'emprison-nement.	à la réclusion.	aux travaux forcés à temps.	aux travaux forcés à perpétuité.	à mort.		ayant quelque instruction.	sans aucune instruction.
1827.	19	13	5	3	11	1	52	12	40
1831.	41	21	10	2	3	»	81	33	48
1832.	51	23	1	8	7	»	90	36	54
1835.	37	28	2	6	2	1	66	20	46
1837.	25	16	5	2	6	»	54	23	31
1838.	12	18	7	8	5	»	50	12	38
1839.	42	30	9	5	4	»	90	34	56
1840.	26	20	13	4	5	2	72	13	59

Cette table donne pour huit années une moyenne de 69 accusés de crime sur une population de 436,000 âmes, environ. Les renseignemens qui nous ont été transmis nous ont appris que le nombre d'accusés à Pau et dans le voisinage de la ville est fort au-dessous de cette proportion, et que les crimes passibles de pénalités sévères y sont très-rares; en effet, les plus graves se commettent dans le pays Basque ou dans d'autres parties du département éloignées de Pau, où l'on trouve une atmosphère et un climat plus excitans, et où, par conséquent, les habitans ont un tempérament plus sanguin et des passions plus déréglées. L'air qu'on respire dans le pays Basque est plus vif et plus stimulant que l'atmosphère tranquille et sédative de Pau; le tempérament des habitans y est purement sanguin et irascible, et leurs systèmes artériels et nerveux jouissent d'un excès de force et de santé; au contraire, ainsi que nous l'avons déjà démontré, le climat et les habitans de Pau se distinguent par des caractères opposés.

Il est un fait curieux et qui mériterait peut-être d'être examiné d'une manière plus approfondie, c'est qu'on trouve souvent que les crimes et les maladies empruntent leur nature aux qualités du climat, les mêmes causes agissant symétriquement sur le *physique* et sur le *moral* de la population. Si cette observation est vraie, et il ne paraît pas qu'il y ait de raison d'en douter, c'est un argument dont on peut parfaitement user pour expliquer l'influence du climat en général; on peut alors conclure que dans un pays où les grands crimes sont rares, c'est-à-dire où l'esprit n'est pas agité par des agens extérieurs excitans, les fonctions du corps seront sous le même rapport à l'abri de toute action irrégulière. Sans doute, il est incontestable, et chaque jour nous en faisons la triste expérience, qu'il y a une foule de circonstances et d'accidens moraux qui troublent la société et engendrent les crimes; mais dans les pays où ces élémens nouveaux n'exercent pas un empire constant, on remarquera que le climat et le sol ont une influence puissante et assurée.

Le climat ne modifie pas seulement les fonctions appréciables et tangibles du corps, en santé et en maladie; il agit aussi de la même manière sur les facultés de l'âme. Dans une atmosphère sédative, on trouve des tempéramens phlegmatiques, et une diminution de la sensibilité nerveuse et artérielle, manifestée par très-peu de susceptibilité pour les impressions, par le ralentissement du pouls et par le caractère sous-aigu qu'affectent les maladies. Voilà pour les effets physiques. Au point de vue moral, on observe dans les mêmes circonstances des manières tranquilles et graves, une imagination paresseuse, une tendance à la contemplation et une absence marquée de toute passion violente et irascible.

C'est pourquoi, les habitans de Pau et des environs de la ville sont phlegmatiques et plus lents dans leurs paroles et dans leurs actions que ne le sont en général les Français. Ils n'ont pas autant de vivacité, leurs gestes sont plus calmes et plus posés. La circulation du sang est évidemment chez eux moins rapide et plus uniforme, et par conséquent le cerveau est moins impétueusement surexcité par les artères. Dans les crises et les agitations politiques, ils se conduisent avec modération; et comme ils ont tous un intérêt quelconque à la stabilité du pays, on les gouverne avec une grande facilité.

Dans une atmosphère plus vive, plus énergique et plus élastique, on trouve à l'état de santé des tempéramens nervoso-sanguins, une sensibilité extrême, le pouls précipité, et des maladies qui ont un caractère aigu et dont le traitement demande une médication énergique et antiphlogistique. Au moral, et dans les mêmes circonstances, l'imagination est vive, la perception rapide, les passions sont violentes et impétueuses.

Ces observations ne sont pas seulement vraies en ce qui touche les habitans de climats opposés par leurs qualités et leurs influences; elles s'appliquent aussi au tempérament et au système nerveux et vasculaire des personnes qui, étrangères à ces climats divers, sont amenées à en subir l'action pendant un certain temps; dans ce cas, leurs facultés morales éprouvent une modification comme leur constitution physique.

Ainsi, à Pau, par exemple, nous avons presque toujours remarqué chez les étrangers qui arrivent de climats plus rigoureux, et dont le tempérament a, par conséquent, plus de ton, et le système nerveux et vasculaire a aussi plus de susceptibilité, qu'au bout de deux ou trois ans de séjour dans le pays, et quelquefois avant cet intervalle, leur tempérament se modifie; l'irritabilité nerveuse diminue, et *le pouls se ralentit de plusieurs pulsations d'une manière permanente.* Un changement analogue se manifeste dans le moral. L'activité a fait place à l'indécision et à l'irrésolution, et la rêverie a succédé à l'énergie intellectuelle et à l'habitude d'un travail persévérant.

Aussi, cette égalité d'âme, ce calme dans les fonctions organiques ne sont pas l'apanage exclusif de la population de Pau, chez laquelle ils se révèlent d'une manière si certaine ; ils se communiquent graduellement et par un progrès insensible à l'étranger qui s'acclimate dans le pays. Tout Anglais qui, malade ou bien portant, aura demeuré quelque temps à Pau, reconnaîtra qu'il s'est opéré en lui un changement profond ; il se laisse aller à une douce rêverie, il éprouve un grand désir de repos pour le présent et ne s'occupe nullement de l'avenir ; ces sentimens sont développés dans son esprit à un tel point, qu'il n'aurait jamais cru que son état pouvait comporter des modifications aussi étranges. En effet, l'absence comparative de toute irritation organique est d'ordinaire telle, dans ce climat, chez les personnes qui jouissent d'une bonne santé, qu'elle agit sur elles comme le ferait un calmant. Le pouls est égal, doux et lent, et le mouvement des artères est tout juste assez précipité pour entretenir les fonctions organiques sans user la machine humaine.

Les personnes dont l'esprit est naturellement actif regretteront peut-être, à la réflexion, que cette atmosphère produise sur l'intelligence un effet énervant (*); mais l'origine première de ces résultats gît dans la même cause qui rend ce climat si salutaire à une certaine classe de malades.

De même à Nice, où les qualités du climat sont diamétralement opposées à celles de Pau, où il y a une atmosphère irritante, toujours chargée de fluide électrique, toutes les circonstances changent en sens contraire. Aussi, beaucoup d'individus d'un tempérament nervoso-sanguin, sont obligés d'adopter un régime sévère, et de diminuer le ton de leurs organes par des moyens artificiels, tels que l'abstinence de viandes et de vins, et les boissons rafraîchissantes. Au contraire, les personnes d'un tempérament lymphatique, celles qui sont peu impressionnables, remarquent que leur système vital a acquis plus de ton ; leur appareil nerveux et vasculaire est excité, et une sensation de bien-être remplace le malaise ou même la maladie déclarée qu'elles éprouvaient auparavant et qui prenait son origine dans la lenteur des fonctions animales.

(*) Il importe de ne pas se méprendre sur le sens des observations de l'auteur, et de ne pas leur attribuer une signification autre que celle qu'il leur donne lui-même. Ainsi, il est incontestable, et c'est d'ailleurs un fait confirmé chaque jour par l'expérience, que le climat sédatif de Pau modifie singulièrement les facultés intellectuelles des étrangers ; il faut, par conséquent, admettre que la même cause agit d'une manière analogue sur la population native. A une trop grande fougue de passions et de pensées, cette atmosphère substitue un développement moral calme et réfléchi ; elle tempère les élans de la sensibilité et de l'intelligence, mais ne les arrête pas. N'est-ce pas à cette influence qu'il faut rapporter les défauts et les qualités du caractère des Béarnais, leur profonde indifférence politique, et, en général, leur peu d'aptitude aux travaux sérieux, et aussi leur esprit enjoué, plein de finesse, et fécond en saillies inoffensives ? (*Note du Traducteur.*)

Ainsi, on peut établir comme un fait positif que cet état si peu irritant de l'atmosphère produit chez la population native une modification permanente du pouls, dont les pulsations sont moins nombreuses, *cœteris paribus*, qu'elles ne le sont, terme moyen, chez les individus soumis à l'influence d'un climat plus ferme et plus excitant. Mais ce qu'il perd ainsi en vitesse, il le regagne en mollesse et en douceur. Alors les fonctions animales paraissent s'exercer, à l'état de santé, sans aucune espèce d'irritation, ce qui est évidemment la conséquence de la modification du pouls. — Le lecteur qui a quelques notions de médecine, remarquera qu'un tempérament placé dans ces conditions est peu prédisposé aux maladies actives des membranes et des glandes, auxquelles sont exposées les personnes nées dans un climat plus irritant et plus humide.

Pour ce qui est des maladies auxquelles la population native est sujette et de leur mode de développement, nous avons cherché à nous procurer des renseignemens puisés à d'autres sources qu'à celle de nos observations, nécessairement limitées. Dans ce but, nous nous sommes mis en rapport avec les praticiens Français les plus distingués, et nous avons été assez heureux pour recueillir les résultats fournis par les registres de l'hôpital de Pau, aussi bien que par une pratique particulière très-étendue. Voici ce qui ressort des renseignemens écrits et verbaux qui nous ont été communiqués :

Il n'y a pas à Pau, à proprement parler, de

maladie prédominante. 2.° Pau est exempt de toute espèce de maladie endémique et épidémique; cependant, à une certaine distance vers le nord-ouest, il existe des landes incultes coupées de marais, dont les émanations produisent au sein des populations environnantes des maladies qui ont un caractère d'intermittence; mais ces landes sont trop éloignées de la ville pour qu'elles puissent exercer une grande influence sur la santé des habitans. — Néanmoins, il est nécessaire de faire ici quelques observations sur les fièvres qui attaquent périodiquement la garnison dans la caserne, aussi bien que sur les cas isolés de fièvre qui apparaissent chez les indigènes et chez les étrangers. — En premier lieu, pour ce qui est des fièvres qui sévissent parmi les soldats, il y a plusieurs causes de maladie que nous allons énumérer brièvement et qui suffiront seules pour rendre compte de l'invasion des fièvres, indépendamment de toute espèce d'influence du climat. L'espace affecté dans la caserne au logement des troupes est beaucoup trop resserré pour le nombre de soldats; en effet, d'après les renseignemens qui nous sont transmis, un grand nombre d'hommes sont entassés dans une seule chambre où ils dorment et où ils mangent, sans que, dans les jours humides, ils puissent prendre l'air et faire de l'exercice, et sans que les chambres elles-mêmes aient un système convenable de ventilation. La caserne est bâtie sur un sol argileux à travers lequel la pluie ne filtre que difficilement, et on a nivelé l'esplanade qui la précède en y ajoutant plusieurs pouces de la même argile compacte, ce qui aggrave encore cette cause d'insalubrité. Après quelques jours de pluie, cette esplanade est parsemée de flaques d'eau que les rayons d'un soleil dévorant absorbent ensuite pour les rendre à l'air ambiant, sous forme de vapeurs chargées de principes végétaux. Les soldats, dont le système organique est dans un état de congestion, par suite du manque d'exercice et de l'impureté de l'air, vont exécuter les manœuvres au milieu de cette atmosphère viciée et se trouvent placés dans les conditions les plus propres à subir l'influence des causes qui produisent d'ordinaire les réactions fiévreuses. — Ce ne sont pas là les seuls principes auxquels on puisse attribuer les fièvres ; il en est un autre qui est commun à toute la population, nous voulons parler de l'imprudence qu'on commet en s'exposant pendant long-temps, après une inaction de plusieurs jours, aux rayons dangereux du soleil. Lorsqu'il y a eu des cas de fièvres parmi les Anglais, on a toujours pu en trouver la cause dans un coup de soleil. Les étrangers récemment arrivés d'Angleterre aiment tant l'éclat réjouissant du soleil, qu'ils ne sont pas contens avant de s'être brûlé le sang, ce qui leur occasionne souvent un accès de fièvre plus ou moins prolongé. Mais, en prenant quelques précautions, il est facile d'éviter cet inconvénient. Les Anglais qui habitent le pays depuis long-temps ont rarement des accès de fièvre. Il n'y a que l'étranger, encore peu au fait et non acclimaté, qui fasse à ses dépens une expérience pénible, mais décisive, de cette vérité.— 3.° Les maladies scrofuleuses et tuberculeuses sont dans une très-faible proportion. Sans doute, elles se développent par

fois sous l'influence des mêmes causes qui les déterminent dans d'autres climats et dans d'autres populations, — par exemple, des habitudes malsaines, l'absence du soleil dans les endroits très-peuplés, un air
mal renouvelé, la pauvreté et le manque d'une nourriture substantielle. Mais, comme ces agens délétères
sont bien moins nombreux à Pau et aux environs de
la ville que dans beaucoup d'autres localités, ces maladies sont, — pour nous servir des expressions de
M. le docteur Baile, médecin de l'hôpital de Pau, qui
nous a fourni de nombreuses observations au sujet des
maladies qui affectent la population indigène, — « à
mon avis, en assez faible proportion. » Du reste, l'extérieur des habitans justifie pleinement ces assertions;
car on voit rarement sur leur personne des traces de
ces maladies, même de celles que laisse la petite vé-
role. L'Auteur ne se souvient pas d'avoir trouvé un
seul habitant du pays qui portât des *cicatrices* au cou
ou à la gorge. — 4.° Les rhumatismes ne sont pas plus
communs à Pau qu'ailleurs, et ceux qu'on y rencontre
ne constituent pas une maladie dominante qui puisse,
comme en Angleterre et en Irlande, causer d'atroces
souffrances et torturer les muscles, les nerfs et les articulations. Le rhumatisme est plutôt une espèce de
symptôme concommittant d'une goutte imparfaitement
développée; c'est une congestion des organes principaux de la vie, produite par l'influence sédative du climat sur la circulation, et entretenue par l'usage d'une
nourriture forte et de vins capiteux. Il y a deux opinions sur le rhumatisme, celle du peuple et celle des

hommes de l'art ; la première regarde cette maladie comme très-commune, la seconde comme très-rare. Le vulgaire a l'habitude de donner indistinctement le nom de rhumatisme à toutes les douleurs passagères ou durables auxquelles, dans son ignorance des classifications nosologiques, il ne saurait assigner une autre désignation. Mais au fond, ces douleurs ne sont le plus souvent que les effets ordinaires d'une suppression de la transpiration, résultat d'une imprudence, et de la pression des veines gonflées sur les filamens nerveux qui leur sont contigus, dérivant du défaut d'une circulation assez active à travers le foie : le plus souvent, un léger stimulant mercuriel, qui attaque les symptômes à leur source, et un remède alcalin, peuvent suffire pour soulager sensiblement, sinon pour guérir le malade. Dans les quelques cas de ce genre que l'Auteur a eu occasion de soigner chez des Français, d'après ce mode de traitement, les symptômes ont promptement cédé et il a obtenu des effets satisfaisans et durables. Le préjugé populaire, qui voit partout des affections rhumatismales, est tellement enraciné que, comme pour aider à la guérison d'un malade il faut tranquilliser son esprit sur le genre de sa maladie, le médecin doit souvent céder à sa capricieuse ignorance et lui laisser appeler son mal du nom qu'il lui a donné. — 5.° La bronchite n'est pas rare à Pau pendant l'hiver et le printemps ; mais elle n'a pas ce caractère aigu qu'elle affecte en Angleterre ou même à Nice et dans le sud-est de la France. — 6.° Les maladies sérieuses qui attaquent ordinairement les enfans du pays sont les congestions cérébrales, les congestions hépathiques et les irritations gastro-intestinales; quant aux affections glandulaires et mésentériques, elles sont extrêmement rares.— 7° Excepté dans les tempéramens pléthoriques et sanguins, chez lesquels l'irritation artérielle est plus intense, les caractères et les progrès des maladies sont comparativement modérés. Dans les fièvres continues, les symptômes se rapprochent plutôt des fièvres typhoïdes que des fièvres inflammatoires, et il y a plus de prédisposition aux maladies causées par les congestions qu'à celles qui dérivent des inflammations.

La population de Pau et de ses environs a toujours eu l'insigne bonheur d'être exempte de ces maladies épidémiques qui, à différentes époques, ont sévi en Europe.

En remontant jusque vers le milieu du quatorzième siècle, lorsque la peste moissonna un cinquième de la population Européenne et désola une immense étendue de pays, on se souvient encore que ce terrible fléau ne vint pas visiter le Béarn; de même, d'autres fois, dans des temps moins reculés, lorsque l'ange de la mort étendait son bras sur le palais du riche comme sur la chaumière du pauvre, le mal destructeur s'arrêta dans les contrées environnantes, et cette terre heureuse parut comme une Oasis au milieu du désert.

En 1837, lorsque la Grippe faisait de si cruels ravages, non seulement en Angleterre, mais même en France et en Espagne, cette maladie n'eut pas à Pau la gravité d'une épidémie. Ce fut simplement une affection éphémère qui accomplissait toutes ses phases avec bénignité et qui n'entraînait à sa suite aucune conséquence fâcheuse.— Cependant, à une distance de 112 kilomètres de Pau, sur la frontière d'Espagne, les opérations militaires des forces Carlistes et Christines furent long-temps entièrement paralysées par l'épidémie, qui, dans les deux armées, frappait des bataillons entiers.

Il n'est pas nécessaire de rappeler ici avec quelle rigueur cette maladie sévit alors en Angleterre et en France. Les registres mortuaires de ces contrées ne témoignent que trop éloquemment de ses terribles effets sur les personnes faibles et âgées; souvent encore, l'organisation ébranlée et la santé ruinée de ceux qui en furent atteints sans y succomber, nous apprennent quel funeste héritage cette épidémie a légué aux pays qu'elle a traversés.

A l'époque où le Choléra parcourait l'Europe, en 1832-33, Pau et une étroite zône environnante furent protégés contre l'invasion du fléau. On constata des cas nombreux de choléra à 40 kilomètres vers le nord-ouest, le nord et le nord-est; il y en eût à Nay, à 14 kilomètres de Pau; du côté du sud, l'épidémie ayant envahi la France par la frontière d'Espagne, elle arriva jusqu'à 16 kilomètres de Pau. Mais un rayon privilégié fut garanti par certaines qualités météorologiques de l'atmosphère, d'une manière bien plus efficace qu'il n'eût pu l'être par un *cordon sanitaire*, puisque, dans les limites que nous venons de tracer, il n'y eût pas un seul cas de choléra.

Le choléra a approché de Pau à trois époques diverses et de trois côtés différens ; d'abord, par le nord, puis par l'est, enfin par le sud. — On nous a assuré que, dans ces trois circonstances, les vents soufflèrent pendant long-temps des points qui étaient infectés par l'épidémie, et que, lorsqu'elle se rapprochait de Pau, elle fut, trois fois de suite, chassée par le vent d'ouest qui s'éleva d'une manière toute providentielle.

Les registres de l'état civil montrent que, relativement au chiffre de ses habitans, les décès y sont dans une faible proportion ; le rapprochement suivant, emprunté aux statistiques générales, prouve, sous ce rapport, la supériorité de Pau sur beaucoup d'autres localités : (*).

Il meurt par an à Pau.............	1	personne sur	45.
»	à Birmingham.........	1	»	43.
»	à Londres............	1	»	40.
»	en France, en général.	1	»	39.
»	à Livourne...........	1	»	35.
»	à Berlin.............	1	»	34.
»	à Paris..............	1	»	32.
»	à Lyon..............	1	»	32.
»	à Strasbourg.........	1	»	32.
»	à Barcelonne.........	1	»	32.
»	à Nice..............	1	»	31.
»	à Madrid............	1	»	29.
»	à Bruxelles..........	1	»	29.
»	à Naples............	1	»	28.
»	à Rome.............	1	»	25.
»	à Amsterdam.........	1	»	24.
»	à Vienne........... .	1	»	22 1/2.

Il y a plusieurs provinces en France où la mortalité

(*) Hawkins' statistics.

est de un sur vingt-sept. Dans le sud-est de la France, en Provence et en Languedoc, par conséquent à Montpellier, Hyères, etc., la proportion est beaucoup plus élevée que dans le sud-ouest.

Ce n'est pas seulement la faible proportion des décès qui parle en faveur de Pau; on trouve aussi que la moyenne de la vie y est remarquablement élevée. Quoique les Béarnais fassent sonner bien haut ce privilége, ce n'est pas sur de vagues assertions que nous faisons reposer ce résultat; les tables que nous publions plus bas fournissent à ce sujet les données statistiques les plus satisfaisantes. La première, dressée d'après des renseignemens qui nous ont été communiqués à la Préfecture, présente l'état annuel des décès dans le département des Basses-Pyrénées, qui contient une population de plus de 400,000 âmes; cette table, qui embrasse 17 années, offre une belle moyenne dans laquelle « *tous les vieillards sont sains et robustes.* » La seconde est un relevé des personnes mortes à Pau de 75 à 100 ans, sur une population flottante de 11,000 à 13,500 âmes, depuis le 1.er janvier 1822 jusqu'au 1.er janvier 1842, par années. Nous la devons à l'obligeance du Maire, M. Nogué, qui, dans toutes les occasions, a montré une grande politesse à l'égard des Anglais.

TABLE I.

ÉTAT des personnes décédées dans le département des Basses-Pyrénées, depuis 1823 jusqu'à 1842, de 68 à 100 ans et au-delà, par années.

ANNÉES.	de 65 à 70.	de 70 à 75.	de 75 à 80.	de 80 à 85.	de 85 à 90.	de 90 à 95.	de 95 à 100.	de 100 et au-delà.
1823......	384	376	267	317	167	107	42	5
1824......	387	378	234	315	168	113	49	12
1825......	335	342	230	434	238	151	51	14
1826......	330	319	225	457	250	157	58	20
1828......	282	289	220	465	249	98	43	10
1829......	297	281	222	437	256	105	52	9
1830......	292	256	204	430	307	104	38	12
1832......	309	255	214	401	284	92	32	8
1833......	294	243	225	442	331	123	33	5
1834.....	288	297	301	488	364	122	32	7
1835......	290	362	322	598	295	96	19	5
1836.....	321	303	262	533	376	68	14	4
1837......	713	995	677	677	271	127	43	16
1838......	656	782	499	491	209	97	28	10
1839......	604	739	472	494	212	81	43	5
1840......	669	776	631	581	254	115	32	15
1841......	507	754	531	566	243	111	40	11

Cette table ne fournit pas d'une manière exacte la mortalité dans le département des Basses-Pyrénées, pour les âges désignés, parce qu'elle ne donne pas les décès survenus dans l'arrondissement de Pau, qui contient plusieurs cantons populeux, excepté pour les

années 1837-38-39-40 et 41. Elle est néanmoins suffisante pour montrer combien la durée de la vie humaine est longue dans cette partie du monde.

TABLE II.

ÉTAT des personnes décédées dans la ville de Pau, depuis 1822
jusqu'à 1841, de 68 à 100 ans et au-delà, par années,

ANNÉES.	de 65 à 70.	de 70 à 80.	de 80 à 85.	de 85 à 90.	de 90 à 100 et au-delà.
1822.....	18	28	10	4	5
1823.....	17	29	23	5	6
1824.....	17	25	22	6	6
1825.....	11	29	13	6	2
1826.....	11	40	20	8	4
1827.....	12	29	15	3	2
1828.....	27	35	15	7	3
1829.....	19	44	26	11	6
1830.....	17	37	21	14	9
1831.....	20	33	25	10	6
1832.....	8	28	24	8	3
1833.....	18	41	17	5	11
1834.....	11	37	16	5	4
1835.....	19	37	16	11	4
1836.....	19	47	33	8	7
1837.....	14	51	19	11	6
1838.....	19	31	15	10	2
1839.....	35	43	15	12	4
1840.....	17	35	19	8	6
1841.....	18	41	26	6	7
Total...	347	720	390	161	103

Le dernier recensement a trouvé à Pau plusieurs personnes âgées de cent à cent quatre ans, et, dans le département, plusieurs centenaires jouissant d'une parfaite santé.

Cette proportion entre la longévité et la population paraîtra extraordinairement élevée à ceux qui ont étudié cette branche de la statistique. En prenant la population de l'Europe, bien qu'il soit impossible d'arriver à des résultats exacts, on pourra néanmoins se convaincre qu'il est bien peu de villes qui aient fourni un contingent si nombreux parmi les cas si rares de longévité qui ont été signalés jusqu'à ce jour. Haller, dont l'exactitude et l'érudition sont bien connues, a réuni les faits les plus authentiques dont on avait gardé le souvenir jusqu'à l'époque où il vivait. On ne connaissait alors que les exemples suivans de longévité :

De 100 à 110 ans.................... 1000.
   110 à 120   .... 60.
   120 à 130   .... 29.
   130 à 140   .... 15.
   140 à 150   .... 6.
   150 à 169   .... 1. (*)

En jetant les yeux sur la seconde table, on remarquera que le nombre des décès entre 80 et 85 ans est de près d'un tiers plus élevé que celui des décès entre 65 et 70, et qu'il y en a bien plus du double de 70 à 80 que de 65 à 70. Il est inutile de pousser plus loin les commentaires; les tables parlent assez d'elles-mêmes.

De tous ces faits, nous devons conclure que, chez

(*) Hawkins' statistics.

la population native, le climat exerce en *santé*, une influence dépourvue de tout caractère irritant, et en *maladie* une action calmante et extrêmement sédative. L'influence du climat en *santé* est surabondamment démontrée : premièrement, par la lenteur constitutionnelle du pouls, qui a une action uniforme sur les fonctions de tous les organes, et qui est moins fréquent que chez les personnes soumises à une atmosphère plus irritante ; secondement, par l'absence d'alternatives soudaines et violentes dans l'état sanitaire des habitans ; troisièmement, par la prédominance d'une grande tranquillité d'esprit qui exclut l'existence de toute irritation physique ; quatrièmement, enfin, par la moyenne élevée chez la population d'une longévité exempte d'infirmités.

L'influence sédative du climat, en *maladie*, se révèle par l'historique des maladies auxquelles la population native est sujette, dans le développement desquels on constate l'absence comparative d'une action artérielle bien intense.

CHAPITRE V.

EFFETS DU CLIMAT DE PAU SUR L'ÉTRANGER, DANS L'ÉTAT
DE SANTÉ. — PROPORTION DE MORTALITÉ CHEZ LES ÉTRAN-
GERS. — PRÉDISPOSITIONS MORBIDES CONSTITUTIONNELLES
DONT LE CLIMAT DE PAU ARRÊTE LE DÉVELOPPEMENT. —
MALADIES QUE L'INFLUENCE DE CE CLIMAT PEUT GUÉRIR
OU SOULAGER. — MALADIES QU'IL PEUT AGGRAVER.

NOUS commencerons ce chapitre par quelques observations sur les effets qu'éprouve
un Anglais en bonne santé à son arrivée
dans le pays et pendant les premiers temps
de son séjour, jusqu'au moment où il s'est acclimaté
par degrés; ces effets, que chacun ressent d'une manière plus ou moins intense, varient depuis le malaise indéfinissable jusqu'à des indispositions plus graves, et résultent de congestions du foie, des poumons
et du cerveau.

Le climat de Pau agit d'abord d'une manière sédative; il diminue l'énergie du système nerveux,
influence par cela même la circulation artérielle et
produit une congestion des veines. L'étranger qui jouit
d'une bonne santé se plaint d'une langueur et d'un

abattement qui ne dérivent pas du défaut de forces,
mais d'un éloignement marqué pour l'exercice; ces
symptômes sont accompagnés d'une sensation de pe-
santeur à la tête et à la poitrine, ainsi que d'une oppression au creux de l'estomac, etc.; si, dans cet état,
on s'expose imprudemment aux rayons du soleil, on
risque beaucoup de provoquer quelque réaction artérielle ou un accès de fièvre plus ou moins grave;
mais, à l'aide de quelques précautions, on peut éviter
ces inconvéniens et se mettre à l'abri de toute influence funeste résultant du climat. On fera bien de
ne pas négliger quelques préservatifs efficaces, tels
que d'user pendant quelques semaines seulement d'un
purgatif doux, de prendre des douches sur la tête (*),
d'éviter les rayons du soleil et de faire de l'exercice
le matin ou dans la journée, si la chaleur n'est pas
trop forte.

Ce régime a été suivi par plusieurs personnes et
toutes celles qui l'ont adopté n'ont éprouvé aucun des
inconvéniens que produit le climat par suite de sa
tendance à occasionner des congestions; au contraire,
il en est toujours résulté un équilibre plus constant
dans la santé, même chez les individus qui jouissent
d'un excès de force. Nous avons vu, chez des personnes d'un tempérament nervoso-sanguin très-pro-
noncé, qui étaient sujettes à d'atroces migraines, le
mal céder à l'influence combinée du climat et de ce

____

(*) L'auteur a introduit à Pau l'usage d'un instrument pour s'administrer à soi-même des douches qui remplit parfaitement cet objet.

régime, et quelquefois disparaître entièrement ; nous avons aussi remarqué que la même cause a plusieurs fois arrêté le retour d'inflammations périodiques.

L'étranger aussi bien que l'habitant du pays sont sujets, s'ils s'exposent aux rayons du soleil sans être garantis par des vêtemens chauds et par l'ombre, à prendre facilement des affections catharrales et des coups d'air. On peut presqu'entièrement neutraliser cette prédisposition en se couvrant de flanelle et de vêtemens épais pendant l'hiver et le printemps. Nous ne saurions trop insister sur cette précaution que les personnes qui se portent bien ne doivent pas plus négliger que les malades. La différence de température entre le soleil et l'ombre, quoique considérable, est sans doute moins sensible qu'à Nice, à Rome, et dans d'autres lieux de résidence où l'élévation de la colonne thermométrique est accompagnée de vents perçans; néanmoins, cet inconvénient est assez dangereux pour que les malades doivent s'en préserver avec soin. Dans un climat où la circulation du sang est plus lente que dans une atmosphère excitante, il est nécessaire d'entretenir le mouvement à la surface du corps par des moyens artificiels.

L'influence du climat est plus sensiblement salutaire sur les enfans Anglais dont les maladies résultent en général d'une grande irritabilité des artères que sur les adultes; les femmes l'éprouvent plus que les hommes, les tempéramens sanguins plus que les tempéramens flegmatiques. La description suivante du pouls aux différentes époques de la vie et dans les divers tempéramens, montre dans quels cas la circulation, viciée par des principes morbides ou par des causes naturelles, peut être favorablement influencée par le climat de Pau. « Le pouls d'un enfant nouveauné bat de 130 à 140 pulsations à la minute, à-peu-près deux fois plus que celui d'un adulte ; il commence bientôt à diminuer, et, pendant le premier mois, il est, terme moyen, de 120 pulsations ; à un an il tombe à 110 ; à deux ans à 100 ; de la troisième à la sixième année, il est de 90 environ, et vers l'âge de dix à douze ans, il arrive au point où il demeure la plus grande partie de la vie, c'est-à-dire, à 75 pulsations environ par minute. En comparant les deux sexes, on admet généralement que le pouls des femmes est plus fréquent que celui des hommes, de dix pulsations à peu près par minute ; chez elles, il est, comme chez les enfans, sujet à être affecté par toutes les causes qui peuvent influencer l'état de la circulation. On peut faire relativement aux tempéramens une observation analogue. Dans les tempéramens sanguins, dont la constitution ressemble à celle des enfans et des femmes, le pouls est plus fréquent et plus irritable que dans ceux d'un caractère opposé (*). »

Nous avons remarqué plus haut, en décrivant l'influence du climat sur la population native, que le pouls est, terme moyen, plus lent chez les habitans du pays que chez les personnes qui arrivent de contrées où l'atmosphère est plus excitante. Nos obser-

(*) D.ʳ Bostock's Observations on the Pulse.

vations nous ont aussi démontré que le climat exerce une action analogue sur le pouls des étrangers, après quelque temps de séjour. Le pouls des personnes qui jouissent d'une bonne santé est réduit de plusieurs pulsations d'une manière permanente ; et, en même-temps que les symptômes des malades s'améliorent, leur pouls devient moins fréquent et plus normal. Il y a aussi un fait digne de remarque, qui n'est, du reste, que le corollaire du résultat que nous venons de signaler, c'est que, après une résidence de quelques années à Pau, le système général devient plus sensible à l'action des remèdes et qu'il faut administrer les substances qui ont un effet débilitant à de moins fortes doses qu'en Angleterre. Ainsi, la salivation arrive très-promptement, et il faut prendre à des doses plus faibles, et de plus en plus diminuées les remèdes dont l'effet est de modifier la force et la rapidité du pouls, tels que la digitale et les préparations d'antimoine.

Pendant les cinq années, qui ont précédé le 1er janvier 1842, quoique le nombre des enfans Anglais à Pau fût élevé comparativement à celui des adultes, il n'y a pas eu parmi eux un seul cas de décès au-dessous de l'âge de douze ans ; et, cependant, plusieurs d'entr'eux avaient, à leur arrivée, une santé très-délicate.

Il semblerait, d'après les résultats suivans, que le climat exerce une influence plus favorable sur les enfans étrangers que sur ceux du pays. « La mortalité sur les enfans a lieu suivant ces proportions ; le cinquième des nouveaux-nés meurt dans le cou-

rant de l'année même ; près du quart de ces enfans
n'existent plus avant la fin de la seconde année ;
après la septième, deux tiers seulement vivent ; la
moitié n'atteint pas la trentième année, et les deux
tiers sont morts avant la quarante-huitième. — Cette
mortalité est inférieure à celle que l'on observe généralement en France, où elle est d'un quart pendant la première année, et d'un tiers avant la fin
de la seconde (*). »

La proportion de la mortalité chez les Anglais, pendant les quatre années qui ont précédé 1842, a aussi
été étonnamment faible, surtout quand on considère
qu'il y a parmi eux, relativement à leur nombre,
bien plus de malades qu'on n'en trouve dans une
société quelconque à l'état ordinaire. Tandis que le
chiffre moyen des décès est annuellement à Pau de
un sur quarante-cinq, comme l'ont montré les tables
statistiques, la mortalité ne s'est certainement pas
élevée chez les Anglais à plus de un sur soixante-
cinq ou soixante-dix ; et, parmi les poitrinaires, la
proportion n'a été que de un sur cent cinquante.
Pendant les onze mois qui ont précédé le 1ᵉʳ avril
1843, il n'y a eu que deux cas de décès sur une population Anglaise de 300 personnes. Des deux individus qui ont succombé durant cet intervalle, l'un
était une dame très-avancée en âge, et l'autre encore une dame, atteinte d'une complication de ma-

(*) Panorama historique et descriptif de Pau et de ses environs,
par A. Dugenne, p. 289.

ladies invétérées, et à laquelle le climat de Pau ne convenait nullement. Il n'y a pas eu un seul exemple de décès par suite d'affections des poumons ou des voies respiratoires, quoiqu'il y eut plusieurs malades qui en fussent attaqués. Dans tous les cas de ce genre, les symptômes ont perdu tout caractère alarmant.

Dans la pratique, on a trop rarement regardé le climat, considéré au point de vue curatif, comme un *préservatif*, et trop souvent au contraire comme un *remède*. C'est surtout en observant les individus attaqués de l'affection la plus fatale à la vie, — la phtisie, — que les personnes qui résident dans des climats renommés comme salutaires peuvent se convaincre de cette vérité. Par suite de motifs que l'on ne saurait toujours blâmer, les médecins laissent trop souvent en Angleterre les symptômes arriver à un degré où il n'est plus au pouvoir de l'homme ni du climat de les combattre. Les dérangemens nombreux et variés des fonctions organiques qui surviennent dans des constitutions prédisposées aux maladies des poumons, doivent nécessairement amener une triste catastrophe, à moins qu'on n'en arrête le développement en quittant un milieu atmosphérique irritant pour un climat qui agisse d'une manière sédative sur les appareils de la circulation et de la respiration. Les hommes de l'art laissent ainsi passer le moment où il y aurait encore quelque espoir d'arriver à une amélioration permanente. Ce n'est pas, en effet, lorsque le mal a fait de profonds ravages et attaqué la vie dans son centre, qu'on devrait avoir la cruauté d'envoyer le malade mourant dans un pays reculé, loin de tous les objets qui lui sont chers. L'irritation causée par un long voyage ne hâte pas seulement ses derniers momens, mais elle sème d'épines son lit de douleur. Il importe donc de rechercher quelles sont les maladies dont nous pensons, d'après l'expérience et le raisonnement, que le climat de Pau peut arrêter le fatal développement. Voici, parmi ces maladies, quelques unes de celles qui nous paraissent les plus graves :

1.º Comme la tendance aux affections scrofuleuses et lymphatiques est plutôt, chez les enfans, une prédisposition qu'un *germe* héréditaire, il est rationnel de conclure qu'un climat dont les habitans sont rarement atteints de ces maladies, est de nature, si l'on y a recours assez à temps, à en réprimer les progrès.

2.º Ce climat est aussi salutaire aux enfans et aux adultes chez lesquels l'abdomen est gonflé, l'appétit incertain, le tempérament délabré, la force débilitée, et le pouls précipité, qu'il y ait ou non en eux des symptômes de scrofules.

3.º Il est encore indiqué pour les enfans prédisposés aux maladies cérébrales inflammatoires, pour le faux croup, l'asthme spasmodique et les inflammations en général.

4.º Ce climat arrête la formation des matières tuberculeuses, en diminuant l'irritation des glandes mésentériques et du système chylifère, et en empêchant ainsi les dépôts sur les divers organes.

5.º Il empêche les dépôts tuberculeux d'arriver à

leur maturité, en réduisant la fréquence du pouls et de la respiration ; et, dans les poumons, par exemple, il prévient de cette manière la formation de points tuberculeux, qui sont sujets, comme les corps étrangers, à arriver à la suppuration sous l'influence des circonstances qui augmentent la circulation.

6.º Ce climat est favorable dans les prédispositions morbides qui résultent d'un tempérament nervoso-sanguin, — comme les migraines nerveuses, — dans les désordres convulsifs qui attaquent les tempéramens du même genre, et dans les affections inflammatoires périodiques ; enfin, dans tous les vices de sécrétion qui proviennent d'une trop grande irritabilité de l'organe sécréteur.

7.º En résumé, on peut poser en principe général que le climat de Pau agit d'une manière salutaire sur toutes les prédispositions qui résultent d'un surcroît d'irritation nerveuse et artérielle, dérivant d'une cause permanente, telle que le tempérament ou telle autre influence qui peut déterminer une maladie plus active.

La condition morbide du système vital sur laquelle ce climat opère favorablement, est celle qui dépend de l'inflammation chronique d'un organe important, qui, — de lui-même ou par sympathie, — arrive progressivement à un état de désorganisation incompatible avec la vie. Comme le climat agit d'une manière directement sédative et qu'il modifie ou même fait disparaître, si cela est possible, l'irritation nerveuse et vasculaire, il est évident que les résultats heureux qu'on peut en attendre se produiront, *par excellence*, à ce degré de la maladie qui précède et qui, si on ne la combat pas, produit une dangereuse affection organique.

Ces observations s'appliquent plus particulièrement au cas d'une irritation des membranes muqueuses, soit de l'estomac, soit des voies respiratoires ; car, si l'on laisse exister, sans en arrêter les progrès, l'inflammation de la membrane gastro-intestinale, elle finira certainement par atteindre la membrane bronchique, occasionnera très-probablement un dépôt de matières tuberculeuses sur les différens organes de ces appareils, et en causera en définitive la suppuration dont les conséquences sont si fatales. Les personnes qui ont quelques notions d'anatomie connaissent l'union intime, la liaison et la sympathie qui existent entre l'estomac et les poumons. Le diaphragme, qui sépare les cavités de la poitrine et l'abdomen, rattache mécaniquement les différens organes l'un à l'autre, par le moyen des membranes qui le tapissent. Les effets de l'étroite sympathie nerveuse que les ramifications du nerf *vague* établissent entre les fonctions des appareils digestif et respiratoire sont constamment appréciables à l'état de maladie. Ainsi, on remarque souvent que les symptômes d'une irritation inflammatoire chronique de l'estomac lui-même, semblent provenir de la poitrine avant même que les poumons aient éprouvé la moindre altération organique. Ce n'est pas seulement à la toux que s'appliquent ces observations, mais encore aux pénibles expectorations muco-purulentes, accompagnées de douleurs vagues dans la région même de la poitrine ; en effet, on fait disparaître tous ces symptômes en réduisant l'inflammation des organes digestifs. La sympathie causée par les nerfs et la proximité des organes n'est pas la seule influence qui, dans le cours d'une irritation prolongée de l'estomac, tend à communiquer l'état morbide aux poumons ; cet état d'inflammation agit d'une manière bien décidée sur la circulation, et dirige la violence de l'action artérielle surexcitée vers les parties faibles et susceptibles, de sorte que, lorsqu'il existe des tubercules, quelque soit l'appareil qu'affectent ces corps étrangers, ils prennent ainsi rapidement un fatal développement.

Le climat opère encore d'une manière très-salutaire dans les cas où l'auscultation et tous les autres symptômes ont révélé l'existence certaine dans les poumons de tubercules à l'état passif. *Il donne alors, à l'aide du calme répandu sur tout le système vital, du temps pour essayer d'en déterminer l'absorption par des moyens thérapeutiques.*

C'est dans l'inflammation des bronches et de la trachée à laquelle sont aujourd'hui si sujettes les personnes obligées de parler en public, et dans laquelle une toux fatigante se complique d'une expectoration rare et visqueuse, d'une altération de la voix, d'une accélération du pouls, d'un amaigrissement graduel et de douleurs vagues à la poitrine, c'est, disonsnous, dans ces affections que le climat de Pau opère avec le plus de succès. L'amélioration se manifeste

dans ces cas par la diminution du pouls, l'augmentation de l'expectoration, la rareté de la toux et un état
d'embonpoint satisfaisant. L'état morbide des voies
respiratoires, résultant fréquemment d'une altération
continue de la membrane muqueuse de l'estomac,
est un point très-important dans cette maladie qui,
lorsqu'elle est négligée à ce moment, ne finit que
trop souvent par atteindre les poumons eux-mêmes,
et par arriver à un degré de gravité où ni climat
ni traitement ne peuvent plus produire aucun bien
durable.

Ainsi, c'est dans cet état de choses, avant que le
mal ait fait plus de progrès, que nous conseillons
aux malades de se dérober, si c'est possible, à l'action pénétrante et irritante de l'hiver et du printemps
en Angleterre, et d'avoir recours à un climat adoucissant et sédatif. Outre l'influence presque spécifique
que le climat de Pau exerce sur tous les cas d'inflammation chronique des membranes muqueuses
accompagnée d'accélération du pouls, après que l'irritation aura été réduite et l'expectoration rétablie,
le sujet pourra rendre à ces organes lésés de nouveaux principes de vitalité, et les ramener à leur état
normal d'action, par l'usage de quelques-unes des
eaux des Pyrénées que l'on trouve dans les environs,
telles que Cauterets, les Eaux-Bonnes, etc.; en effet, ces sources minérales ramènent la régularité
dans les fonctions des membranes muqueuses abdominales, aussi bien que dans celles des poumons.

Le climat de Pau est aussi très-salutaire dans le

commencement des maladies mésentériques dont il arrête les progrès, et, en général, dans toutes les affections causées par une irritation artérielle chronique des appareils glandulaires et membraneux.

Nous ferons maintenant quelques observations sur le rhumatisme, et nous y sommes principalement conduits par ce que Sir James Clark, induit en erreur par une autorité Française, a avancé « que le rhumatisme est la seule maladie très-commune ; il se montre presque à l'état endémique, accompagnant et compliquant presque toutes les autres affections ; » et plus bas « les malades attaqués de rhumatismes ou sujets à cette affection doivent en général éviter Pau (*). »

Nous n'avons jamais vu chez des Anglais de rhumatisme aigu *produit par le climat de Pau ;* mais nous avons observé plusieurs cas de rhumatisme aigu compliqué de goutte, que le séjour de cette ville *a sensiblement améliorés,* les attaques devenant sous cette influence *plus bénignes et plus rares.* Nous nous souvenons encore d'un officier qui avait gagné un rhumatisme aigu en souffrant le froid sur les monts Himmalaya. Il avait perdu l'usage de ses membres inférieurs et quelquefois même il ne pouvait se servir des extrémités supérieures ; mais, après avoir enduré pendant deux ans de cruelles douleurs et avoir inutilement parcouru différentes eaux minérales de l'Angleterre et du Continent, il fut entièrement guéri après avoir passé

(*) Clark, on climate, p. 192. Last édition.

un hiver à Pau, et pris pendant six semaines les eaux
de Cauterets. Dans le cas dont nous parlons, la maladie se compliquait de circonstances particulières au
tempérament du sujet qui venaient aggraver tous les
symptômes. Les attaques étaient si violentes qu'elles
occasionnaient une dilatation considérable de l'extrémité des longs os et un épanchement très-grand
autour des articulations. Ces symptômes cédèrent graduellement à l'action émolliente du climat et du traitement, et ils prirent un caractère chronique et plus
modéré; huit mois après l'arrivée du malade, ils
avaient entièrement disparu, au grand étonnement
de tout le monde. Avant son séjour dans ce pays,
le sujet était réduit à la maigreur d'un spectre, par
suite de l'excès d'irritation et du manque de sommeil ; quelques mois de résidence suffirent pour le
rétablir presqu'en entier, et aujourd'hui il se porte
aussi bien que jamais, et continue de servir dans
l'Inde où se trouve son régiment.

L'Auteur a dernièrement donné ses soins à deux
personnes, qui éprouvaient toutes deux d'atroces souffrances sous l'influence d'une goutte rhumatismale
aiguë et dont l'affection était si grave qu'elle avait
produit des dépôts crayeux dans les différentes join-
tures et une inflammation rhumatismale de plusieurs
tendons. Cet état morbide avait commencé avant leur
résidence à Pau, et durait encore à leur arrivée dans
cette ville. L'une d'elles a demeuré plusieurs années
dans ce climat sans ressentir d'attaque inflammatoire
bien marquée qui affectât un caractère aigu ; l'autre

a passé l'été et l'hiver derniers à Pau et dans les Pyrénées, et a éprouvé un soulagement comparatif de ses douleurs. Pendant l'hiver, aucun symptôme rhumatismal bien décidé ne s'est manifesté chez ce dernier sujet; il y a eu chez lui une grande amélioration sous le rapport de l'embonpoint et de la sensibilité de ses organes à l'action des remèdes.

Quoique le commencement de l'hiver de 1841-42 ait été pluvieux bien plus que d'ordinaire, et soit loin d'avoir présenté un spécimen favorable du climat de Pau, néanmoins un gentleman Irlandais, qui avait essayé des climats de Rome et de Naples, et qui, pour employer ses propres expressions, était régulièrement *chassé* d'Irlande par le rhumatisme, avouait que, depuis les premières atteintes de sa maladie, il n'avait pas passé un hiver aussi doux, et qu'il n'avait pas eu d'accès depuis son arrivée à Pau. Il avait fait aussi cette observation si commune, et dont la cause échappe à tout le monde, c'est que le temps pluvieux ne rend pas l'atmosphère humide, comme dans beaucoup d'autres contrées; en d'autres termes, que l'humidité n'annonce pas sa présence en faisant éprouver au corps une sensation déterminée, et qu'elle n'a pas d'influence funeste sur les symptômes qui avaient toujours été aggravés par le froid ou par les vapeurs aqueuses. A l'approche de la pluie, le gentleman dont nous parlons, éprouvait aussitôt en Irlande une recrudescence de douleurs, tandis qu'à Pau cet état de l'atmosphère ne lui causait aucune sensation pénible.

Nous citerons encore un autre cas venu à notre connaissance, celui d'une personne née à Pau qui, à la suite d'une longue résidence à Londres, avait contracté un rhumatisme grave et invétéré ; cette personne étant retournée dans son climat natal, les symptômes ont promptement cédé, et il y a maintenant plusieurs années qu'elle n'a eu d'attaque. Voilà un cas dans lequel le climat, au lieu d'avoir produit la maladie, a guéri au contraire un indigène qui l'avait rapportée d'un pays étranger, et l'a préservé de toute attaque, malgré les fortes prédispositions que des accès antérieurs et prolongés devaient avoir déterminées en lui.

Nous pourrions multiplier les exemples du même genre pour prouver que le climat, loin de favoriser la production des rhumatismes, possède au contraire les qualités émollientes et sédatives qui conviennent particulièrement pour soulager et guérir les variétés les plus douloureuses de rhumatisme et de goutte rhumatismale, — celles qui se compliquent d'une irritation tonique des membranes muqueuses et d'une surexcitation de l'action artérielle dans les tempéramens pléthoriques. Dans tous les cas que l'Auteur a pu observer, les symptômes aigus *ont toujours été réduits* au point où ils sont en rapport avec l'influence curative des eaux des Pyrénées, comme cela sera expliqué plus au long dans la suite de cet ouvrage.

Il y a néanmoins des cas de rhumatisme et de goutte rhumatismale sur lesquels le climat de Pau *n'a, ni ne peut avoir aucune influence salutaire,* comme aussi il existe des maladies auxquelles il est contraire, et que nous allons maintenant énumérer.

Les conditions morbides du système vital que le climat de Pau aggrave sont : 1.º celles où il y a un affaiblissement général de l'irritabilité ou de la puissance de la machine humaine, comme dans la dyspepsie atonique *et les nombreux symptômes qui l'accompagnent*, et dans les constitutions débilitées par une longue résidence dans des climats chauds, chez lesquelles l'énergie des fonctions du foie a été amoindrie jusqu'au dernier degré. 2.º Les catarrhes des vieillards et la bronchite chronique, caractérisés par une diminution du ton des organes et un excès d'expectoration. 3.º Le rhumatisme chronique avec faiblesse des voies digestives, compliqué de goutte atonique. 4.º Les prédispositions à l'apoplexie résultant d'une congestion passive des principaux organes dans un tempérament leucophlegmatique. 5.º La chlorose dérivant d'une absence de ton dans les fonctions et accompagnée d'une congestion de l'utérus. 6.º *Toutes les maladies où il y a congestion des veines et diminution de l'énergie du système nerveux.*

On peut donc résumer en peu de mots de la manière suivante les *propriétés médicales* du climat de Pau. A l'état de santé, le climat amoindrit le ton des organes et modifie le tempérament naturel, ramenant ceux qui sont *sanguins* vers l'état *phlegmatique*, et ceux qui sont *colériques* vers l'état *mélancolique*. C'est sans doute au même principe que les malades atteints d'affections nerveuses et inflamma-

toires tout à la fois, doivent attribuer le soulagement
et souvent la disparition totale de leurs symptômes.
D'après ce que nous avons déjà dit, ce genre de
dérangement des fonctions qui présente un caractère
d'irritation tonique et qui conduit à de graves lésions
organiques, est l'affection au traitement de laquelle
le climat est le mieux approprié, et dont il arrête
le plus sûrement les prédispositions encore mal déclarées. L'Auteur a aussi quelquefois observé des irritations continues de la trachée et des bronches, et
même des tubercules du poumon, accompagnés
d'expectoration purulente, d'accélération du pouls,
de fièvre étique et d'amaigrissement, qui disparais-
saient par un déplacement d'action de ces appareils au foie, une congestion bénigne du foie venant
alors combattre ces symptômes si menaçans pour la
vie. Il a pu remarquer pendant ces dernières années
plusieurs cas de ce genre d'améliorations, dans lesquels les sujets sont aujourd'hui délivrés de tout
symptôme pulmonique. Le même déplacement s'opère
souvent chez les enfans attaqués d'irritations mésentériques, par suite d'un transport métastatique qui
s'opère en général vers le foie et dans quelques circonstances vers les vaisseaux hémorroïdaux.

CHAPITRE VI.

COMPARAISON, RELATIVEMENT A LEUR INFLUENCE EN SANTÉ ET EN MALADIE, DU CLIMAT DE PAU AVEC CEUX DE MONT-PELLIER, HYÈRES, NICE, ROME, FLORENCE, PISE, NAPLES, DES BAINS DE LUCQUES ET DE SORRENTE.

—

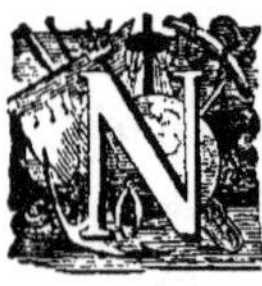OUS terminerons cette partie de notre ouvrage en comparant quelques-uns des caractères généraux que présente le climat de certaines autres villes du Continent dont les malades recherchent le séjour, avec les propriétés particulières du climat de Pau. La meilleure méthode que nous puissions suivre pour arriver à des résultats certains, c'est d'avoir recours aux ouvrages d'écrivains qui n'ont eu aucun intérêt à exagérer les circonstances défavorables des climats dont ils ont parlé.

Et d'abord, occupons-nous du sud-est de la France, c'est-à-dire, de la Provence et du Languedoc. « On a recommandé à différentes époques le séjour de diverses résidences, comme offrant en hiver un climat salutaire aux malades atteints de consomption;

mais il est très-difficile de s'expliquer comment un pareil conseil a pu être donné, puisque l'expérience de ces dernières années le contredit complètement, et que les caractères généraux et distinctifs du climat n'ont jamais fourni la moindre raison qui l'autorisât (*). » Le climat du sud-est de la France est généralement sec, chaud et irritant. A Toulon, par exemple, il ne tombe par an que 19 pouces de pluie environ, tandis qu'à Pau on en recueille 42 pouces 1/2. Le nombre de jours où il pleut maintenant en Provence est de 67 seulement, tandis qu'à Londres il est de 178, et à Pau, dans une moyenne de sept années, de 119. La température y est beaucoup plus élevée que dans le sud-ouest de la France, et elle est répartie sur toute l'année d'une manière très-irrégulière, puisqu'il y a 19° 44 de différence entre la plus forte et la plus faible chaleur; dans le sud-ouest, au contraire, ce rapport n'est que de 17°. Un autre auteur ajoute (**) : « Je crois qu'il tombe moins de pluie dans ce pays que dans toute autre partie de l'Europe. Il n'est pas rare de voir à Montpellier, Aix et Marseille quatre ou cinq mois d'une sécheresse non interrompue; l'hiver y est aussi plus sec et plus froid que dans le sud-ouest. La *Bise* et le *Mistral* exercent une influence délétère sur les personnes faibles en général, mais plus particulière-

(*) Clark, on climate, p. 194.

(**) Observations on climate, Diet, and Medical treatment, ni France and England, by Charles Higgins, M. D. p. 26.

ment sur celles dont les poumons sont attaqués. On sait combien l'appareil pulmonaire est délicat chez les phtisiques, et combien l'action du froid est funeste à ces organes; au fond, une fomentation douce et balsamique de l'air (si je puis m'exprimer ainsi), est le palliatif le plus efficace pour arrêter la marche de cette fatale affection. »

Nous trouvons dans un ouvrage sur la topographie médicale (*) de Montpellier, les résultats statistiques suivans des maladies traitées pendant une année à l'hôpital public de cette ville. Le nombre des malades fut cette année de 2,756; la proportion des décès fut de 154, et sur ce chiffre il y en eut 55, c'est-à-dire, plus d'un tiers qui furent causés par des maladies de poitrine. — Voici encore une autre opinion sur les effets des vents de Montpellier, que nous empruntons à un ouvrage qui contient de précieuses observations : « Il faut avoir la poitrine bien bonne et bien constituée pour résister à ses impressions (**). »

La ville d'Hyères, située sur le versant méridional d'une colline qui regarde la méditerrannée, à peu de distance de la mer et de Toulon, est une résidence moins dangereuse pour les poitrinaires que Montpellier. Les productions végétales que l'on y rencontre sont celles des climats plus que tempérés. Néanmoins, « malgré toutes ces indications d'une

______

(*) Topographie médicale de la ville de Montpellier, par M. Murat.

(**) Recueil des observations de médecine des Hôpitaux militaires, par M. R. de Hantesierk, tom. 2 , p. 5.

atmosphère douce, Hyères n'est pas assez garantie du mistral pour que les personnes atteintes de phtisie doivent en rechercher le séjour. Il est vrai qu'il y a au pied de la colline quelques points à l'abri du mistral, où le malade peut passer presque tous les jours quelques heures en plein air ; mais ces endroits sont presque inabordables aux momens où il serait le plus utile de s'y transporter. Le vent glacial qui souffle sur tous les points découverts empêche le malade de s'exposer au dehors, si ce n'est dans une voiture fermée ; et encore les chemins qui conduisent aux lieux abrités ne sont-ils pas praticables pour les voitures suspendues. Lorsque le temps le permet, le malade peut se donner, à Hyères, le plaisir de courses à cheval variées à travers une belle campagne. Mais pour peu que le mistral souffle, il faut qu'il se confine dans sa maison, si sa poitrine est délicate ; et il doit surtout éviter en tout temps de s'exposer à ce vent qui est très-irritant, indépendamment de sa froide température (*). » Le professeur Fodéré, de Strasbourg, dit aussi que le voisinage des marais, des citernes et des salines, ainsi que la malpropreté des rues et la mauvaise qualité de l'eau sont de grands obstacles qui s'opposent à la salubrité d'Hyères.

Avançons un peu vers l'est, et nous trouverons Nice, dont un médecin qui y réside a décrit avec exactitude le climat, si opposé d'ailleurs à celui de Pau. Cet auteur s'exprime avec beaucoup de fran-

____

(*) Clark, on climate, p. 202.

chise au sujet des effets funestes que le printemps produit dans ce pays sur les maladies auxquelles le climat de Pau est favorable en toute saison, celles, par exemple, qui proviennent d'une irritation membraneuse ou glandulaire.

Voici ce que dit le docteur Farr : « Indépendamment du *Mistral* contre lequel Nice est protégée par sa position topographique, bien plus que beaucoup d'autres parties de la Provence, les vents d'est arrivent avec la première lune de Mars, que les habitans du pays appellent la Lune Rouge-de-Sang ; les malades et les personnes délicates en éprouvent les effets funestes, et ceux même qui jouissent d'une forte santé en ressentent et en reconnaissent la fâcheuse influence. La saison dernière, le nombre des malades de toutes nations atteintes d'affections de poitrine, était de trente environ ; avant l'époque dont nous parlons, l'état de la plupart d'entr'eux s'était amélioré, et on les voyait chaque jour comme des papillons au soleil, courir par monts et par vaux, à cheval, en voiture ou à pied. Je conseillai à ceux que je traitais et même à plusieurs autres, de quitter Nice avant l'apparition de cette lune fatale ; mais ils ne suivirent pas mes avis et pensèrent que j'avais exagéré le danger. Ils demeurèrent donc ; et le lendemain du jour où le vent d'est avait commencé, sur les trente je n'en trouvai plus qu'un seul auquel j'avais dit avant cette époque qu'il n'avait pas une maladie des poumons (*). »

(*) On the climate of Nice, by W. Farr, M. D., p. 16.

Il ne peut pas y avoir deux climats plus opposés par leurs qualités météorologiques que ceux de Pau et de Nice, et dont l'action sur les maladies soit par le fait aussi décidément contraire. Dans toutes les affections où les systèmes nerveux et circulatoire ont besoin d'être calmés, le climat de Pau convient particulièrement ; et celui de Nice paraît être salutaire à un égal degré aux maladies d'un caractère diamétralement opposé.

« La grande objection que l'on fait contre Nice, dit le docteur Farr, page 106, est tirée de la sécheresse et de la nature irritante de son atmosphère ; mais, si ces causes aggravent certaines maladies, elles produisent de bons effets dans d'autres affections qui ont des tendances contraires, de sorte que le mal dont on se plaint dans le premier cas est compensé par le bien qui se fait sentir dans le second. Lorsqu'un malade arrive dans un climat qui ne convient nullement à son état, c'est ou sa faute ou celle de son médecin ; mais cela n'influe en rien sur les caractères reconnus de ce climat, ni sur les effets qu'il exerce dans les cas auxquels il est approprié ; seulement le malade qui a été ainsi mal dirigé et qui a fait à tort le voyage est dans une condition pire à son départ qu'à son arrivée. Les médecins qui habitent et qui exercent leur profession sur le Continent ne voient que trop souvent des sujets envoyés sans raison dans bien d'autres résidences qu'à Nice, et non-seulement dans celle où l'air et le climat sont les seuls agens opératoires, mais encore dans celles où les moyens thérapeutiques sont des sources minérales.»

Les maladies auxquelles la population de Nice est sujette présentent un caractère plus aigu et plus inflammatoire que celles que l'on observe à Pau. Ce sont même des affections très-peu communes dans cette dernière ville, et pour lesquelles son climat est un préservatif et un remède. Sir James Clark (*) dit « que les affections catarrhales et les inflammations des poumons sont les maladies les plus communes. Ces dernières sont plus fréquentes et plus violentes pendant le printemps et se compliquent généralement d'irritation des organes digestifs. La fièvre gastrique et la gastrite chronique sont des maladies très-répandues. L'irritation gastrique paraît très-prédominante et presque toutes les autres affections se compliquent plus ou moins de celle-ci. »

Les observations pleines de justesse de Sir James Clark peuvent presque servir de guides, dans les cas qu'elles embrassent, pour connaître les maladies pour le soulagement et la guérison desquelles le climat de Pau exerce une influence si salutaire ; en effet, une longue expérience et une étude constante nous ont démontré que les affections que Sir James décrit comme mal appropriées au climat de Nice sont celles auxquelles convient le climat de Pau, *et vice-versâ*.

Voici comment il s'exprime : « Dans la consomption (**), — la maladie à laquelle les médecins de

(*) Clark, on climate, p. 206.
(**) Clark, on climate, p. 206.

notre pays pensent que le climat de Nice est surtout
favorable, — je crois qu'il y a peu de bien à espérer
d'un séjour dans cette contrée. Lorsque cette affection
est compliquée d'une irritation aigue des membranes
muqueuses du *larynx*, de la *trachée*, des *bronches*
ou de l'estomac, le climat est décidément contraire ;
dans ce cas, à moins de précautions extrêmes de la
part du malade et d'un régime très-sévère, il est
presque certain que la résidence de Nice aggrave ses
souffrances. Aussi n'y a-t-il que très-peu de phtisiques qui doivent être envoyés dans ce climat. S'il y a
quelques cas dans lesquels il faille le conseiller, c'est
lorsque la maladie attaque un sujet engourdi et peu
susceptible et qu'elle ne présente aucune des com-
plications dont nous venons de parler. Dans la bronchite chronique qui ressemble souvent à la phtisie,
le séjour de cette ville produit des effets très-salu-
taires. » Ainsi, dans toutes les maladies qui se lient
à un état d'atonie du système vital, comme le catharre des vieillards et le rhumatisme chronique, et
toutes les fois qu'il y a torpeur et relâchement dans
la constitution, le climat de Nice opère des changemens très-favorables, tandis que celui de Pau augmente l'atonie des organes et des fonctions.

Le professeur Fodéré (*), parlant des propriétés
atmosphériques, de la température et des autres qualités du climat de Nice, fait les observations suivantes

(*) Voyage aux Alpes Maritimes, ou Histoire Naturelle, Agraire,
Civile et Médicale du pays de Nice. Strasbourg, 1823, p. 226.

sur la phtisie tuberculeuse : « Comme les tubercules paraissent être la principale cause de la consomption pulmonaire, et comme la partie la plus efficace du traitement de cette maladie consiste dans un bon système d'hygiène, il semble rationnel de rechercher dès l'abord si c'est un climat chaud ou un climat tempéré qui convient le mieux pour arrêter le développement de ces corps étrangers. » D'après ce qu'il a remarqué à Nice, M. Fodéré n'hésite pas à déclarer que les phtisiques doivent préférer un climat tempéré.

Le docteur James Johnson, qui fait autorité en Angleterre, apprécie de la manière suivante l'opinion que nous venons de rapporter : « Quoique je ne partage pas l'opinion émise, en thèse générale, par le docteur Fodéré, qu'un climat chaud est propre à accélérer la croissance des tubercules du poumon, je ne doute pas cependant que cette cause ne précipite la fatale catastrophe après une certaine période de leur développement, surtout lorsque la suppuration a commencé (*). »

Enfin, pour juger des effets relatifs de ces deux climats, en santé et en maladie, nous ne pouvons mieux faire que de remettre sous les yeux de nos lecteurs la proportion de mortalité dans chacune des villes dont nous parlons.

Il meurt par an à Pau 1 personne sur 45,

    »   à Nice 1   »   31.

(*) Change of Air, by D.ʳ J. Johnson, p. 275.

Nous venons de montrer que les climats de Pau et de Nice diffèrent *toto cœlo ;* la comparaison suivante de Pau avec Rome nous montrera au contraire que les qualités des climats de ces deux villes ont entr'elles beaucoup plus de points de ressemblance. Néanmoins, malgré tout le respect que nous devons à l'imposante autorité de Sir James Clark, il nous paraît certain que le climat de Rome exerce une action moins sédative que celui de Pau sur l'irritation active de la membrane bronchique, compliquée de dyspepsie nerveuse et de rhumatisme aigu. L'Auteur connaît plusieurs cas de bronchite inflammatoire sous-aiguë, accompagnée d'une toux fatigante, dans lesquels un séjour d'un hiver à Rome n'avait apporté aucun soulagement et qui ont cependant cédé au climat de Pau, du moins sous le rapport des symptômes, une saine expectoration ayant été rétablie et la toux ayant considérablement diminué. De même, dans des cas de rhumatisme et de goutte rhumatismale qui avaient obligé les malades à quitter leur pays, le séjour de Pau a amené une amélioration que celui de Rome n'avait pu produire.

Il est impossible à un médecin placé sur le Continent, au sein d'une société peu nombreuse d'Anglais, de donner des détails personnels sur les cas qu'il a traités. En agissant autrement, il manquerait à son devoir et au désir de ses malades ; tout ce que les convenances lui permettent de faire, c'est de généraliser par des principes les résultats de ses expériences particulières. L'Auteur peut affirmer avec vérité qu'il n'a jamais inventé des cas pour le besoin de l'occasion, et que les principes qu'il a posés sont le fruit des plus consciencieuses observations.

Il y a dans les remarques de Sir James Clark sur le climat de Rome tant de particularités que l'on peut appliquer à celui de Pau, relativement aux maladies sur lesquelles ils ont une influence commune, que nous croyons devoir citer les expressions de cet auteur, bien persuadés qu'il ne nous reprochera pas l'usage que nous faisons de ses opinions. « Le climat de Rome me paraît l'un des plus favorables d'Italie, sous le rapport de ses qualités physiques. Il est une particularité de cette atmosphère qui est digne de remarque, je veux parler de sa tranquillité, causée par l'absence comparative des grands vents. Ce calme de l'air est une qualité précieuse pour un climat où les phtisiques et les malades en général vont passer l'hiver, parce qu'il leur permet de faire de l'exercice en plein air à une température bien plus basse qu'ils ne le pourraient sans cette circonstance. En effet, le vent est surtout nuisible aux malades atteints d'irritation des bronches. Au nombre des maladies auxquelles le séjour de Rome est salutaire, nous pouvons compter la consomption. J'ai remarqué généralement que ce climat est favorable dans les premiers degrés de cette maladie. J'ai souvent vu des malades, qui avaient quitté l'Angleterre en proie à des symptômes redoublés, alarmans, et prolongés pendant toute la journée, s'en trouver entièrement délivrés après une courte résidence à Rome. Dans les affections bronchiques, ce climat est le plus souvent bienfaisant, surtout dans les cas où domine une grande irritabilité de la membrane muqueuse, accompagnée d'une sensibilité très-vive pour les vents froids et perçans. »

Nous ajouterons à ces témoignages celui d'un autre médecin Anglais, qui avait acquis une connaissance pratique des vertus curatives du climat de Rome. Voici quelques-unes des observations faites par ce médecin, le docteur Weatherhead, qui avait exercé sa profession dans cette ville ; elles ne sont pas aussi favorables au climat que celles que nous venons de rapporter : « Pour ce qui est des avantages que ce climat présente aux phtisiques, je ne puis approuver les conseils erronés que plusieurs personnes ont donnés à ce sujet. Comme je l'ai dit, l'air y est lourd et humide, et, bien certainement, il y a des maladies des poumons auxquelles une pareille atmosphère peut convenir ; mais, je suis assuré que, si elle est contraire, on n'en fera pas impunément l'expérience : et cependant il n'est pas au pouvoir d'un médecin consciencieux de déclarer *à priori* si ce climat sera ou non favorable au sujet. De plus, pendant le printemps et même pendant l'hiver, un vent froid qui glace tout-à-coup l'atmosphère s'élève par momens et souffle des Apennins ; c'est là une observation qui se trouve aussi consignée dans Pline. Je suis persuadé que plus d'un poitrinaire qui, dans un autre pays, aurait lentement cheminé vers la tombe, précipite à Rome le terme de ses jours ; sa langueur s'accroît sous l'influence d'une atmosphère si humide et si laxative ; ses transpirations nocturnes sont plus abondantes et plus colliquatives, son expectoration plus copieuse l'épuise, la circulation accélérée anime la combustion inflammatoire, et une étisie de plus en plus aiguë dévore les principes vitaux jusqu'à ce qu'ils sont anéantis, et alors la mort, dénouement de ces tristes scènes, emporte son dernier soupir, dont l'amertume est doublée par le regret d'avoir jamais quitté sa patrie. »

Quelques-unes des descriptions précédentes demeureraient parfaitement exactes, sous tous les rapports, si l'on substituait le nom de Pau à celui de Rome. Néanmoins, nous pensons que la première de ces villes présente des circonstances qui, *cœteris paribus*, doivent en faire préférer le séjour aux malades placés dans des conditions identiques. — 1.º Elle est d'abord plus près que Rome d'Angleterre, et on y arrive après une courte traversée par mer. — 2.º La moyenne des jours de pluie est à peu près la même dans les deux villes ; mais comme le sol de Pau est plus absorbant, l'évaporation y a lieu en moins grande quantité. — 3.º Pau n'est pas exposé aux vents périodiques (*) qui détruisent en peu de temps le mieux

(*) « La Tramontana est un vent sec, perçant et irritant, dont les effets sont semblables à ceux des vents froids de Provence, et que les malades doivent éviter avec autant de soin. » Et plus bas : « Dans les mois de Mars et d'Avril, les vents sont très-fréquens à Rome ; ils se lèvent ordinairement dans l'après-midi et continuent jusqu'au coucher du soleil, moment où ils tombent et laissent les nuits calmes et sereines. Les effets de ces vents aigus du printemps, com-

produit par une atmosphère plus favorable. — 4.º Pau n'est pas sujet comme Rome à des épidémies.— 5.º On ne trouve pas à Pau de longues et froides galeries consacrées aux beaux arts, ni les séductions de l'opéra, qui entraînent le malade hors des conditions constantes de température qui conviennent à son état. — 6.º Pau a en hiver sur Rome l'avantage de présenter comme agens curatifs les Eaux-Bonnes et d'autres eaux minérales des Pyrénées, qui sont de puissans auxiliaires du climat pour le traitement des affections des membranes muqueuses. — 7.º Il faut aussi faire quelqu'attention au voisinage des établissemens thermaux des Pyrénées qui, à l'approche de l'été, présentent au malade des conditions atmosphériques diverses, parmi lesquelles il peut choisir celle qui est le mieux appropriée à son goût ou à ses besoins. — 8.º Enfin, les dépenses de la vie sont bien moins considérables à Pau qu'à Rome, car il n'y a pas de rivalité d'équipages, ni de *prétention* d'aucune espèce à soutenir.

Il semble, quand on compare Rome et Pau, que le climat de la première de ces villes est moins favorable que celui de la seconde au calme des systèmes nerveux et circulatoire. A Pau, le climat exerce sur le système nerveux une influence sédative directe,

binés avec ceux d'un soleil ardent, sont très-sensibles aux malades délicats, quoique cependant, d'après mes propres observations et le témoignage d'autres personnes, ils se fassent sentir moins vivement qu'à Naples et à Nice, et peut-être même à Pise. » — Clark, on climate, p. 228.

qui se manifeste par la disparition des symptômes qui ont un double caractère *nervoso-sanguin* ; ainsi, par exemple, il opère des effets très-favorables sur cette douloureuse maladie que l'on appelle migraine nerveuse et qui survient dans les tempéramens irritables et pléthoriques, tandis qu'à Rome le système nerveux des habitans est si surexcité (*) que pour eux, comme dit le Poète :

Le parfum de la rose est un poison mortel (**).

Mais, il y a une autre maladie ou plutôt un autre genre de maladies bien plus terribles auxquelles les Romains sont particulièrement prédisposés, je parle de la mort subite, ou, comme on la nomme vulgairement, l'*Accidente*, qui est quelquefois sporadique, quelquefois épidémique à Rome. C'est ainsi que s'exprime le D.ʳ Mattœi dans son ouvrage clinique : « Subitanea scilicet mors, vulgo Accidente, quœ à diversis causis ortum ducens modo sporadico, modo quasi epidemico obrepit. » Les médecins Romains n'ont pas précisé si ce terrible agent opère par voie d'apoplexie ou d'anévrisme ; ce qui est certain, c'est que le climat de la Ville Eternelle est très-hostile

(*) Il est une autre circonstance qui se rapporte aux maladies de la population Romaine et qui mérite d'être citée, je veux parler de la sensibilité particulière du système nerveux chez les habitans. Cette disposition est démontrée par la tendance aux affections convulsives et par l'extrème sensibilité des Romains, et surtout des femmes, pour les parfums. — Clark, on climate, p. 230.

(**) They die upon a rose of aromatic pain ; littéralement : Ils meurent sur une rose de la douleur du parfum. (*Note du Traducteur.*)

au cerveau et au système nerveux et que conséquemment tous ceux qui ont une tendance aux maux de tête doivent l'éviter avec soin (*).

A Rome, les maladies prennent durant le printemps un caractère inflammatoire, tandis qu'à Pau elles présentent rarement un excès d'inflammation, les désordres constitutionnels qui résultent de maladies locales ou de causes atmosphériques se résolvant en une simple fièvre continue, qui tend à dégénérer en fièvre typhoïde.

Ainsi, quoiqu'il y ait de nombreux points de ressemblance dans les caractères généraux des climats de Rome et de Pau, néanmoins il y a aussi d'importantes dissemblances ; la mortalité de ces deux villes offre encore une différence bien remarquable :

Il meurt par an à Pau   1 personne sur 45,
»   à Rome 1   »   25.

En ce qui touche les autres climats que l'on peut citer, ceux de Florence, de Pise et de Naples, nous donnerons un résumé des observations contenues dans l'excellent ouvrage de Sir James Clark, qui a écrit d'après son expérience personnelle et d'après d'autres documens authentiques et certains.

Quoique FLORENCE soit une des résidences les plus agréables d'Italie, le climat de cette ville est loin d'être salutaire aux malades, surtout à ceux qui sont prédisposés à la phtisie pulmonaire.

(*) Change of Air, by D.ʳ J. Johnson, p. 299.

Située au milieu des Apennins inférieurs qui l'entourent presque de tout côté et dont les cîmes sont couvertes de neige pendant l'hiver, exposée entièrement à découvert dans la vallée de l'Arno, Florence est par cela même soumise à des transitions brusques de température et, dans l'hiver, à des vents froids et perçans. Les brouillards y sont aussi plus communs que dans bien d'autres parties de l'Italie méridionale. En hiver, la température y est en somme assez basse, tandis qu'elle est fort élevée en été. La température moyenne de l'année à Florence n'est que de 0°, 84 moindre que celle de Rome ; mais ce résultat provient des fortes chaleurs de l'été ; en effet, le thermomètre n'y marque en hiver que 2°, 22 de plus qu'à Londres, à peu près comme à Penzance qui est le point sud-ouest extrême de l'Angleterre. La différence entre la température moyenne des mois les plus froids et les plus chauds est de 20°, 0°, 56 de plus qu'en Provence et 3°, 33 de plus que dans le sud-ouest de la France. Néanmoins, quoique la différence entre la température de chaque jour, de chaque mois et de chaque année soit très-élevée, le climat n'est ni plus variable, ni plus instable que celui de Rome, et il l'est moins que celui de Naples. La moyenne des résultats barométriques y est plus élevée que dans les villes voisines. Il tombe par an à Florence 46 pouces 6/10 d'eau ; mais cette quantité de pluie est répartie sur 103 jours seulement, chiffre moins élevé qu'à Rome et à Pau. En hiver, l'air est froid et chargé d'humidité.

Il y a bien peu de malades auxquels la résidence de Florence puisse être favorable. L'opinion de Sir James Clark, fondée sur ses observations et sur le témoignage des malades, est entièrement d'accord sur ce point avec celles du Dr Seymour, de Londres, et du Dr Down de Southampton, dont les assertions doivent avoir une grande autorité, à cause de leur long séjour et de leur pratique étendue à Florence. « L'hiver, dit le Dr Down, y est très-rigoureux et très-humide, et l'été variable, par conséquent dangereux pour les poitrinaires. Les habitans sont très-sujets aux maladies du poumon ; et les inflammations aigues de cet organe en emportent chaque année un grand nombre, pendant l'hiver et le printemps : c'est surtout dans la basse classe que ces affections font des ravages, parce qu'elle est logée dans des maisons qui la préservent mal du froid et de l'humidité qui régnent pendant ces deux saisons (*). »

Florence est une des villes d'Italie qui conviennent le moins aux enfans ; les attaques de vers y sont surtout fréquentes et la dyssenterie y domine en automne.

Pise a long-temps été regardée comme une des résidences d'Italie dont le climat était le plus favorable aux phtisiques. Voilà pourquoi cette ville a été et est encore aujourd'hui fréquentée par les malades de la Grande-Bretagne. On y voit même, en hiver, des ma-

(*) Observations on the Nature and Treatment of Fevers and Bowel complaints, etc., in Greece, by S. Somers Down, M. D.

lades qui s'y rendent du reste de la Toscane, des états voisins de Lucques et de la Lombardie.

Cette ville est bâtie sur les rives de l'Arno, à deux lieues de la mer environ. Le pays qui l'entoure est plat, excepté vers le nord où s'élèvent des collines qui la garantissent jusqu'à un certain point des vents qui soufflent de ce côté. La ville est aussi très-protégée contre les vents d'est par les coteaux de la Toscane. L'Arno, en traversant Pise, fait un détour semi-circulaire vers le nord, de sorte que les maisons situées au nord de la rivière sont disposées selon la forme d'un croissant dont la concavité est tournée vers le sud, mettant ainsi à l'abri du vent de nord l'espace considérable qui s'étend entr'elles et la rivière. C'est la résidence qui convient le mieux aux malades délicats.

Il fait à Pise plus froid qu'à Rome en hiver et plus chaud en été. En hiver, la température y est de 3°, 89 plus élevée qu'à Londres et de 1°, 12 plus forte qu'à Penzance, le point sud-ouest extrême de l'Angleterre. Au printemps, elle est de 4°, 45 degrés plus élevée qu'à Londres, de 3°, 89 plus forte qu'à Penzance. La différence de température du jour à la nuit est très-considérable. D'après le professeur Piazzini, il tombe par an à Pise une grande quantité de pluie, 45 pouces 66/100°. Le climat de cette ville est agréable, mais un peu oppressif et humide. Il est plus doux et moins chaud que celui de Nice, moins doux et moins oppressif que celui de Rome.

Les maladies aiguës les plus ordinaires à Pise sont

la péripneumonie, la dyssenterie, et les fièvres gastriques. L'ophtalmie et la cataracte s'y rencontrent souvent; mais cette observation est commune à tout le midi de l'Italie. La consomption y est rare, les affections bronchiques y sont fréquentes et on y remarque quelques cas de croup. A une certaine époque, les fièvres intermittentes y ont dominé; mais elles sont devenues comparativement rares depuis que la campagne a été desséchée et cultivée aux environs de la ville. Néanmoins, une grande partie des malades qui subissent des opérations à l'hôpital de Pise sont attaqués de cette fièvre, qui prend même quelquefois un caractère pernicieux. La gangrène d'hôpital est plus commune dans cette ville que dans beaucoup d'autres hôpitaux d'Italie; on peut en dire autant des maladies des os. Les affections nerveuses y dominent aussi, mais à un degré moins intense qu'à Rome. Quant aux maladies calculeuses de la vessie, elles y sont si rares que le célèbre chirurgien Vacca, pendant une pratique de trente-deux ans dans toute l'Italie, n'a jamais eu occasion d'opérer un Pisan de la pierre.

Le climat de NAPLES se rapproche plus que tout autre de celui de Nice par ses caractères généraux. Comme à Nice, l'automne et l'hiver sont généralement doux et le printemps sujet à des vents froids, aigus et irritans que les rayons d'un soleil ardent rendent plus nuisibles. Le climat de Naples est beaucoup plus variable que celui de Nice, et si l'hiver y est un peu plus doux, il est aussi plus humide. Le sirocco qui est très-rare à Nice et presqu'inconnu à Pau se fait

sentir à Naples d'une manière très-rigoureuse. La
température moyenne de l'année est plus élevée dans
cette ville qu'à Rome, à Pise, à Nice, et à plus forte
raison qu'à Pau ; mais la différence de température
entre les saisons y est aussi très-considérable, puisqu'elle est de 16°, 67, tandis qu'elle n'est que de 15°,56
à Nice et de 14°, 45 à Rome. La répartition de la
température dans les divers mois se fait d'une manière
bien plus inégale qu'à Nice et à Rome.

De toutes les maladies auxquelles sont sujets les
habitans de Naples, les plus communes sont les affections catarrhales. La consomption n'y est pas très-fréquente et y accomplit avec lenteur ses phases diverses ;
l'automne est, dit-on, dans ce pays, la saison la plus
funeste aux poitrinaires. Le rhumatisme se rencontre
très-souvent à Naples ; les affections nerveuses y sont
aussi fort communes, ainsi que les éruptions cutanées
et les maladies utérines ; cette ville n'est pas du reste
sujette à des maladies endémiques.

Il est inutile de parler plus longuement de Naples
comme lieu de résidence pour les malades ; ce qui est
certain, c'est qu'il ne faut pas y envoyer des phtisiques. Les propriétés de son climat que nous avons
signalées démontrent assez qu'il ne convient nullement
à cette classe de malades, et on peut encore ajouter
au nombre de ses inconvéniens celui de sa position
topographique qui ne permet pas de faire de l'exercice sans s'exposer à des dangers bien grands pour
les sujets délicats. Le climat de Naples convient sans
aucun doute bien moins que ceux de Nice et de Rome

aux rhumatismes chroniques; néanmoins, le séjour de cette ville pendant l'hiver est très-salutaire aux personnes dont la santé est dérangée et l'organisation débilitée, sans qu'il y ait chez elles de maladie locale.

Sir Brooke Faulkner qui a demeuré onze mois à Naples, en fait une description très-peu engageante dans une lettre adressée à Lord Brougham qui a été publiée. « Je considère, dit-il, le climat de Naples, comme un des plus malsains qu'il y ait, à cause de ses variations nombreuses et de sa chaleur accablante. Les grandes chaleurs commencent vers la fin de juin et ne diminuent guère avant la mi-septembre. Qu'est-ce qui attire donc vers ce point du globe un si grand nombre de nos compatriotes ? Pour vivre à Naples, il faut mettre de côté nos plus chères habitudes. Les Anglais sont un peuple promeneur, et pourtant, à l'exception des jardins publics, il n'y a pas un endroit où poser le pied qui ne soit rempli d'une foule qui répand de mauvaises odeurs. Quittez les routes poudreuses, et vous vous enfoncez jusqu'au genou dans la terre molle de quelque vignoble. La nuit a aussi ses inconvéniens. Tous les insectes de la création, les mouches, les mosquites, les grillons, etc., viennent vous assaillir ; et si vous plantez votre tente dans le quartier fashionable, votre sommeil est à tout jamais troublé par le bruit des voitures, le bourdonnement de la guitare ou les sons aigres de la clarinette. »

On le voit, le climat de Naples se rapprochant plus que tout autre de celui de Nice est encore plus contraire aux maladies sur lesquelles le climat de Pau

exerce une influence favorable ; il est en général plus
hostile à la vie humaine, ainsi que le démontrent les
résultats fournis par les statistiques.

> Il meurt par an à Pau   1 personne sur 45 ,
>
> »   à Naples 1   »   28.

Pour terminer cette revue, nous parlerons des BAINS
DE LUCQUES, qui sont presque le seul lieu de refuge
ouvert aux malades indigènes ou étrangers contre les
chaleurs énervantes qui se font sentir à Rome , à Florence, à Pise, etc., pendant les mois d'été; tandis que
nous avons, à une faible distance de Pau, Bagnères-
de-Bigorre, Barèges, S.¹-Sauveur, Cauterets, les Eaux-
Chaudes, les Eaux-Bonnes, Cambo, et les bains de
mer de Biarrits; établissemens dont chacun possède
un charme particulier et qui diffèrent par leur température et les qualités de leur climat.

Quoique les Bains de Lucques soient la seule résidence agréable pendant l'été en Italie, elle ne convient
malheureusement pas à la plupart des malades qui se
sont bien trouvés du séjour de Rome ou de Pise,
parce que l'air y est vif, sec et excitant, et parce que
des vents irritans y soufflent souvent avec force; les
baigneurs y souffrent plus ou moins de la poitrine et
d'irritation de la trachée et des bronches. Comme
cette ville est située dans une gorge étroite des montagnes, la chaleur y est excessive le jour et les nuits
y sont fraîches, trop froides peut-être après la température si élevée de la journée.

La seule ville d'Italie qui offre en été un climat frais et doux est SORRENTE, située vis-à-vis Naples. Mais la chaleur y est excessive et les mosquites y sont en grand nombre; et, malgré la beauté du site, c'est un séjour fort triste, parce que le pays est coupé de murs très-hauts, de sorte qu'on est enfermé dans de petits sentiers étroits, impraticables aux voitures. Il est rare qu'un étranger y retourne deux années de suite.

CHAPITRE VII. (*)

CONSIDÉRATIONS GÉNÉRALES SUR LE CLIMAT DE LA TERRE A
UNE ÉPOQUE RECULÉE. — SOULÈVEMENT DES PYRÉNÉES. —
RÉVOLUTIONS DIVERSES QUI ONT AMENÉ LA FORMATION DE
CETTE CHAÎNE. — APERÇUS GÉNÉRAUX SUR LES CARACTÈRES
PHYSIQUES EXTÉRIEURS ET LA HAUTEUR DES PYRÉNÉES.

C'EST une étude intéressante et instructive que celle qui consiste à reconstruire l'histoire de notre planète dans les temps les plus reculés, d'après les données qu'elle nous fournit de toutes parts. Parmi les nombreux et

(*) La partie géologique de cet ouvrage a subi des modifications nombreuses dans la traduction; les additions et les corrections qui y ont été faites se reproduiront dans la seconde édition Anglaise que l'Auteur se propose de publier prochainement. M. Mermet, professeur de physique au Collége Royal de Pau et dont les travaux sur la géologie et la conchyliologie des Pyrénées ont obtenu de si honorables succès, a bien voulu nous fournir à ce sujet des documens précieux. C'est à son obligeance que nous sommes redevables de l'exposé de la paléontologie Pyrénéenne qui est contenu dans ce chapitre. Ce fragment est emprunté à un mémoire adressé par M. Mermet à la Société Géologique de France, dont il fait partie.

(Note du Traducteur.)

frappans contrastes qui existent entre l'état actuel du
globe et son ancienne condition, on ne doit pas oublier un fait clairement établi par le caractère des diverses formations et par la nature des débris organisés
qu'elles contiennent, c'est que le climat et la végétation
tropicales, aujourd'hui limités au voisinage immédiat
de l'équateur, s'étendaient autrefois sur toute la terre,
le refroidissement de notre planète et le décroisse-
ment de la température s'étant opérés d'une manière
relativement subite et à une époque récente. Ce n'est,
dit M. Deshayes (*), qu'à la seconde époque de la
période tertiaire que le climat de la terre a passé d'une
chaleur plus élevée que celle de l'équateur à une température équivalente à celle de la Gambie et du Sé-
négal ; il n'a pris le caractère qu'il affecte en Europe
qu'à une troisième époque encore plus rapprochée de
nous. Ces résultats se déduisent de la comparaison des
coquilles fossilles avec les espèces qui vivent aujour-
d'hui dans ces contrées. Les observtions du Comte
Stemberg sur la Flore des anciennes périodes amènent
aux mêmes conséquences et les découvertes de Cuvier
et de Mantell fournissent des témoignages de même
nature relativement à la Faune primitive de la terre.
Si l'on examine à ce point de vue toutes les couches
fossilifères, en commençant par les plus anciennes,
on trouvera que même les débris organiques renfer-
més dans ces premiers dépôts consistent en polypes
et en coraux, semblables à ceux qui existent encore

(*) Coquilles fossilles des environs de Paris, pag. 779.

à peu de distance de l'équateur, en coquilles analogues
à celles de l'océan Indien, en poissons qui révèlent une
origine tropicale. Si nous avançons jusqu'à la *houille*,
les preuves fournies par la mer se confirment par celles
que présente la terre. La Flore de cette époque singu-
lière et intéressante reproduit le caractère tropical de
la Faune des océans préexistans. Le grand nombre de
plantes monocotylédones et la rareté des dicotylédones,
l'abondance des arbres de la famille des fougères, tels
que le palmier, le roseau et le bambou ; le développement gigantesque d'une végétation luxuriante qui a
donné à des mousses et à des fougères la hauteur et
l'épaisseur des arbres les plus élevés ; tous ces caractères, réunis à ceux qui résultent de la comparaison
de ces végétaux avec les espèces analogues aujourd'hui
vivantes, démontrent incontestablement que la terre,
à cette époque reculée, jouissait d'un climat uniforme
dont la température n'était pas seulement égale à celle
qui existe sous les tropiques de nos jours, mais la
surpassait encore autant que celle-ci excède la chaleur
des zônes tempérées. En suivant encore l'échelle des
formations, les preuves deviennent plus apparentes et
plus concluantes. En effet, quand on arrive au nouveau grès rouge, on trouve cette classe de reptiles
dont les découvertes de Mantell et les travaux d'Owen
ont si bien déterminé le caractère et étendu les limites.
Or, lorsqu'on trouve des crocodiles, des lézards ou
des types de poissons dont les proportions excèdent
celles des lézards et des crocodiles des tropiques, autant que la grandeur de ceux-ci surpasse celle des

reptiles de nos froides régions, on comprend qu'une
chaleur très-intense était nécessaire pour que ces animaux pussent atteindre un développement qu'ils n'auraient pas acquis sous l'influence d'une température
moins élevée. Enfin, si on continue ces investigations
sans trouver de traces de refroidissement jusqu'à
la période très-moderne dont nous avons parlé, la
dernière de l'époque tertiaire, on sera forcé de conclure que la terre, pendant presque toute sa durée,
a possédé un climat uniforme dont la chaleur n'était
pas seulement égale, mais bien supérieure à celle de
la zône torride.

On a proposé diverses hypothèses pour expliquer une
différence si importante. M. Lyell a émis l'opinion que
la distribution actuelle de la terre et de la mer a été
une cause suffisante de ce changement et il a pensé que
si la terre acquérait aujourd'hui une plus grande étendue
dans l'hémisphère méridional, et si les eaux couvraient
une plus vaste surface dans l'hémisphère septentrional,
comme l'on présume qu'elles étaient autrefois répar-
ties, le globe reprendrait son ancien climat. M. Bab-
bage a cherché l'explication de ce résultat dans le rayon-
nement de la chaleur centrale et dans la substitution
des terrains sédimentaires qui sont mauvais conducteurs
du calorique à d'autres meilleurs conducteurs. D'autres observateurs ont rapporté ce changement à des influences astronomiques, et Sir John Herschel a récemment avancé une théorie qui paraît être très plausible.
Il établit d'abord que la quantité de chaleur que la
terre emprunte au soleil, augmente ou diminue avec

l'excentricité de l'orbite de la terre qui, on le sait,
suit une progression décroissante. Il montre ensuite
que l'excentricité actuelle de plusieurs planètes est
évidemment très considérable; et il conclut que, pour
se rendre compte d'un refroidissement du climat égal
à celui qu'indiquent les phénomènes géologiques que
nous avons signalés, il suffit d'admettre une concep-
tion très naturelle, c'est que l'orbite de la terre qui
décroit peu à peu a été autrefois très étendu, égal
en un mot à celui que décrivent aujourd'hui plusieurs
planètes et que la diminution lente de son excentricité
a déterminé le changement de température (*).

« Pour se rendre compte des divers changemens
que les contrées Pyrénéennes ont éprouvés, il suffit
d'examiner avec attention la nature, la superposition
et l'inclinaison des couches, de comparer entr'eux les
fossiles caractéristiques de chacune d'elles et d'admettre
deux grandes conceptions dont la géologie s'est en-
richie dans ces derniers temps, — je veux parler de
la formation des montagnes par voie de soulèvement
et de cette suite de catastrophes violentes qui, à de
longs intervalles, ont jeté le désordre et la mort sur
la surface de notre planète.

» A une époque qu'il est impossible d'assigner, la
Catalogne, l'Aragon, la Navarre espagnole et les départemens Pyrénéens du sud-ouest de la France for-

(*) Geology and its Associate Sciences, Mineralogy, Physical Geology, Fossil Conchology, Fossil Botany and Palæontology by G. F.
Richardson. F. G. S.

maient, sans solution de continuité, un plateau granitique, vaste, uni, aride ; une chaleur des plus
intenses régnait alors sur cette contrée dépouillée de
toute végétation et que la présence d'aucun être vivant
n'animait. Plus tard, lorsque la température eût subi
un grand abaissement, ce plateau fut recouvert par
une masse liquide, résultat, sans doute, de la con-
densation d'une partie de l'atmosphère primitive dont
le pouvoir dissolvant et la nature éprouvèrent successivement et à la longue de nombreuses modifications.
Un dépôt essentiellement siliceux fut le produit de
cet océan en ébullition qui, le premier, couvrit la
surface de la terre; ce dépôt par sa consolidation,
a donné naissance à différens schistes où l'on ne retrouve pas la moindre trace d'organisation ; cette absence
complète de restes organisés est une preuve évidente que,
dans cet ancien état, notre planète se trouvait placée dans
des conditions incompatibles avec l'existence d'animaux
ou de végétaux. Puis, de nouveaux bancs de sable en
se durcissant, des galets, — débris de roches préexis-
tantes, — en se cimentant les unes aux autres, ont
donné les schistes argileux, les grauwackes, les grès
rouges. C'est dans ces dépôts qu'apparaissent les premiers vestiges d'êtres organisés; les amas considérables
d'anthracite qu'on y rencontre peuvent être considérés
comme le produit de végétaux aquatiques ; ce qui
donne du crédit à cette opinion, c'est que, sur les
roches qui entourent ce combustible, on retrouve une
multitude d'empreintes de branches et de feuilles.
Des animaux dont les espèces sont éteintes, des tri-

lobites, des encrines, des turbicolies, des orthocères, des productus, vivaient dans l'océan qui a précipité les premiers terrains sédimentaires fossilifères.

» Après le dépôt des grès survient une réaction violente ; la nature du liquide qui recouvrait nos terres éprouve un changement considérable ; ce n'est plus la silice qui est le principe dominant parmi ceux qu'il tient en dissolution, c'est le calcaire ; ses premiers habitans ont disparu, il se peuple de nouvelles espèces : ce sont particulièrement des nautiles, des gryphées, des hyppurites, des huîtres, des peignes, des ananchytes, des spatangues, dont l'état de conservation est tel qu'il est impossible d'admettre que ces animaux n'aient pas été surpris et enveloppés par la matière calcaire, laquelle est venue non sous la forme d'un courant, — car elle aurait pulvérisé ces dépouilles d'êtres organisés si menues et si délicates, — mais en se déposant tranquillement sur le fond des mers. En se durcissant et devenant lithoïde sous l'influence de la chaleur et de la pression, cette matière a formé d'immenses couches de marbre et de carbonate de chaux compacte qui, comme toutes les formations sédimentaires précédentes, étaient disposées horizontalement.

» Les assises les plus modernes du terrain crétacé venaient d'être déposées, lorsqu'une violente et terrible convulsion ébranle encore le globe ; le granit se soulève de l'est à l'ouest ; il brise et redresse obliquement, quelquefois même verticalement, les couches sédimentaires jadis horizontales ; ces bancs déchirés, renversés, forment des vallées profondes, des crêtes

élevées : les Pyrénées surgissent, le nord de l'Espagne,
le midi de la France sont mis à découvert.

» La commotion produite par le soulèvement des
Pyrénées refoule les eaux de la mer vers le nord et
vers le couchant; un rivage nouveau, déterminé par
l'inclinaison nouvelle que prend le terrain, lui est
assigné. Mais ce retrait des eaux n'est point subit, il
s'opère lentement; ce qui le prouve, c'est le dépôt
d'un calcaire grossier au milieu duquel on retrouve
de nombreuses coquilles dont les formes rappellent
celles des mollusques qui vivent de nos jours.

» Bientôt, des eaux douces, se précipitant des
Pyrénées, font irruption dans l'espace abandonné par
l'océan et le transforment en un lac immense dans
lequel s'élèvent quelques ilôts habités par des masto-
dontes, des rhinocéros, des cerfs, des dinothériums.
Ce lac a pour limites au sud la chaîne, à l'ouest et
au nord un cordon de craie et de calcaire grossier.
Dans ce vaste bassin se déposèrent tranquillement et
en couches horizontales les matériaux divers du terrain
supra-crétacé moyen : des mollasses, des argiles, des
marnes renfermant des empreintes de poissons, de
moules, d'hélices, de paludines, de mulettes.

» Aussitôt après leur formation, un effroyable ca-
taclysme survient et recouvre d'une masse puissante
de cailloux roulés les derniers terrains de sédiment.
L'abondance de ces galets est telle, par exemple sur
les côteaux de Jurançon et de Narcastet que, sur une
épaisseur de plus de vingt mètres, ils se touchent
et sont à peine cimentés entr'eux.

» Pendant ou après la perturbation apportée au dépôt tranquille des terrains tertiaires par la cause qui a produit cette étonnante accumulation de cailloux roulés, une nouvelle commotion due au soulèvement de l'ophite change encore l'état du sol, dérange en partie l'ordre primitif de la chaîne; du sud au nord, de l'est à l'ouest, les terrains crétacés et tertiaires sont brusquement soulevés, des cônes ophitiques apparaissent çà et là, et les contrées Pyrénéennes doivent à ce soulèvement leur relief actuel (*). »

Les Pyrénées forment une chaîne de rochers qui s'étend sans interruption de l'Océan à la Méditerrannée et qui est, après les Alpes, la plus considérable de l'Europe. Ces montagnes sont situées entre 42° et 44° de latitude septentrionale, et entre 5° de longitude orientale et 3° 5' de longitude occidentale du méridien de Paris.

La chaîne des Pyrénées constitue un système de montagnes parfaitement isolé; elle ne se rattache pas, comme le prétend Charpentier, aux chaînes du nord de l'Espagne, d'une part, et à la Montagne Noire et aux Cevennes, de l'autre. Il est aujourd'hui démontré que le soulèvement des Pyrénées a eu lieu à une époque beaucoup plus moderne que celui de la Montagne Noire, — au temps où les Alpes Occidentales, les Alpes principales, le système du Ténare et probablement aussi les hautes chaînes de l'Asie centrale et de l'Amérique n'existaient pas encore. Antérieures à la formation de ces montagnes, les Pyrénées sont

(*) M. Mermet.

contemporaines des Apennins, des Alpes Juliennes, des Krapacks et de ces chaînons que l'on suit à travers la Croatie, la Bosnie et jusque dans la Grèce.

Les Pyrénées forment la limite naturelle entre la France et l'Espagne, à la ligne de partage des eaux; leur direction est de l'est 18° S., à l'ouest 18° N. Elles ont environ 85 lieues de longueur, 20 de largeur moyenne et elles occupent une surface de 1198 lieues carrées.

La nouvelle division territoriale de la France comprend les Pyrénées dans six départemens, à savoir : les Pyrénées-Orientales, l'Aude, l'Ariège, la Haute-Garonne, les Hautes-Pyrénées et les Basses-Pyrénées.

Avant la révolution, les Pyrénées étaient divisées en plusieurs pays ou districts, contenus dans diverses provinces. Il est certain que dans une antiquité reculée, ces contrées étaient habitées par des races dont l'origine, les mœurs, la physionomie et le caractère différaient entr'eux encore plus que leurs langues. Le *Roussillon* formait une province indépendante qui comprenait le Vallospir, le Confflent, le Capsir, la Cerdagne Française et qui s'étendait jusqu'à Puycerda où commençait la Cerdagne Espagnole. Venaient ensuite le *Donnezan*, petit pays qui avait néanmoins ses Comtes souverains et qui conservait inaltérés ses priviléges et ses coutumes bizarres : le *Comté de Foix*, si longtemps gouverné par les Princes de cette maison souveraine, et qui avait gardé, sous les rois de France, sa forme particulière et indépendante de gouvernement; le *Couzerans* et le *Comminges* qui avaient aussi été régis par leurs Comtes : les *Quatre Vallées* dont la forme de gouvernement était démocratique : la *Bigorre*, avec ses Etats délibératifs : et enfin la *Navarre* qui, sous le nom de Royaume, contenait le Béarn et le pays Basque ; cette dernière contrée renfermait une population dont les mœurs et la langue étaient plus étranges que celles de tous les autres habitans des Pyrénées.

Les Provinces Espagnoles qui correspondent aux départemens Français que nous avons cités, sont, en commençant par l'est, la Catalogne, le territoire neutre d'Andorre, l'Aragon, la Haute-Navarre et le Guipuscoa.

La direction des Pyrénées, comme nous l'avons déjà dit est de l'est, 18° S., à l'ouest 18° N., faisant avec le méridien un angle de 112° environ. Néanmoins, quoique cette indication soit exacte en elle-même, nous induirions le lecteur en erreur sur la physionomie des Pyrénées, si nous disions que la chaîne forme une seule ligne droite. Au contraire, elle est composée de deux parties ou de deux chaînes partielles dont les faîtes sont à peu près parallèles. En effet, si l'on divise la chaîne en deux sections, à peu près vers le milieu de sa longueur, on verra que la moitié située à l'ouest est plus reculée vers le sud d'environ 32,100 mètres que la moitié placée à l'est ; de manière que deux lignes tirées, l'une sur le faîte de la partie orientale, l'autre sur le faîte de la partie occidentale formeraient, pour leur prolongement, deux parallèles éloignés l'une de l'autre de 32,100 mètres. Néanmoins cet arrangement ne cause aucun déchirement de la

chaîne; les montagnes ne présentent aucune interruption et les deux parties s'unissent ensemble en formant
un coude presque rectangulaire : la Garonne, le plus
beau fleuve qui sorte des Pyrénées, prend sa source
dans les montagnes qui joignent les deux sections.

Il y a dans les Pyrénées un grand nombre de
chaînons latéraux qui se détachent vers le nord et le
sud de la chaîne principale; là où ces contreforts ex-
pirent, s'élèvent des coteaux qui se croisent dans toutes
les directions. On trouve aussi certains chaînons qui
sont parallèles à la chaîne et que l'on distingue par leur
structure particulière plutôt encore que par leur direction.

L'inclinaison des montagnes du côté du sud et la déclivité des Pyrénées, dans leur longueur totale, est plus
abrupte à l'est qu'à l'ouest. Les grandes vallées sont
transversales; celles qui sont longitudinales ou parallèles à la direction de la chaîne n'ont que peu d'étendue; l'entrée, du côté de la plaine, en est quelquefois
large et quelquefois étroite. Les vallées présentent une
succession de bassins et de gorges resserrées; dans les
hautes régions, ces bassins sont superposés les uns aux
autres d'une manière abrupte, de sorte que les vallées,
au lieu d'offrir une pente uniforme, sont disposées
en terrasses et montent graduellement jusqu'au sommet
des montagnes. Un grand nombre de ces bassins contient un ou plusieurs lacs; et ceux dans lesquels on
n'en trouve pas montrent encore des traces qui permettent de penser que, à une époque reculée, ils ont aussi
récélé des amas d'eau considérables. La réunion de

différentes vallées et gorges à une autre vallée n'a lieu que dans les endroits où celle-ci forme un bassin, dont l'étendue est proportionnée à la largeur et au nombre de gorges qui viennent déboucher à son entrée. Les montagnes qui donnent naissance à une vallée ont rarement une pente uniforme de la base au sommet ; elles forment ordinairement plusieurs escarpemens dont chacun est suivi d'un plateau plus ou moins étendu. Les gorges et les vallées latérales sont quelquefois si élevées au-dessus de celles sur lesquelles elles s'ouvrent, que les torrents se précipitent en cascades.

Au lieu d'une gorge étroite et escarpée ou d'une succession de bassins qui montent par étages jusqu'à la cîme des montagnes, quelques vallées présentent à leur origine un grand bassin en forme d'amphithéâtre, comme le fameux Cirque de Gavarnie, à l'ouverture de la vallée de Barèges. On compte sur le côté septentrional vingt-neuf vallées principales ou transversales, qui prennent toutes leur origine au faîte de la chaîne centrale ; sur le côté méridional, il y en a trente-huit. Les eaux qui descendent dans la direction du sud se jettent toutes dans l'Ebre, à l'exception de quelques rivières qui ont leur embouchure dans la Méditerranée ; celles qui coulent vers le nord se rendent les unes à la Méditerranée, les autres à l'Océan. L'eau des rivières et des torrens est fournie tantôt par des sources, tantôt par la fonte des neiges et des glaciers.

La chaîne des Pyrénées ne présente pas une élévation égale dans toute sa longueur. Depuis son origine dans la Méditerranée jusqu'au Port de Pertus, sa hauteur moyenne est de 585 mètres. Elle commence alors à s'élever considérablement, et depuis les montagnes qui entourent la vallée de La Tèta, jusqu'à celles de la vallée de Vicdessos, elle a environ 2,143 mètres de hauteur moyenne. Depuis ce point, jusqu'à la vallée de la Garonne, son élévation moyenne est de 2,340 mètres. A cet endroit, la chaîne s'abaisse un peu en se dirigeant vers le sud; mais au Port d'Espot où elle reprend sa première direction, elle remonte de nouveau, et un peu plus loin, au Port de Viella, commence la partie la plus élevée des Pyrénées qui s'étend jusqu'aux montagnes situées à l'extrémité de la vallée d'Ossau dans les Basses-Pyrénées, à 48 kilomètres de Pau. Sa hauteur moyenne est alors de 2,535 mètres. A partir de la vallée d'Ossau, les Pyrénées diminuent insensiblement d'élévation et se terminent par une pointe qui avance dans l'Océan et qui forme le promontoire de Fontarabie.

On trouve plusieurs glaciers dans les Pyrénées; les principaux sont : 1.° la Maladetta ; 2.° Crabioules ; 3.° le Mont Perdu ; 4.° la Brèche de Roland; 5.° Vignemale ; 6.° Néouvielle. Ces glaciers sont surtout visibles sur le versant septentrionnal des montagnes les plus élevées, où ils forment des masses isolées qui ne descendent jamais jusque dans les vallées. La limite des neiges perpétuelles, suivant les observations de M. Ramond, qui a fait l'ascension du Mont-Perdu, est à 2,435 mètres au-dessus du niveau de la mer. Le climat est généralement doux dans les Pyrénées.

La température va en décroissant de l'extrémité orientale à l'extrémité occidentale, parce que celle-ci est d'environ un degré plus au sud que l'autre. La végétation est luxuriante dans ces montagnes, surtout au milieu des bassins qui avoisinent la base de la chaîne; et les pics d'une élévation secondaire sont couverts jusqu'à leur cîme de noirs sapins, ce qui fait qu'ils n'ont pas l'air nu comme les montagnes de la même classe dans les Alpes.

Les montagnards donnent le nom de *port* à l'ouverture ou à l'abaissement de la crête d'une montagne séparant deux vallées, qui forme un passage de l'une à l'autre. Le plus grand nombre de ces ports est situé à une très-grande élévation, et on trouve dans le voisinage un *hospice* entouré de rochers, où vient s'abriter et se réfugier le voyageur, et que savent apprécier tous ceux qui ont été surpris par la tempête sur ces cîmes inhospitalières. Les périls qui menacent en ces lieux le voyageur sont si grands et si redoutés, qu'ils ont donné naissance à ce proverbe : « Là, le père n'attend pas son fils, et le fils n'attend pas son père. »

Voici la hauteur des principales montagnes, telles que la donnent Reboul et Vidal : — La Maladetta, 3,443 mètres; le Mont Perdu, 3,758 mètres; le Vignemale, 3,345 mètres; le Sommet Cylindrique, 3,313 mètres; le Pic Long, 2,248 mètres; la Tour de Marboré, 3,183 mètres; Néouvielle, 3,183 mètres; la Brêche de Roland, 3,033 mètres; le Pic du Midi de Bigorre, 2,934 mètres; le Pic d'Arbezon, 2,872 mètres; le Pic Montaigu, 2,374 mètres; le Pic de Bergons, 2,212 mètres.

D'après les observations faites par Saussure et par Ramond, la hauteur de la masse des Pyrénées est en général plus grande que celle des Alpes, quoique certains pics de ces dernières montagnes surpassent ceux des Alpes de 1,000 et 1,400 mètres; les deux chaînes ont ce caractère commun que le versant septentrional est plus uni et le versant méridional plus abrupte.

CHAPITRE VIII.

O N ne rencontre pas dans les Pyrénées toutes les espèces de terrain dont la science a révélé l'existence ; d'après les observations les plus récentes, plusieurs termes de la série géologique manquent dans ces montagnes ou n'y sont que très-faiblement représentés. Ainsi, elles ne renferment pas de traces de roches volcaniques telles que les trachites, les basaltes, les obsidiennes, etc., etc. On n'y découvre que des roches *plutoniques* ou *cristallines* (granit, pegmatite, ophite, etc....) et des roches *neptuniennes* ou *sédimentaires* dont les principales sont les schistes argileux ou terreux, les grauwackes, les grès, les calcaires compactes, les dolomies, les marnes, la mollasse. Dans le voisinage des roches cristallines, les roches sédimentaires, modifiées par l'action de la chaleur centrale, sont devenues métamorphiques. (*)

Les terrains que l'ancienne nomenclature désignait sous le nom de terrains primitifs et que l'on appelle aujourd'hui plus généralement terrains non stratifiés ou plutoniques consistent le plus souvent en granit ou ophite et en variétés de ces deux roches.

Les terrains non stratifiés constituent la plus faible partie de la masse Pyrénéenne; ils sont formés de granit, d'eurite et d'ophite. Leur direction est la même que celle de la chaîne de l'est 18° S. à l'ouest 18° N.

Le granit et l'ophite sont les roches cristallines les plus communes. La première de ces roches présente des variétés nombreuses, dont la plus répandue est le granit à petits grains. On trouve dans cette variété du mica mêlé à du talc et quelquefois même il arrive que le talc remplace entièrement le mica ; la roche passe alors à l'état de protogyne. Le granit subit plusieurs modifications. Outre les trois élémens qui le composent d'ordinaire, il en contient souvent un quatrième, l'amphibole ; le granit devient alors syénite : d'autres fois, il passe à des grunsteins communs et à d'autres roches de la classe des roches trappéennes. Les roches accidentelles qui se rencontrent dans le granit sont la tourmaline, le grenat, l'épidote, la

(*) Les roches métamorphiques que l'on rencontre le plus souvent dans les Pyrénées sont : le gneiss, le micaschiste, le quartzite, le schiste chloriteux et le calcaire hypogène, autrefois désigné sous le nom de calcaire primitif.

paranthine, la préhnite, la chlorite, le fer oligiste, le fer sulfuré, le zinc sulfuré et le graphite.

Le granit est souvent coupé et traversé par des fissures qui paraissent être, pour la plupart, postérieures à la formation de la roche. On y trouve peu de substances métalliques; on y remarque seulement du minerai de plomb par veines et de fer par couches.

Cette roche présente, dans les Pyrénées, des particularités qui ont beaucoup embarrassé les géologues lorsque le mot de formation *primitive* était pris dans sa véritable acception. Nous voulons parler des épanchemens granitiques qui traversent les roches sédimentaires et qui quelquefois même les recouvrent. On observe un phénomène de ce genre près de la Case de Broussette, dans la vallée d'Ossau. Aujourd'hui, la théorie du soulèvement qui est généralement adoptée explique parfaitement ces faits.

On a long-temps cru que le granit était la base de toutes les autres roches Pyrénéennes et que, par conséquent, c'était la plus ancienne de ces montagnes. Mais la présence du granit dans les terrains sédimentaires schisteux et calcaires prouve incontestablement que son apparition est postérieure à celle des roches qu'il a traversées.

La chaîne granitique de l'ouest n'est pas la prolongation de celle de l'est; elles forment deux lignes parallèles, distantes l'une de l'autre de 48 kilomètres environ et qui sont réunies par un coude projeté près de l'entrée de la vallée de la Garonne. Les deux chaînes granitiques sont parallèles entr'elles. La forme des montagnes granitiques dépend beaucoup de leur hauteur; les montagnes les plus basses présentent ordinairement des pentes douces et des sommets arrondis, et les plus élevées offrent une déclivité abrupte, coupée d'irrégularités et de terrasses escarpées; elles se terminent en pics ou en aiguilles, ou bien en arêtes aiguës ou dentelées.

L'eurite, roche cristalline, dans laquelle tous les élémens du granit sont mélangés sous forme de masses granulaires à grains fins, et dans laquelle des cristaux de quartz et de mica sont fréquemment disséminés, se fait jour principalement dans les terrains siluriens et cambriens.

La chaîne des Pyrénées présente de nombreux monticules de porphyre amphibolique qui dérangent plus ou moins sa structure si simple et si régulière par elle-même. Ces porphyres, plus abondans à l'ouest qu'à l'est, ont reçu le nom d'ophite de Palassou qui les a le premier fait connaître. Les masses d'ophite constituent des monticules isolés, arrondis, situés presque toujours au pied de la chaîne ou dans les vallées. Il existe cependant quelques amas de ces porphyres presque vers le centre de la chaîne, comme par exemple à Larrau, au haut de la vallée de Soule et au col de Plan, sur le versant méridional; ces exemples sont du reste assez rares.

Les ophites ne paraissent pas être arrivés liquides à la surface de la terre lors de leur soulèvement; ils se sont élevés en masses pâteuses par des excavations larges comme la plupart des roches cristallines anciennes.

La relation qui existe entre les ophites et les terrains
adjacens est presque toujours difficile à observer; aussi
a-t-il régné pendant long-temps de l'incertitude sur
l'époque de leur formation. Suivant M. Boué, leur
apparition est peu postérieure à celle des terrains siluriens; Charpentier les regardait comme des grunsteins
secondaires; mais, dans ces derniers temps, M. Dufresnoy a été assez heureux pour trouver la preuve certaine que les terrains tertiaires les plus modernes
avaient été disloqués par le soulèvement des ophites.
L'âge de ces porphyres est donc limité entre le dépôt
des terrains tertiaires et celui des terrains que l'on désigne sous le nom d'alluvions anciennes.

Les nombreuses masses d'ophite qui se rencontrent
à la partie occidentale des Pyrénées ont fait penser
à M. Dufresnoy que ces porphyres se trouvent à une
petite profondeur et qu'ils forment le fond du sol.
C'est au soulèvement de ces roches que paraissent se
rapporter les dislocations de cette partie de la chaîne.
La montagne granitique des Trois Couronnes, située
à peu de distance au S.-E. de Bayonne paraît avoir
été soulevée par l'action de l'ophite. Sa direction
générale est en effet différente de celle de la chaîne
et analogue à celle que l'ophite a imprimée aux différentes assises du terrain crétacé.

La direction suivant laquelle l'ophite a été soulevée
est à-peu-près de l'E. 18° à 20° N., la même que
M. Elie de Beaumont indique comme étant celle de
la chaîne principale des Alpes, dont la formation est
également plus moderne que le dépôt des terrains
tertiaires.

L'ophite paraît avoir fait éprouver aux roches avec lesquelles il est en contact des altérations remarquables ; dans le voisinage de ce porphyre, les autres roches présentent des caractères qu'on ne rencontre pas dans le reste de leur formation. Ainsi, à Dax, près d'un établissement de bains situé sur la rive gauche de l'Adour, le calcaire, qui est généralement compacte et esquilleux, devient cristallin et dolomitique près des masses d'ophite ; le même phénomène se remarque aussi dans plusieurs autres lieux. Au contact de cette roche, le calcaire est comme carié, et ce calcaire caverneux accompagne toujours les masses gypseuses.

Les marnes qui alternent avec les couches calcaires ordinairement d'un gris bleuâtre, deviennent d'un rouge foncé et comme irisées à la proximité de l'ophite. Ces marnes colorées annoncent presque toujours la présence du gypse et quelques géologues les ont considérées à tort comme des marnes irisées proprement dites. Du reste, il est une circonstance qui a pu jusqu'à un certain point entretenir cette erreur, c'est que quelquefois on trouve ces marnes associées à des grès bigarrés.

Le grès, en contact avec l'ophite est généralement très-dur. Le massif de granit et de gneiss isolé entre Hasparren et Saint-Jean-Pied-de-Port, est presqu'entièrement passé à l'état de kaolin, par la décomposition de son feldspath. Cette circonstance est peut-être en rapport avec la présence de l'ophite qui entoure de tout côté cette masse granitique.

La proximité de l'ophite est toujours annoncée par

des variations brusques dans la direction et l'inclinaison
des couches, par la présence de brèches plus ou moins
abondantes composées de fragmens de calcaire, de grès
et de schiste, formant les assises que l'ophite traverse.
L'ophite est presque toujours accompagné de gypse ;
ces deux roches n'alternent pas ensemble, mais elles
se pénètrent quelquefois. Elles sont mélangées de
beaucoup de pyrites ; on y rencontre aussi fréquemment du sel gemme dont la présence est révélée par
de nombreuses sources salées qui jaillissent de l'une
ou de l'autre de ces roches. Parmi ces fontaines
salines, les principales sont en France, celles de Salies
et de Briscous ; en Espagne, celle de Cardonne.

L'ophite est formé d'amphibole et de feldspath à
l'état cristallin ; il a donc la même composition que le
grunstein. Quelques personnes ont pensé que l'ophite
était une roche volcanique ; ce rapprochement se trouve
même contenu dans un mémoire présenté il y a quelques
années par M. Tournal fils à la société géologique de
France. Le peu d'ancienneté de l'ophite et les caractères extérieurs de quelques échantillons viennent sans
doute à l'appui de cette opinion ; mais elle est combattue victorieusement par l'examen des caractères
généraux de ces porphyres. Ainsi, les terrains volcaniques n'ont pas sur les roches qui les environnent la
même influence que l'ophite : de plus, les circonstances qui accompagnent ce soulèvement sont en tout
point différentes de celles qui existent dans les pays
où il y a eu et où il y a encore des volcans.

Dans un grand nombre de localités, l'amphibolé

de l'ophite prend tellement les caractères du pyroxène que ces deux substances minérales se confondent. Dans bien des circonstances il est impossible de distinguer la lherzolite, qui est une roche pyroxénique, de l'ophite. Voilà pourquoi nous considérons, avec M. Dufresnoy, la première de ces roches comme une variété de la seconde, la seule différence qui existe entre elles étant dans l'âge du terrain soulevé, âge plus moderne pour les ophites que pour la lherzolite qui est le pyroxène en roche de Charpentier.

Les terrains stratifiés non fossilifères sont presqu'exclusivement composés de gneiss et de micaschiste. Celui-ci est une roche métamorphique schisteuse dont les parties intégrantes sont le quartz et le mica ; elle constitue presqu'à elle seule le massif du Pic du Midi de Tarbes. Le gneiss est toujours subordonné au granit et ne forme pas de terrain indépendant ; on rencontre quelquefois dans le voisinage de ces roches, particulièrement au fond de la vallée d'Ossau, un calcaire que les anciens géologues désignaient sous le nom de *calcaire primitif* et qui n'est qu'une chaux carbonatée métamorphique. Parmi ces calcaires modifiés, nous citerons le beau marbre statuaire de Louvie.

CHAPITRE IX.

—

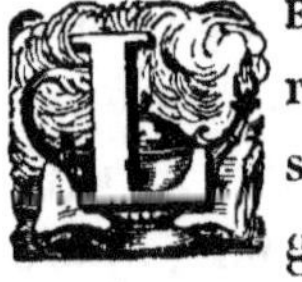ES terrains cambriens et siluriens sont représentés, dans les Pyrénées, par des schistes argileux, des schistes terreux, des grauwackes communes, des grauwackes schisteuses et des grès, dans lesquels on a trouvé récemment de nombreux fossiles, tels que des productus, des turbicolies, des fungites, des empreintes végétales.

Les terrains cambriens et siluriens sont très-étendus dans les Pyrénées. Ils forment deux grandes couches qui longent la chaîne granitique au sud et au nord. Les différentes roches qui les composent sont rarement en stratification discordante.

Les terrains houillés manquent complètement dans la chaîne des Pyrénées ; les grès bigarrés, les marnes irisées, les terrains jurassiques y sont très-peu développés, si toutefois ils y existent ; en effet, les géologues, faute d'observations suffisantes, ne sont pas d'accord sur ce point.

Au-dessus du terrain silurien repose, dans quelques localités, un grès rougeâtre que Charpentier considérait comme un *nouveau grès rouge*, mais qui est aujourd'hui généralement regardé comme un grès bigarré.

Ce grès rouge constitue deux gisemens dans les Pyrénées, l'un au nord, l'autre au sud de la chaîne. Il est composé de grains quartzeux mêlés de mica, cimentés par de l'argile et colorés par de l'oxide de fer. Au grès rouge sont souvent subordonnés un grès blanc, un grès schisteux, et des poudingues. A l'exception de quelques lits de calcaire, ces roches ne contiennent pas de couches étrangères. Les minéraux qui se trouvent disséminés dans le grès rouge sont : le fer sulfuré, le fer hydraté et le cuivre pyriteux. On y rencontre aussi des veines de fer spathique et de petites veines de quarts qui contiennent du cuivre pyriteux. La barite sulfatée laminaire, quelquefois accompagnée d'une faible partie de cuivre carbonaté et d'oxide de fer, forme souvent des veines dans le grès rouge. Ce terrain présente rarement des débris organiques. Il est en discordance de stratification avec les roches sur lesquelles il s'appuie.

Le premier des deux bancs de grès rouge qui est située au nord de la chaîne a subi de grands changemens et ne consiste plus aujourd'hui qu'en dépôts isolés, placés çà et là sur les montagnes qui séparent les vallées. Le banc méridional est mieux conservé et plus continu. La plus grande hauteur qu'atteignent ces roches est de 2,111 mètres. Elles paraissent manquer à l'extrémité orientale des Pyrénées, mais elles sont très-communes à la partie occidentale. Leur épaisseur paraît comparativement exiguë et elles ne forment pas par elles-mêmes de hautes montagnes.

En général, et à quelques exceptions près, les terrains sédimentaires constituent le faîte de toute la chaîne centrale et composent aussi la plus grande partie des montagnes moins élevées qui, à la base du versant septentrional, bordent les vallées à leur entrée en France. On les trouve sans interruption d'une extrémité de la chaîne à l'autre ; car ils longent ou entourent ces vastes protubérances granitiques qui s'élèvent de leur sein comme de petites îles. Leur épaisseur extraordinaire est proportionnée à leur étendue, et on peut dire sans exagération qu'ils forment les deux tiers de la chaîne.

Les couches ou masses étrangères que l'on trouve dans les terrains sédimentaires inférieurs sont le schiste à aiguiser, le schiste argileux graphique, l'anthracite, le schiste siliceux, le feldspath compacte, la steatite endurcie, le gypse, le fer spathique et le fer hydraté.

Les minéraux qui accompagnent ordinairement les schistes, les grauwackes, et le calcaire ancien sont le dipyre, l'amphibole, la macle, le quartz cristallisé, le fer sulfuré ordinaire, le fer sulfuré blanc, le fer spathique, le plomb sulfuré et le zinc sulfuré.

On trouve dans ces terrains des minéraux par couches et par veines. Ceux qui forment les couches sont le fer hydraté siliceux, et le fer spathique. On les rencontre ordinairement dans le calcaire. Les métaux qui existent par veines sont le plomb, le fer, le cuivre, le zinc, l'antimoine, le manganèse, le cobalt, le bismuth, le nickel et l'arsenic. L'exploitation des couches offre seule quelques avantages ; quant aux veines, elles sont trop pauvres et trop clair-semées pour couvrir les frais d'exploitation.

Les terrains siluriens contiennent, comme nous l'avons vu, des restes de corps organisés, tant animaux que végétaux. Les débris d'animaux se trouvent plus ordinairement dans les roches calcaires, ceux des végétaux dans le schiste argileux et dans la grauwacke schisteuse.

On remarque souvent de grandes courbures dans les bancs de toutes les formations sédimentaires ; mais surtout des plus inférieures. La direction du gisement des roches est en général de l'est-sud-est à l'ouest-nord-ouest ; c'est le soulèvement de la chaîne qui en a déterminé la direction. La déclivité des couches est ordinairement de plus de 45°.

Le terrain crétacé acquiert un très-grand développement dans les Pyrénées et se rencontre sur les deux versans de la chaîne. Il occupe presque tout le versant méridional, et, du côté du nord, il constitue seulement les petites montagnes qui sont à sa base.

Le terrain crétacé consiste en deux formations principales. La plus inférieure est composée de puissantes alternances de calcaire gris-noirâtre compacte, de schiste calcaire et souvent aussi de brèches formées des débris de couches calcaires voisines. Cette formation est rapportée par Charpentier aux assises supérieures du terrain de transition, par d'autres géologues à l'étage oolitique; mais l'ensemble des fossiles qu'elle renferme, tels que plusieurs espèces d'ammonites, des huîtres, des gryphées, des peignes, des ananchytes, nous portent à la considérer comme se rapportant aux terrains crétacés de l'étage inférieur.

Vient ensuite la formation que l'on place généralement à la partie supérieure des terrains de la craie; elle se compose d'alternances de grès vert micacé, de calcaire blanc jaunâtre à texture oolitique, de schiste marneux, de poudingue. Les fossiles que l'on y rencontre sont plusieurs variétés de térébratules, d'huîtres, d'inocérames, de bellemnites, de gryphées, d'hyppurites, de nummulites, de spatangues, d'ananchytes, d'oursins, etc., qui, dans leur ensemble, sont caractéristiques de la craie du midi.

Le terrain crétacé contient en lits subordonnés du grès, de la brèche, de la chaux carbonatée fétide, de la marne compacte, du lignite et du fer globuliforme.

Les minéraux qui se trouvent accidentellement mêlés au terrain crétacé sont le quartz néopètre, passé communément à l'état de quartz agathe pyromaque, le soufre, le fer sulfuré, et le cuivre pyriteux. Ce terrain contient aussi un grand nombre de fossiles marins et forme des grottes comme dans les vallées de Gistain et de Brotto.

La formation de la craie a immédiatement suivi celle du grès rouge sur lequel elle repose par une stratification non parallèle. Elle présente deux bancs, l'un sur le versant méridional, l'autre sur le versant septentrional. Le premier s'étend sur beaucoup de points de la base au sommet de la chaîne ; le second forme seulement les petites montagnes par lesquelles les Pyrénées viennent se terminer dans la plaine. Cette formation atteint au Mont-Perdu une hauteur de 3,410 mètres. Le banc septentrional constitue une grande partie des montagnes de Corbières, les montagnes du département de l'Ariège, celles de l'entrée de la vallée de la Garonne et de la vallée d'Aure et le sol de la partie inférieure du département des Basses-Pyrénées. Le banc méridional forme une grande partie du sol de la Catalogne, il commence à la vallée d'Esserra, au-dessous de Sahun et se continue jusqu'à la vallée de Roncal, dans la haute Navarre. Les montagnes de cette roche présentent des formes variées, mais elles sont généralement alongées dans la direction de leur gisement, leur déclivité est coupée de pentes escarpées et leur cime est d'ordinaire inclinée dans le sens de la stratification.

Les formations précédentes, ainsi qu'on l'a déjà vu, ont toutes subi l'influence du soulèvement des Pyrénées, soit dans leur texture, soit dans leur disposition et leur inclinaison. Mais, au-delà de leur limite inférieure, un autre ordre de faits se présente. Les couches des terrains sédimentaires que l'on y rencontre et qui constituent le bassin sub-Pyrénéen, recouvrent les assises crétacées les plus modernes ; elles sont horizontales, par conséquent d'une époque postérieure au soulèvement de la chaîne. Ces terrains, rapportés par les géologues aux formations tertiaires, constituent des mollasses, des calcaires tendres, des marnes, des sables plus ou moins agglutinés par un ciment calcaire. L'examen des débris organiques qu'ils renferment attestent que, parmi ces formations, les unes sont des dépôts d'eau de mer, les autres des dépôts d'eau douce. Les espèces fossiles qu'on y découvre se rapprochent souvent de celles qui vivent de nos jours; elles ont été particulièrement étudiées par MM. Grateloup, de Dax; Lartet, d'Auch, et Mermet, de Pau. Ce dernier a trouvé, en 1844, à Moncaut, dans les Basses-Pyrénées, dans des mollasses d'eau douce, des ossements et des dents de mastodonte, de dynotherium et de rhinocéros, dont la conservation était parfaite. M. Lartet a signalé, il y a quelques années, et c'est là un fait très-remarquable, des débris fossiles des espèces de singes qui se rapprochent le plus de l'homme. M. Grateloup a décrit les innombrables espèces de mollusques et d'échynodermes fossiles des environs de Dax.

Les terrains tertiaires forment au pied de la chaîne un vaste plateau qui occupe toute la partie du bassin sub-Pyrénéen. Ce plateau présente une surface très-accidentée et recouverte de nombreux coteaux, parce que, en raison de la faible cohésion des couches, les eaux pluviales les ont fortement ravinées. Par suite de l'infiltration des eaux pluviales, des éboulemens ont eu lieu et ont provoqué sur les pentes un mélange très-variable des parties élémentaires de ces couches. De là la diversité des terrains qui recouvrent ces coteaux, et partant la fertilité du sol cultivé.

Les mollasses et les marnes tertiaires ont été recouvertes par d'énormes amas de cailloux roulés, les
uns isolés, les autres réunis par un ciment très-dur.
Ces détritus diluviens se remarquent dans les parties
les plus élevées du plateau. Dans les parties basses,
se trouvent des fragmens de roches dures originaires
de la chaîne. Au sommet des coteaux on rencontre
des roches qui n'existent pas dans les montagnes.

CHAPITRE X.

RÉSUMÉ, D'APRÈS LA CLASSIFICATION DE LINNÉE, DE LA FLORE DE BAGNÈRES-DE-BIGORRE, BARÈGES, CAUTERETS, EAUX-CHAUDES, EAUX-BONNES, DES VALLÉES ET MONTAGNES VOISINES OU INTERMÉDIAIRES, EN UN MOT DES ÉTABLISSEMENS THERMAUX DONT LA DESCRIPTION SE TROUVE CONTENUE DANS CET OUVRAGE.

OMME l'auteur a l'intention de publier un jour une description détaillée des spécimens botaniques que l'on rencontre aux environs de quelques établissemens thermaux des Pyrénées, ainsi qu'un travail sur la minéralogie et l'histoire naturelle de ces eaux, il a pensé qu'il suffisait de donner ici une liste abrégée des diverses espèces de plantes qui se trouvent dans ces différens lieux. Cette table sommaire est tirée d'un manuscrit qui est entre les mains de l'Auteur et où sont minutieusement décrites les espèces appartenant à chaque genre, l'aspect et l'élévation des localités où se trouve chaque spécimen. On a espéré que ces renseignemens, quelque brefs qu'ils soient, pourront engager les personnes valides, et même les malades dont les forces ne sont pas trop affaiblies par le mal, à se procurer un délassement agréable et utile à la santé.

CLASSE 1.

MONANDRIA *Monogynia.*

1 Hippuris vulgaris.
2 Salicornia herbacea.

MONANDRIA *Digynia.*

3 Callitriche verna.
4 — stagnalis.
5 — autumnalis.

CLASSE 2.

DIANDRIA *Monogynia.*

6 Ligustrum vulgare.
7 Phillyræa angustifolia.
8 Circæa lutetiana.
9 — alpina.
10 Veronica agrestis.
11 — hederæfolia.
12 — nummularia.
13 — alpina.
14 — bellidioides.
15 — fruticulosa
16 — saxatilis.
17 — ponæ.
18 — spicata.
19 — allioni.
20 — officinalis.
21 — serpyllifolia.
22 — aphylla.
23 — montana.
24 — chamædrys.
25 — scutellata.
26 — beccabunga.
27 — teucrium.
28 Pinguicula vulgaris.
29 — grandiflora.
30 — longifolia.
31 — lusitanica.
32 — flavescens.
33 Verbena officinalis.
34 Lycopus europæus.
35 Salvia officinalis.
36 — pratensis.

DIANDRIA *Digynia.*

37 Anthoxanthum odoratum.

CLASSE 3.

TRIANDRIA *Monogynia.*

38 Valeriana officinalis.

TRIANDRIA *Monogynia* (suite).

39 Valeriana dioica.
40 — montana.
41 — tripteris.
42 — pyrenaica.
43 — tuberosa.
44 — globulariæfolia.
45 — rubra.
46 — olitoria.
47 — auriculata,
48 — tridentata.
49 Cneorum tricoccum.
50 Polycnemum arvense.
51 Crocus vernus.
52 — multifidus.
53 Gladiolus communis.
54 Iris germanica.
55 — pseudo-acorus.
56 — fœtidissima.
57 — xiphioides.
58 — tuberosa.
59 Cyperus fuscus.
60 — longus.
61 — flavescens.
62 Scirpus setaceus.
63 — palustris.
64 — pauciflores.
65 — cæspitosus.
66 — lacustris.
67 Schœnus nigricans.
68 — mariscus.
69 Eriophorum latifolium.
70 — polystachyum.

TRIANDRIA *Digynia.*

71 Phalaris.
72 Panicum verticillatum.
73 — viride.
74 — sanguinale.
75 — filiforme.
76 — crus galli.
77 — Phleum pratense.
78 — alpinum.
79 — Gerardi.
80 Phleum Boehmeri.
81 Milium paradoxum.
82 — effusum.
83 Agrostis alba.
84 — vulgaris.
85 — rupestris.
86 — alpina.
87 — cæspitosa.

TRIANDRIA *Digynia* (suite).

88 Agrostis præcox.
89 — caryophylla.
90 — flexuosa.
91 Melica ciliata.
92 — uniflora.
93 Poa annua.
94 — alpina.
95 — cenisia.
96 — bulbosa.
97 — trivialis.
98 — pratensis.
99 — nemorosa.
100 — cæsia.
101 — compressa.
102 Briza media.
103 Cynosurus cristatus.
104 — echinatus.
105 Festuca myurus.
106 — sciuroides.
107 — ovina.
108 — alpina.
109 — duriuscula.
110 — eschia.
111 — spadicea.
112 — pratensis.
113 — aquatica.
114 — rigida.
115 — fluitans.
116 — cærulea.
117 — gracilis.
118 — pinnata.
119 Bromus erectus.
120 — asper.
121 — giganteus.
122 — tectorum.
123 — sterilis.
124 — rubens.
125 Stipa calamagrostis.
126 Avena flavescens.
127 — setacea.
128 — prætensis.
129 — montana.
130 — fatua.
131 — alba.
132 — elatior.
133 Arundo phragmitis.
134 Lolium arvense.
135 — temulentum.
136 — perenne.
137 Hordeum mariticum.
138 Triticum caninum.

TRIANDRIA *Trigynia*.

139 Montia fontana.

CLASSE 4.

TETRANDRIA *Monogynia*.

140 Globularia cordifolia.
141 — vulgaris.
142 — nudicaulis.
143 Scabiosa succisa.
144 — sylvatica.
145 — arvensis.
146 — hirsuta.
147 — gramuntia.
148 — colombaria.
149 — pyrenaica.
150 — lucida.
151 Sherardia arvensis.
152 Asperula odorata.
153 — cynanchica.
154 — multiflora.
155 Galium Bauhinii.
156 — cruciatum.
157 — palustre.
158 — rotundifolium.
159 — pyrenaicum.
160 — uliginosum.
161 — pusillum.
162 — villarsii.
163 — saxatile.
164 — sylvestre.
165 — sylvaticum.
166 — aristatum.
167 — verum.
168 Rubia peregrina.
169 Plantago coronopus.
170 — major.
171 — lanceolata.
172 — sericea.
173 — argentea.
174 — alpina.
175 Alchemilla arvensis.
176 — vulgaris.
177 — hybrida.
178 — alpina.

TETRANDRIA *Digynia*.

179 Cuscuta europæa.
180 — epithymum.

TETRANDRIA *Trigynia*.

181 Ilex aquifolium.

Tᴇᴛʀɪᴀɴᴅʀɪᴀ *Trigynia* (suite).

182 Potamogeton densum.
183 — natans.
184 — crispum.
185 — obtusifolium.
186 — trichodes.
187 Sagina procumbens.
188 — apetala.
189 — erecta.

CLASSE 5.

Pᴇɴᴛᴀɴᴅʀɪᴀ *Monogynia*.

190 Borraginée , Jussieu.
191 Heliotropum europæum.
192 Myosotis arvensis.
193 — versicolor.
194 — stricta.
195 — palustris.
196 — sylvatica.
197 — alpestris.
198 Lithospermum Gastonii.
199 — officinale.
200 — prostratum.
201 — arvense.
202 Cynoglossum officinale.
203 Pulmonaria officinalis.
204 — angustifolia.
205 Symphytum officinale.
206 — tuberosum.
207 Cerinthe alpina.
208 Echium vulgare.
209 — italicum.
210 Aretia helvetica.
211 — diapensoides.
212 — frutescens.
213 — alpina.
214 — hirsella.
215 — carnea.
216 — villosa.
217 — vitasiana.
218 Primula veris.
219 — elatior.
220 — formosa.
221 — auriculata.
222 — viscosa.
223 — integrifolia.
224 Lysimachia nemorum.
225 Soldanella alpina.
226 Anagnostis arvensis.
227 — tenella.
228 Convolvulus sepium.

Pᴇɴᴛᴀɴᴅʀɪᴀ *Monogynia* (suite).

229 — arvensis.
230 Campanula longifolia.
231 — glomerata.
232 — trachelium.
233 — rapunculoides.
234 — rhomboidalis.
235 — hederacea.
236 Lobelia urens.
237 Phyteuma spicata.
238 — orbiculare.
239 — hemisphærica.
240 Lonicera pyrenaica.
241 — nigra.
242 — xylosteum.
243 — alpigena.
244 Verbascum nigrum.
245 — thapsus.
246 — blattarioides.
247 — blattaria.
248 Ramondia pyrenaica.
249 Datura stramonium.
250 Hyoscyamus niger.
251 Atropa belladonna.
252 Solanum dulcamara.
253 — nigrum.
254 Rhamnus alaternus.
255 — pumilus.
256 — alpinus.
257 — frangula.
258 Ribes rubrum.
259 — uva crispa.
260 — alpinum.
261 Viola sylvestris.
262 — hirta.
263 — odorata.
264 — canina.
265 — biflora.
266 — cornuta.
267 — calcarata.
268 — cenisia.
269 — lutea.
270 Impatiens noli tangere.
271 Illecebrum polygonifolium.
272 — paronychia.
273 Thesium alpinum.
274 Vinca major.
275 — minor.

Pᴇɴᴛᴀɴᴅʀɪᴀ *Digynia*.

276 Asclepias vincetoxicum.
277 Herniaria pyrenaica.
278 — alpina.

PENTANDRIA *Digynia* (suite).

279 Chenopodium bonus Henricus.
280 — ambrosioides.
281 Ulmus campestris.
282 Gentiana lutea.
283 — Burseri.
284 — pneumonanthe.
285 — acaulis.
286 — alpina.
287 — verna.
288 — campestris.
289 — nivalis.
290 — ciliata.
291 Hydrocotyle vulgaris.
292 Eryngium Bourgati.
293 — campestre.
294 Scandix pecten Veneris.
295 — anthriscus.
296 Chærophyllum silvestre.
297 — aureum.
298 Myrrha odorata.
299 Pimpinella magna.
300 — saxifraga.
301 Bupleurum odontites.
302 — pyrenæum.
303 — graminifolium.
304 — ranunculoides.
305 — falcatum.
306 Selinum pyrainecum.
307 Ligusticum pyrenæum.
308 Angelica pyrenaica.
309 — sylvestris.
310 — montana.
311 Meum athamanticum.

PENTANDRIA *Trigynia*.

312 Viburnum lantana.
313 — opulus.
314 Sambucus recemosa.
315 — ebulus.
316 — nigra.
317 Tamarix germanica.
318 Corrigiola littoralis.

PENTANDRIA *Tetragynia*.

319 Parnassia palustris.

PENTANDRIA *Pentagynia*.

320 Statice armeria.
321 Linum usitatissimum.
322 — flavum.
323 — radiola.

PENTANDRIA *Pentagynia* (suite).

324 — catharticum.
325 Drosera rotundifolia.
326 — longifolia.
327 Sibbaldia procumbens.

CLASSE 6.

HEXANDRIA *Monogynia*.

328 Galanthus.
329 Narcissus bulbocodium.
330 — pseudo-narcissus.
331 — poeticus.
332 Allium serotinum.
333 — sphærocephalum.
334 — vineale.
335 — schœnoprasum.
336 — angulosum.
337 — ursinum.
338 Lilium pyrenaicum.
339 — martagon.
340 Fritillaria pyrenaica.
341 Erythronium.
342 Ornithogalum umbellatum.
343 Scilla lilio-hyacinthus.
344 — verna.
345 Asphodelus albus.
346 Anthericum liliago.
347 Convallaria maialis.
348 — verticillata.
349 — polygonatum.
350 Hyacinthus muscari.
351 — amethystinus.
352 — serotinus.
353 Hemerocallis flava.
354 Juncus glaucus.
355 — conglomeratus.
356 — filiformis.
357 — trifidus.
358 — supinus.
359 — Buffonius.
360 — alpinus.
361 Luzula sylvatica.
362 — maxima.
363 — spadilla.
364 — glabrata.
365 — spicata.
366 — pediformis.
367 — campestris.

HEXANDRIA *Trigynia*.

368 Rumex acetosella.
369 — acetosa.

HEXANDRIA *Trigynia* (suite).

370 Rumex scutatus.
371 — alpinus.
372 — hydrolapathum.

HEXANDRIA *Polygynia*.

373 Alisma plantago,

OCTANDRIA *Monogynia*.

374 Epilobium angustifolium.
375 — hirsutum.
376 — parviflorum.
377 — montanum.
378 — palustre.
379 — tetragonum.
380 — alpinum.
381 OEnothera biennis.
382 Erica arborea.
383 — tetralix.
384 — vulgaris.
385 — vagans.
386 — Dobœcia.
387 Daphne cneorum.
388 — mezereum.
389 — laureola.
390 Passerina juniperifolia.

OCTANDRIA *Trigynia*.
391 Polygonum viviparum.
392 — bistorta.
393 — hydropiper.
394 — lapathifolium.
395 Paris quadrifolia.

CLASSE 10.

DECANDRIA *Monogynia*.
396 Monotropa hypopithys.
397 Rhododendrum ferrugineum.
398 Arbutus uva ursi.
399 Pyrola uniflora.
400 — secunda.
401 — minor.

DECANDRIA *Digynia*.
401 Chrysosplenium oppositifo-
        lium.
403 Saxifraga oppositifolia.
404 — pyramidalis.
405 — longifolia.
406 — aquatica.
407 — capitata.
408 — grœnlandica.
409 Sceleranthus perennis.

DECANDRIA *Digynia* (suite).

410 Gypsophila repens.
411 Saponaria elegans.
412 Dianthus barbatus.
413 — prolifer.
414 — armeria.
415 — deltoides.
416 — monspeliacus.
417 Silene acaulis.
418 — quadrifida.
419 — saxifraga.
420 — ciliata.
421 Stellaria nemorum.
422 — cerastoides.
423 Arenaria ciliata.
424 — triflora.
425 — grandiflora.
426 — purpurascens.
427 — laricifolia.
428 Cherleria sedoides.

DECANDRIA *Pentagynia*.

429 Cotyledon umbilicus.
430 Sedum rhodiola.
431 — annuum.
432 — hirsutum.
433 — sphæricum.
434 — atratum.
435 Sempervivum montanum.
436 — tectorum.
437 — arachnoideum.
438 Oxalis acetosella.
439 Lychnis alpina.
440 — pyrenaica.
441 Cerastium arvense.
442 — alpinum.
443 — lanatum.
444 Spergula saginoides.

CLASSE 11.

DODECANDRIA *Monogynia*.
415 Lythrum salicaria.

DODECANDRIA *Digynia*.
446 Agrimonia eupatorium.

DODECANDRIA *Triginia*.
447 Reseda glauca.
448 — lutea.
449 — sesamoides.
450 Euphorbia exigua.
451 — dulcis.
452 — hyberna.

CLASSE 12.

Icosandria *Monogynia.*

453 Prunus padus.
454 — avium.
455 — spinosa.

Icosandria *Digynia.*

456 Cratægus oxyacantha.
457 — Azarolus.

Icosandria *Trigynia.*

458 Sorbus aucuparia.

Icosandria *Pentagynia.*

459 Mespilus Cotoneaster.
460 — chamæmespilus.
461 — amelanchier.
462 Spiræa aruncus.
463 — ulmaria.

Icosandria *Polygynia.*

464 Rosa alpina.
465 — pyrenaica.
466 — canina.
467 — montana.
468 — glandulosa.
469 Rubus vulgaris.
470 — cæsius.
471 — idæus.
472 Fragaria vesca.
473 Potentilla minima.
474 — reptens.
475 — verna.
476 — anserina.
477 — fruticosa.
478 — fragariastrum.
479 — micrantha.
480 — Vaillantii.
481 — alchemilloides.
482 — nivalis.
483 Geum montanum.
484 — pyrenaicum.
485 — nivale.
486 — urbanum.
487 Dryas octopetala.

CLASSE 13.

Polyandria *Monogynia.*

488 Chalcedonium majus.
489 Papaver pyrenaicum.
490 — argemone.

Polyandria *Monogynia* (suite).

491 — dubium.
492 — cambricum.
493 Nymphæa lutea.
494 — alba.
495 Tilia europæa.
496 — parviflora.
497 Cistus incanus.
498 Helianthemum guttatum.
499 — piloselloides.
500 — pilosum.
501 — fumaria.
502 — vulgare.
503 — grandiflorum.

Polyandria *Trigynia.*

504 Delphinium consolida.
505 Aconitum anthora.
506 — napellus.
507 — pyrenaicum.

Polyandria *Pentagynia.*

508 Aquilegia vulgaris.
509 — pyrenaica.
510 — alpina.

Polyandria *Polygynia.*

511 Anemone hepatica.
512 — vernalis.
513 — alpina.
514 — nemorosa.
515 — narcissiflora.
516 — renunculoides.
517 Clematis vitalba.
518 Thalictrum aquilegifolium.
519 — fœtidum.
520 — minus.
521 — monocarpon.
522 Ranunculus hederaceus.
523 — thora.
524 — aquatilis.
525 — rutæfolius.
526 — glacialis.
527 — alpestris.
528 — aconitifolius.
529 — pyreneus.
530 — graminifolius.
531 — parnassifolius.
532 — flammula.
533 — montanus.
534 — Gouani.
535 — acris.
536 — lanuginosus.

Polyandria *Polygynia* (suite).

537 — bulbosus.
538 — ficaria.
539 Trollius europæus.
540 Caltha palustris.
541 Helleborus niger.
542 — fœtidus.
543 — viridis.

CLASSE 14.

Didynamia *Gymnospermia.*

544 Mentha arvensis.
545 — sativa.
546 — aquatica.
547 — rotundifolia.
548 — sylvestris.
549 Thymus vulgaris.
550 — serpyllum.
551 Origanum vulgare.
552 Satureia montana.
553 Melissa grandiflora.
554 — calamintha.
555 — alpina.
556 Clinopodium vulgare.
557 Lamium purpureum.
558 — maculatum.
559 — album.
560 — amplexicaule.
561 — galeobdolon.
562 Galeopsis ladanum.
563 — tetrahit.
564 Betonica officinalis.
565 — alopecuros.
566 Stachys annua.
567 — recta.
568 — alpina.
569 Ballota nigra.
570 Marrubium vulgare.
571 Prunella vulgaris.
572 — grandiflora.
573 Scutellaria alpina.
574 — galericulata.
575 — minor.
576 Ajuga pyramidalis.
577 — reptans.
578 Teucrium scorodonia.
579 — chamædrys.
580 — pyrenaicum.
581 — pseudo-chamæpitys.

Didynamia *Angiospermia.*

582 Bartsia alpina.

Didynamia *Angiospermia* (suite).

583 — spicata.
584 Rhinanthus crista galli.
585 — minor.
586 Euphrasia officinalis.
587 — minima.
588 — odontites.
589 Melampyrum pratense.
590 Pedicularis verticillata.
591 — pyrenaica.
592 — rostrata.
593 — palustris.
594 — foliosa.
595 Antirrhinum majus.
596 — sempervirens.
597 — orontium.
598 — origanifolium.
599 — genistifolium.
600 — minor.
601 — arvensis.
602 — alpinum.
603 Scrophularia nodosa.
604 — aquatica.
605 — glandulosa.
606 — canina.
607 — vernalis.
608 Digitalis purpurea.
609 — lutea.
610 Erinus alpinus.
611 Orobanche hedera.

CLASSE 15.

Tetradynamia *Siliculosa.*

612 Cochlearia saxatilis.
613 — officinalis.
614 Alyssum calycinum.
615 Draba verna.
616 — incana.
617 — stellata.
618 — aizoides.
619 Lepidium alpinum.
620 Thelaspi alpestre.
621 — heterophyllum.
622 — arvense.
623 Iberis carnosa.
624 — amara.
625 — logascana.
626 — garrexiana.
627 Biscutella lævigata.
628 Raphanus raphanistrum.

Tetradynamia *Siliquosa*.

629 Brassica eruca.
630 — rapa.
631 — napus.
632 — præcox.
633 Sinapis nigra.
634 — arvensis.
635 ......
636 Sisymbrium officinalis.
637 — acutangulum.
638 — pinnatifidum.
639 Erysimum lanceolatum.
640 — ochroleucum.
641 Alecaria officinalis.
642 Barbarea vulgaris.
643 — præcox.
644 Turritis glabra.
645 Arabis alpina.
646 — hirsuta.
647 — ciliata.
648 — pumila.
649 — bellidifolia.
650 Dentaria digitata.
651 Cardamine prætensis.
652 — hirsuta.
653 — impatiens.
654 — parviflora.
655 — latifolia.
656 — resedifolia.
657 Nasturtium officinale.
658 — pyrenaicum.

CLASSE 16.

Monadelphia *Pentandria*.

659 Erodium pimpinellifolium.

Monadelphia *Decandria*.

660 Geranium sanguineum.
661 — cinereum.
662 — phæum.
663 — sylvaticum.
664 — pyrenaicum.
665 — molle.
666 — rotundifolium.
667 — pusillum.
668 — dissectum.
669 Althæa hirsuta.
670 Malva vulgaris.
671 — rotundifolia.
672 — moschata.

CLASSE 17.

Diadelphia *Hexandria*.

673 Fumaria officinalis.
674 — spicata.

Diadelphia *Octandria*.

675 Polygala amara.
676 — vulgaris.
677 — serpyllacea.

Diadelphia *Decandria*.

678 Ulex nanus.
679 — europæus.
680 Spartium scoparium.
681 Genista sagittalis.
682 — tinctoria.
683 — prostrata.
684 — pilosa.
685 — germanica.
686 — anglica.
687 Cytisus laburnum.
688 — capitatus.
689 Ononis spinosa.
690 — rotundifolia.
691 — striata.
692 — minutissima.
693 Anthyllis vulneraria.
694 — vulnerarioides.
695 — montana.
696 Medicago lupulina.
697 — suffruticosa.
698 — muricata.
699 — ciliaris.
700 Trifolium fragiferum.
701 — subterraneum.
702 — striatum.
703 — scabrum.
704 — arvense.
705 — ochroleucum.
706 — angustifolium.
707 — incarnatum.
708 — alpinum.
709 — repens.
710 — filiforme.
711 — agrarium.
712 — spadicum.
713 Lotus corniculatus.
714 — uliginosus.
715 — siliquosus.
716 Oxytropis montana.
717 — campestris.
718 — uralensis.

Diadelphia *Decandria* (suite).

719 Astragalus aristatus.
720 — monspessulanus.
721 Coronilla.
722 Ornithopus.
723 Ervum gracile.
724 — tetrasperma.
725 — hirsutum.
726 Vicia cassubica.
727 — orobus.
728 — atropurpurea.
729 — lutea.
730 — pyrenaica.
731 — sativa.
732 — sepium.
733 Lathyrus aphaca.
734 — hirsutus.
735 — pratensis.
736 — setifolius.
737 Orobus lutens.
738 — niger.
739 — tuberosus.

CLASSE 18.

Polydelphia *Polyandria*.

740 Hypericum quadrangulare.
741 — tetrapetalum.
742 — androsæmum.
743 — nummularium.
744 — pulchrum.
745 — Richeri.
746 — montanum.
747 — humifusum.

CLASSE 19.

Syngenesia *Polygam. Equal.*

748 Tragopogon pratensis.
749 Scorzonera plantaginea.
750 Sonchus plumieri.
751 — arvensis.
752 Chondrilla juncea.
753 Prenanthes purpurea.
754 — muralis.
755 Leontodon autumnalis.
756 — alpinum.
757 Trinia hispida.
758 Picris hieracioides.
759 Hieracium alpinum.
760 — cerinthoides.
761 — villosum.
762 — paludosum.

Syngenesia *Polyg. Equal.* (suite).

763 Hieracium murorum.
764 — pilosella.
765 — rhomboidale.
766 — pumilum.
767 Picridium albidum.
768 Crepis Dioscoridis.
769 — virens.
770 — tectorum.
771 Hypochæris radicata.
772 Lapsana communis.
773 — minima.
774 Serratula tinctoria.
775 Carduus carlinoides.
776 — carlinæfolius.
777 — acanthoides.
778 Arctium palustre.
779 — lanciolatum.
780 — pyrenaicum.
781 — eryophorum.
782 — arvense.
783 — glabrum.
784 Eupatorium cannabinum.
785 Bidens cornua.
786 — tripartita.

Syngenesia *Polygam. superfl.*

787 Artemisia mutellina.
788 Ganaphalium luteo-album.
789 — fuscum.
790 — sylvaticum.
791 — dioicum.
792 — leontopodium.
793 Felago germanica.
794 Erigeron graveolens.
795 — alpinum.
796 — acre.
797 Tussilago alpina.
798 — farfara.
799 Senecio vulgaris.
800 — viscosus.
801 — jacobœa.
802 — Tournefortii.
803 — doronicum.
804 — artemisiæfolius.
805 Solidago virgaurea.
806 Cineraria campestris.
807 Arnica montana.
808 — scorpioides.
809 Doronicum pardalianches.
810 Bellis perennis.
811 Chrysanthemum grandi-
    florum.

Syngenesia *Polyg. Superfl.* (suite).

812 Chrysanthemum leucan-
    themum.
813 — montanum.
814 — alpinum.
815 — coronarium.
816 — corymbosum.
817 — inodorum.
818 Anthemis mixta.
819 — nobilis.
820 — arvensis.
821 — montana.

Syngenesia *Polygam. Frust.*

822 Centaurea jacea.
823 — nigrescens.
824 — nigra.
825 — cyanus.
826 — montana.
827 — scabiosa.
828 — calcitrapa.

CLASSE 20.

Gynandria *Monandria.*

829 Orchis bifolia.
830 — pyramidalis.
831 — ustulata.
832 — variegata.
833 — fusca.
834 — mascula.
835 — laxiflora.
836 — morio.
837 — sambucina.
838 — latifolia.
839 — maculata.
840 — conopsea.
841 — viridis.
842 — albida.
843 — apifara.
844 — arachnitis.
845 Serapias lingua.
846 Epipactis rubra.
847 — latifolia.
848 — palustris.
849 — nidus avis.
850 Spiranthes autumnalis.

Gynandria *Hexandria.*
851 Aristolochia rotunda.

CLASSE 21.

Monoecia *Monandria.*
852 Chara vulgaris.

Monoecia *Diandria.*

853 Lemna minor.

Monoecia *Triandria.*

854 Sparganium ramosum.
855 Carex natans.
856 — davalliana.
857 — pulicaris.
858 — divulsa.
859 — muricata.
860 — paniculata.
861 — stellata.
862 — elongata.
863 — brizoides.
864 — saxatilis.
865 — pyrenaica.
866 — curvula.
867 — nigra.
868 — atrata.
869 — flava.
870 — pallescens.
871 — aderi.
872 — sempervirens.
873 — distans.
874 — frigida.
875 — sylvatica.
876 — ampullacea.
877 — præcox.
878 — montana.
879 — pilulifera.
880 — gynobasis.
881 — humilis.
882 — digitata.
883 — glauca.
884 — filiformis.
885 — hirta.

Monoecia *Tetrandria.*
886 Littorella lacustris.
887 Alnus glutinosa.
888 Buxus sempervirens.
889 Urtica urens.
890 — dioica.

Monoecia *Pentandria.*
891 Xanthium strumarium.
892 Amaranthus blitum.
893 — prostratus.
894 — retroflexus.

Monoecia *Polyandria.*
895 Myriophyllum spicatum.
896 Sagittaria sagittifolia.
897 Poterium sanguisorba.
898 Quercus pedunculata.

Monoecia *Polyandria* (suite).

899 Quercus robur.
900 — pubescens.
901 — toza.
902 — suber.
903 Fagus sylvatica.
904 Castanea vulgaris.
905 Betula alba.
906 — pubescens.
907 Carpinus betulus,
908 Corylus avellana.
909 Arum maculatum.
910 — italicum.

Monoecia *Monadelphia.*
911 Pinus sylvestris.
912 — mugho.
913 — pectinata.
914 Abies excelsa.
915 — picea.
916 Bryonia dioica.

CLASSE 12.

Dioecia *Diandria.*

917 Salix retusa.
918 — reticulata.
919 — pyrenaica.
920 — caprea.
921 — rubra.
922 — purpurea.
923 — triandria.

Dioecia *Triandria.*

924 Empetrum nigrum.

Dioecia *Tetrandia.*

925 Viscum album.

Dioecia *Pentendria.*

926 Humulus lupulus.

Dioecia *Hexandria.*

927 Tamus communis.

Dioecia *Octandria.*

928 Populus tremula.
929 — fastigiata.
930 Rhodiola rosea.

Dioecia *Enneandria.*
931 Mercurialis perennis.
932 — annua.

Dioecia *Monadelphia.*

933 Juniperus communis.
934 — sabina.
935 Taxus baccata.
936 Ruscus aculeatus·

CLASSE 23.

Polygamia *Monœcia.*

937 Holcus mollis.
938 — lanatus.
939 Parietaria officinalis.
940 Atriplex latifolia.

Polygamia *Diœcia.*

941 Fraxinus excelsior.

CLASSE 24.

Cryptogamia.

942 Equisetum arvense.
943 — fluviatile.
944 — palustre.
945 — limosum.
946 — hyemale.
947 Ophioglossum vulgatum.
948 Botrychium lunaria.
949 Osmunda regalis.
950 Ceterach officinarum.
951 Polypodium vulgare.
952 — phægopteris.
955 — thelypteris.
956 — filix-mas.
957 — aculeatum.
958 — fragile.
959 — rhæticum.
960 — alpinum.
961 — filix-fœmina.
962 Asplenium fontanum.
963 — adiantum-nigrum.
964 — ruta-muraria.
965 — septentrionale.
966 — viride.
967 — trichomanes.
968 Scolopendrium officinale.
969 Pteris aquilina.
970 — crispa.
971 Blechnum spicans.
972 Adiantum capillus Veneris.

On trouve dans les Pyrénées une grande variété
de mousses et de lichens, qui n'ont pas encore été
classés et décrits. L'auteur possède une classification
et une description d'un nombre très-considérable de
ces plantes; mais c'est là un sujet trop vaste pour
qu'on puisse le traiter d'une manière abrégée ou
superficielle. L'amateur rencontrera dans ce champ
de la cryptogamie de nombreuses occasions de satisfaire son goût pour les recherches, puisqu'il existe
un grand nombre de spécimens qui sont exclusivement particuliers aux Pyrénées.

CHAPITRE XI.

QUELQUES NOTIONS RAPIDES SUR L'HISTOIRE NATURELLE DES
PYRÉNÉES. — OISEAUX ET ANIMAUX DE CHASSE. — CHASSE
DU COQ DE BRUYÈRE, DE L'ISARD, DE L'OURS, DU LOUP
ET DU BOUQUETIN.

IL serait inutile de donner une description
détaillée ou même de faire l'énumération
des animaux qui vivent habituellement
dans les Pyrénées ou qui visitent accidentellement ou périodiquement ces contrées, puisque,
— à l'exception de ceux que l'on trouve au-dessus
des régions habitées par l'homme, et qui, comme les
plantes, deviennent de plus en plus rares à mesure
que l'on approche des sommets élevés de la chaîne, —
les espèces qui s'y rencontrent sont celles que l'on
observe dans la plupart des pays montagneux et des
lieux qui présentent une élévation moyenne correspondante. Pour ce qui est des quadrupèdes et des
oiseaux, nous bornerons nos remarques à ceux qui
habitent les retraites les plus inaccessibles des Pyrénées et les solitudes les plus reculées où l'antipathie
naturelle qui existe entre les créatures d'un ordre
inférieur et l'homme, leur souverain, les force de
chercher un refuge pour jouir sans entrave d'une

liberté absolue, ce premier besoin de leur nature ; dans ce nombre, nous parlerons surtout de ceux que le chasseur prend pour but de ses expéditions.

Lorsqu'il a laissé derrière lui les dernières cabanes des montagnards, le zoologiste continuant sa pénible ascension sur quelque versant escarpé, arrive bientôt à des régions où ne se rencontrent plus les animaux domestiques des plaines, qui ne pourraient vivre sur ces cîmes élevées ; il aperçoit des sommets au-dessus desquels planent l'aigle et le vautour barbu, orgueilleux despotes qui règnent sans rivaux sur ces solitudes et qui, du haut des airs, couvent au loin du regard leurs victimes qu'un vol ambitieux entraîne vers les nues et que leur rapide essor rapproche par degrés de la serre cruelle. Rarement le loup se retire en ces lieux ; l'ours, au contraire, y choisit souvent sa tanière. Ces animaux sont moins féroces que ceux des Alpes ; cependant, ils causent au berger de fréquentes inquiétudes. Néanmoins, les courageux montagnards les poursuivent jusque dans leurs antres et les attaquent avec des armes à feu, ou bien, enveloppés d'une triple peau de brebis, armés de longs couteaux, ils ne craignent pas d'aller les affronter en face.

Une chasse moins périlleuse, mais plus fatiguante, car elle se fait au milieu des neiges perpétuelles, c'est celle de l'isard, — le chamois des Pyrénées, — du bouquetin, animal plus rare et plus sauvage, et celle du coq de bruyère ; quoique cet oiseau habite des régions moins élevées que l'isard et le bouquetin, le chasseur rencontre en le poursuivant de bien plus grands obstacles, parce qu'il faut le chercher sur des pics couverts d'une épaisse forêt de sapins, à travers des fourrés obscurs et d'affreux précipices.

Sur les hautes régions des montagnes, on trouve le loup, l'ours et l'isard. Le lynx, le sanglier, le chevreuil et le chat sauvage qui autrefois étaient très-communs dans ces contrées y sont aujourd'hui fort rares, et le cerf, à ce que dit Buffon, ne s'y est pas montré depuis plus de deux cents ans. Dans la partie occidentale des Pyrénées, on rencontre encore en grand nombre des martes, des hermines et des écureuils de Virginie dont les fourrures sont très-estimées. Il y a aussi dans ces montagnes un animal que les paysans appellent *loup terrier* et qui paraît n'avoir pas été décrit; du moins est-il difficile de lui appliquer les descriptions qu'on lit dans les ouvrages d'histoire naturelle. Aucun des *ciceroni* montagnards que nous avons rencontrés n'a vu cet animal vivant; ils disent tous qu'il est plus grand qu'un renard, d'une couleur légèrement fauve, qu'il habite sous terre, qu'il a des mœurs douces et qu'il se nourrit de racines; c'est certainement là un être mystérieux, quelque chose qui, comme les *water-kelpies* d'Ecosse (*) n'a probablement qu'une existence imaginaire.

Les aigles et les vautours se réfugient sur les pics

(*) L'Auteur fait ici allusion à une supertition populaire très-enracinée chez les montagnards Ecossais. C'est une opinion généralement répandue parmi eux que lorsqu'une personne est sur le point de mourir ou est menacée de perdre un membre de sa famille, elle est avertie par une vision lugubre, par l'apparition d'un *Water-Kelpie*, signe précurseur de la mort. (*Note du Traducteur.*)

inaccessibles; c'est dans des lieux moins élevés que vit le coq de bruyère, le *capercailzie* d'Ecosse. Pendant que la mésange des Alpes sautille à travers les précipices, le merle mêle son chant au bruit des torrens et le pivert vole le long des pentes escarpées. La perdrix grise et la perdrix des montagnes se rencontrent de tout côté; sur les plateaux élevés, on trouve, dit-on, des outardes ; des nuées de corbeaux et de geais suivent les troupeaux de moutons dans leur courses vagabondes. Quelques-uns des oiseaux Pyrénéens sont très-recherchés par les étrangers qui fréquentent les eaux; parmi ceux-là, les ramiers et les bisets, quoique très-communs, ne sont pas les moins estimés. Lorsque l'automne s'avance et quand les arbres se dépouillent de leurs feuilles, ces oiseaux de passage émigrent des parages du nord, pour aller chercher une température plus douce ; au moment où ils traversent les gorges des montagnes les moins élevées, on les attire par ruse dans des filets où on les prend en très-grand nombre; nous décrirons plus au long ce genre de chasse dans un chapitre consacré à Bagnères-de-Bigorre, où elle se fait sur une grande échelle. Dans la saison du passage, les cailles, les grues et les oies sauvages arrivent aussi en abondance.

Nous allons essayer de faire une courte description de la chasse de l'isard, de l'ours, du loup, du bouquetin et du coq de bruyère, qui, outre l'exercice salutaire qui est inséparable de ce genre de divertissement, procurent au touriste l'occasion d'admirer les aspects les plus grandioses de sites jusqu'à ce jour peu explorés. Nous ne pouvons nous empêcher de témoigner ici notre reconnaissance à un chasseur de nos amis qui a bien voulu nous communiquer des notes qui contiennent des détails sur deux ou trois expéditions faites avec succès dans les retraites accoutumées et presque inaccessibles de ces animaux.

Commençons par l'isard. — On peut, à notre avis, confondre cet animal avec le chamois des Alpes (*Antilope rupricapra*, LINN.). Pour combattre cette opinion, on objecte d'ordinaire la différence que l'on remarque chez ces deux espèces dans la grandeur, la couleur et la position des cornes et le fait de la présence de l'isard par troupeaux nombreux dans les Pyrénées. La première de ces distinctions provient de la diversité de climat et de nourriture; la seconde est réfutée par Coxe (*Voyage en Suisse*, 29.ᵉ *lettre*); la troisième n'a pas de fondement, puisque, à la comparaison, on ne découvre sous ce rapport qu'une légère différence entre l'isard et le chamois; la quatrième objection est combattue par Coxe. D'ailleurs, en admettant qu'elle soit vraie, on y répond facilement en rappelant que le chamois est bien plus chassé que l'isard.

L'isard se trouve dans toutes les Pyrénées sur les hautes montagnes. A Bagnères de Bigorre, l'espèce de ces animaux est éteinte, quoiqu'un *chasseur* ait rencontré il y a quelque temps sur la route de Salut, un vieillard qui prétendit gravement que trois vaches qui paraissaient sur le Bedat n'étaient autre chose que des isards. Inglis rapporte bien qu'il en a vu un ou deux sur le Pic du Midi, mais il y a déjà plusieurs années qu'il faisait son voyage, et les habitans du pays disent qu'aujourd'hui ils ont entièrement disparu. Ils deviennent aussi fort rares dans le voisinage de Barèges. On peut dire que Cauterets, dans les Hautes-Pyrénées, la vallée des Eaux-Chaudes et les montagnes qui les séparent, sont les meilleurs quartiers de chasse que l'on trouve à une distance raisonnable de Pau. Saint-Girons, dans l'Ariège, et Bagnères-de-Luchon sont aussi d'excellens quartiers; mais ces points sont trop éloignés de Pau pour qu'on puisse songer à y faire des expéditions.

Pour que la chasse soit heureuse, il faut éviter de l'entreprendre lorsque le *vent d'Espagne*, ou vent de sud, vient à souffler ; car alors, quelques nombreux que soient les isards, il est impossible de les surprendre.

Les quartiers de chasse les plus rapprochés se trouvent aux environs des Eaux-Chaudes, à quarante kilomètres de Pau ; un trajet de huit ou dix kilomètres à peine conduit à travers des sites magnifiques de ce lieu à Gabas, dernier village de la frontière Française. Avant de quitter les Eaux-Chaudes, établissement thermal dont nous parlerons plus bas avec plus de détails, il est nécessaire de se procurer un guide. Voici les noms de ceux qui, par leur probité, leur exactitude et leur parfaite connaissance des lieux, méritent la confiance des voyageurs : Jean Biraben dit Jean Dôt, de Laruns, petite ville à six kilomètres

des Eaux-Chaudes sur la route de Pau ; Bertrand
Bergada dit le Baigneur, et Camy, tous deux des
Eaux-Chaudes. Si l'on a besoin d'un plus grand nombre d'hommes, on peut s'adresser en toute sûreté à
Vigneau de Laruns, excellent chasseur et tireur de
première force, et à Baron de Goust, deux hommes
honnêtes, vaillans et exercés à gravir les montagnes.
Bertrand Bergada, qui est baigneur, ne peut pas conduire les voyageurs sur la montagne pendant l'été,
parce que c'est alors la saison des Eaux ; mais il est
libre pendant l'automne, l'hiver et le printemps.

Il y a deux manières de chassser l'isard. La première est la chasse à la *tonnelle,* qui, à cause de la
nature du terrain, est très-difficile, très-fatiguante,
et par conséquent fort incertaine. L'avantage qu'elle
présente est de faire tirer au chasseur un coup de
fusil aisé et sûr. Elle se fait comme la chasse du daim
à la *tonnelle,* que l'on connaît en Angleterre depuis
que Scrope a publié son admirable ouvrage ; il est
donc inutile de nous étendre ici à ce sujet.

L'autre manière consiste à poster les tireurs et à
débusquer les isards. Pour cette chasse, Jean Dôt,
Bertrand ou Vigneau sont indispensables, à cause de
leur connaissance des difficultés du terrain et des
habitudes du gibier ; eux seuls, en effet, savent
quels sont les endroits où les isards passent d'ordinaire. Jean Dôt est l'inventeur de ce système qu'il
a réduit à un point de certitude tel, qu'il est presque miraculeux que l'on revienne sans avoir tiré au
moins un coup de fusil ; — nous ne disons pas sans

rapporter un isard, car c'est un animal qui a la vie très-dure, et si on ne le tue pas sur place, il peut facilement s'échapper quoique grièvement blessé.

Nous connaissons plusieurs cas dans lesquels l'isard a été ainsi perdu pour le chasseur et a dû expirer une ou deux minutes au plus après avoir été atteint; car, une fois qu'on l'a perdu de vue, il ne faut plus songer à le retrouver. Voilà pourquoi un chien de piste, lévrier ou basset, qui fait silence au repos et aboie à la course, est un auxiliaire précieux pour un chasseur ardent qui regrette de voir un gibier aussi noble que l'isard servir de pâture aux aigles, aux vautours, aux loups, aux corbeaux et autre vermine des montagnes. Rien n'est plus excitant que cet exercice : les cris des traqueurs, les détonations de leurs fusils et un état naturel d'anxiété nerveuse font souvent qu'un jeune amateur manque son premier coup, quelqu'habitué qu'il puisse être d'ailleurs à d'autres genres de chasse.

D'ordinaire, on fait un léger déjeûner avant de quitter les Eaux-Chaudes, en supposant toujours que la partie ait lieu pendant l'automne, l'hiver ou le printemps. Le chasseur fera bien de monter à loisir, s'il en a le temps, jusqu'au lieu où se fait la *battue*, car une ascension pénible et précipitée ébranle désagréablement les nerfs. Les tireurs une fois postés, ils doivent rester immobiles plus ou moins long-temps, selon la nature de la battue, jusqu'à ce qu'ils entendent le premier coup de fusil des piqueurs, ou, comme on les appelle techniquement, des *traqueurs*. Mais si la

battue est longue ou difficile, un intervalle considérable peut séparer le premier coup de fusil de l'arrivée du gibier. Il est rare que les isards s'élancent tous
à la fois ; ordinairement ils s'arrêtent pour écouter les
traqueurs, et ne passent devant les postes des tireurs
que lorsqu'ils se sentent serrés de près par derrière.

Le nombre d'isards que l'on peut voir en un jour
est très-variable. Dans une seule battue, nous en
comptâmes neuf qui passèrent à portée du fusil,
tandis qu'au loin, sur des montagnes voisines et plus
élevées, on en distingua quatre-vingts à l'aide d'une
longue-vue.

Lorsque la battue est terminée, on fait choix d'un
endroit confortable pour dîner, le plus souvent à l'ombre de quelque magnifique sapin. Si le temps est
froid, on allume un feu ; on étale les provisions, et,
sous l'influence de l'air vif de la montagne, on fait
bonne justice des mets, quelques grossiers qu'ils puissent être. Si l'on a pris quelqu'isard, on en enlève
les entrailles (*) et chacun prend le morceau qui
l'accomode le mieux.

Au commencement de l'automne, il y a plusieurs
endroits où l'on peut faire deux battues en un jour ;
en hiver, il est presqu'impossible d'en faire plus d'une.
Cependant, un de nos amis en exécuta deux, en fé-

____

(*) They are grallocked, to use the Highlanders's term : on les
éventre, selon l'expression des Highlanders. Le mot *grallocked*, in-
traduisible en Français, est un terme dont se servent les montagnards
Écossais pour désigner l'opération qui consiste à ouvrir et à vider la
bête.					(*Note du Traducteur.*)

vrier 1841 ; mais ce n'était que parce qu'il n'avait pas été heureux quelque temps auparavant et qu'il avait à cœur de prendre sa revanche. La tâche des tireurs n'est pas pénible ; au contraire, celle des traqueurs est très-fatiguante ; voilà pourquoi le dîner est d'ordinaire la conclusion d'une partie de chasse.

En été, la manière la plus sûre de parvenir à la retraite des isards qui se tiennent dans cette saison beaucoup plus haut sur la montagne, c'est de partir le soir, après s'être muni d'une couverture, de coucher dans une cabane de berger ou dans quelque lieu abrité et de commencer la battue au point du jour. L'été, la chasse présente cet avantage qu'on a plus de chance de trouver du gibier et que le temps est moins variable, et permet aux chasseurs, si l'expédition promet de bons résultats, de demeurer plusieurs jours sur les montagnes. En automne et en hiver, les isards sont à l'époque de leur plus grand développement et on les trouve plus bas sur la montagne ; la chaleur n'est pas aussi forte qu'en été ; on trouve bon nombre de chambres à l'hôtel des Eaux-Chaudes, et l'on n'a pas à craindre d'être troublé par les baigneurs ou par de soi-disant chasseurs qui fatiguent les échos du retentissement des cors de chasse, des cornets à piston et d'autres bruits abominables de même nature.

L'isard pèse de quarante-cinq à cinquante-cinq livres. Le poids du mâle est quelquefois de soixante livres, celui de la femelle de cinquante ; mais cela est cependant assez rare. En hiver, le mâle devient presque noir; il serait néanmoins difficile de dire au juste quelle est la couleur ordinaire de ces animaux, car toutes les peaux que nous avons pu voir étaient de nuances différentes.

Un mot maintenant sur une chasse beaucoup plus rare, celle du bouquetin. Le bouquetin, cabra de montes, bucardo ou *capra ibex*, est le gibier le plus grand et le moins commun des Pyrénées. Si l'on en croit la tradition, il était autrefois très-abondant : ce qui est certain, c'est qu'il est aujourd'hui fort rare et qu'on ne le rencontre qu'au milieu des retraites sauvages du Val de Broto, en Espagne, ou des solitudes encore plus sauvages de la Maladetta. Nous recommandons le Val de Broto aux amateurs, parce que l'expérience de plusieurs chasseurs heureux nous prouve qu'on est sûr d'y trouver des bouquetins, et aussi parce que la chasse y est moins pénible, l'abri meilleur et la distance de Pau ou de Bagnères-de-Bigorre, moins considérable.

La saison de cette chasse est le mois de mai. Dès que les montagnes seront praticables, les personnes qui voudront entreprendre cet exercice feront bien de se rendre aux Eaux-Chaudes. Là, elles trouveront des guides pour les conduire pendant deux journées à travers les montagnes. Les mêmes individus que nous avons signalés pour la chasse aux isards peuvent guider l'étranger dans ces sentiers plus difficiles et moins fréquentés.

A Gabas, on prend un chemin qui traverse une forêt située sur la gauche. Il mène à la Case de Broussette, la dernière habitation Française, qui est située au fond d'une charmante vallée entourée de tout côté de forêts de sapins, de montagnes et de rochers. Le chasseur gravit alors la montagne jusqu'au passage de Pé du Lu. Cette ascension est pénible, mais sans danger, pourvu qu'on ait soin de suivre le guide pas à pas et qu'on n'essaie pas de couper court pour arriver plus vite. Le seul endroit vraiment dangereux est la gorge du port où un vent perçant et glacial règne sans cesse, et où il y a jusqu'au mois d'août plusieurs pieds de neige. En descendant à Sallens, le premier village d'Espagne, il n'y a qu'un seul point difficile où il est prudent de mettre pied à terre. Nous conseillons au voyageur de s'arrêter pour passer la première nuit à Penticosa, village dont les eaux minérales sont si renommées, et de demander l'hospitalité à l'hôtelier don Jose Juan Torla, qui, *moyennant une récompense honnête*, le logera convenablement et dans une *chambre propre*. Il fera bien de partir de bonne heure le lendemain matin et d'aller déjeûner à Briescas, non pas à la Posada, mais dans la maison située vis-à-vis, où la propreté est portée jusqu'au scrupule et dont le propriétaire est fort hospitalier pour les Anglais. Cet homme professe un culte presque d'adoration pour le duc de Wellington, qu'il appelle le libérateur de l'Espagne.

La route de Penticosa à Briescas est tracée au-dessous du port de Sainte-Hélène, un des plus beaux passages des montagnes qu'il y ait dans les Pyrénées et même dans le monde. Le sentier longe les rives du Gallego que l'on traverse deux fois lorsqu'on suit cette passe. Dans ces régions, la flore est vraiment très-belle; à chaque pas, on rencontre la grande saxifrage avec ses pyramides de fleurs, hautes de deux pieds, et la superbe Raymondia Pyrénéalis qui étale ses fleurs pourpres et jaunes dans les creux de chaque rocher.

A Briescas, le chasseur laisse à sa droite le bassin du Gallego et s'enfonce dans une large vallée conduisant au Col de Fablo qu'il faut traverser, — et ce n'est pas là ce qu'il y a de plus facile. Du sommet de ce col, la vue est magnifique et s'étend sur la vallée de Gesero. On traverse ensuite les villages de Gesero, Linces, Broto et Threco, et l'on se trouve dans le Val de Broto; on prend à gauche, et au bout d'une heure de trot on est rendu à Torla. La meilleure maison de ce village est celle de l'intendant de la douane; c'est le beau-père de don Jose Juan Torla, et il fournit aux voyageurs des lits propres, mais à un prix exorbitant. C'est là le plus grand inconvénient de l'Espagne; en effet, il est impossible de marchander et il *faut* payer, ou sinon, comme on dit, « cuchillo entonces. »

On trouve le bouquetin à une heure de marche de Torla; maintenant que nous avons conduit l'amateur sur le terrain de la chasse, donnons une description du gibier.

Le bouquetin est fauve foncé sur le dos et sur les côtés; il est blanc au-dessous. Le mâle a une barbe noire; ses cornes sont plus grandes et plus épaisses que celles de la femelle. Nous avons vu des cornes

de bouquetin qui avaient plus de deux pieds de long.
Il est rare de trouver les cornes du mâle d'une régularité
parfaite vers la pointe, soit qu'il les brise en luttant de
la tête, soit qu'il les use en s'y suspendant pour fran-
chir les précipices, comme on prétend qu'il en a
l'habitude. Le poil du bouquetin est court; en hiver,
cet animal est couvert d'une épaisse fourrure de belle
laine. Un de nos amis en a tué un qui pesait, après
avoir été vidé, quarante-sept livres d'Espagne, de
trente-six onces chacune; de sorte qu'on peut esti-
mer cinquante-cinq à soixante livres le poids du mâle
qui est hors de toute proportion avec la femelle. Le
bouquetin mâle est d'un fauve plus rouge que la femelle, et il a le long de l'épine dorsale une bande
de soies noires.

En hiver, le bouquetin descend dans les vallées
pour chercher sa pâture, mais il retourne en été
vers les retraites les plus sauvages des montagnes. Les
Suisses prétendent qu'un vieux bouquetin attaque le
chasseur; les Espagnols soutiennent le contraire. Il
est plus prudent de s'armer à tout événement; un
couteau de chasse est un bon compagnon qui peut
servir à éventrer le gibier ou à se garder d'une *liaison*
trop intime avec quelqu'ours rôdeur et mal élevé.

On croit que le bouquetin se nourrit ordinairement,
pendant l'hiver et le printemps, des jeunes rejetons
du pin et du sapin, et pendant l'été et l'automne,
des mousses et des saxifrages qui croissent en si grande
abondance sur le Calcaire des Pyrénées.

Quant au goût de la chair du bouquetin, l'Auteur

peut rendre le témoignage le plus favorable, car il a
eu le plaisir, il y a un an, d'en déguster un quartier accommodé avec tout le savoir-faire de Gardères
dans un dîner qui eut lieu à Pau, à l'hôtel de France,
et que présida le chasseur qui avait tué le gibier. La
chair avait plus de haut goût que la venaison,
sans être aussi juteuse ; et comme elle était bien
piquée, elle était vraiment exquise en son genre.

On dit qu'il y a encore des bouquetins dans les
Pyrénées Orientales, mais cela n'est rien moins que
certain. Nous pensons que les Alpes et les Pyrénées
sont les seuls endroits où l'on puisse affirmer que ces
animaux habitent ; il va sans dire que nous n'enten-
dons pas parler des Krapacks et des Ourals qui sont
un peu trop éloignés des amateurs du sport.

En poursuivant l'isard et le bouquetin, le chasseur
rencontre souvent les traces de l'ours ; mais il n'y a
pas d'espoir de chasse à fonder sur cet animal. Les
ours ont été de tout temps fort rares dans la vallée
des Eaux-Chaudes ; pendant l'été, ils sont à l'abri
de toute poursuite dans des forêts inaccessibles. Cet
animal est essentiellement rôdeur et il ne demeure
jamais deux nuits de suite dans le même lieu. D'ordinaire, lorsqu'il se déplace, il choisit un chemin
facile pour lui, mais entièrement impraticable pour
l'homme. Néanmoins, on le rencontre quelquefois
par aventure. Si on le blesse sans le mettre hors de
combat, il attaque son adversaire avec une fureur
acharnée. Et qu'on n'aille pas s'imaginer que l'ours
des Pyrénées ressemble à ce pauvre malheureux ani-

mal qui danse musclé sur les places publiques, ou qui est confiné derrière les barreaux d'une ménagerie, ni même aux ours que l'on aperçoit au fond des fosses des jardins zoologiques. Quoique l'ours ne puisse prendre un élan soudain comme le chat, néanmoins lorsqu'il est une fois en mouvement, il fait des bonds qui étonneraient ceux qui le considèrent comme un animal pesant et lourd.

Malgré cela, l'ours n'attaque jamais l'homme ; du moins, nous ne connaissons pas de cas dans lequel il ait été l'aggresseur, et nous savons plusieurs circonstances dans lesquelles les deux adversaires ont quitté le champ de bataille sans coup férir : l'homme, parce qu'il était sans armes, l'ours, parce qu'il n'est pas disposé à combattre s'il n'a pas été blessé.

Comme il est fort difficile de trouver l'ours en été et en automne, il vaut mieux ne pas songer à le chasser, à moins que des traces certaines n'aient fait connaître le lieu de sa retraite. Alors, on livre un terrible combat où la fermeté des nerfs et la présence d'esprit peuvent seules donner la victoire. Si l'on n'a pas ces qualités, il est plus sûr de laisser monsieur Bruin tranquille *chez lui.*

Le coq de Bruyère est très-commun dans les hautes forêts de sapins. Pour le chasser, il faut, au printemps, vers le mois de mai, se rendre à la nuit sur les lieux, y camper et parcourir les bois au point du jour. Dès que le chasseur entend le chant du coq, il doit courir à l'endroit d'où est parti le cri et tirer aussitôt. Le chant cesse lorsque les rayons du soleil font sentir leur chaleur ; de sorte que la chasse est très-courte et très-pénible, à cause de la disposition du terrain. Du reste, cet oiseau est un mets exquis.

On chasse rarement le loup dans ses antres au sein des montagnes. Ce n'est que lorsqu'un hiver plus rigoureux que de coutume couvre les Pyrénées de neige jusque dans les replis les mieux abrités, chassant les loups vers la plaine et dans le voisinage des villes ; ce n'est qu'alors que les habitans s'arment pour défendre contre les aggressions de ces bêtes féroces, leur poulailler, leurs troupeaux et leurs animaux domestiques. Pendant les mois de mars et d'avril 1842, on apprit que le bois de Pau, situé à quelques kilomètres seulement de la ville, et sur le point le plus éloigné de la montagne, servait de refuge à plusieurs loups ; les Anglais et les Français firent trois chasses pour les détruire. Chaque jour on trouva et on tua le gibier. Après avoir posté les tireurs, on battait le bois, et le loup, amené en rase campagne, tombait bientôt sous la balle de quelqu'un des chasseurs.

Nous terminerons ici les longues et ennuyeuses digressions que nous avons faites depuis que nous avons perdu de vue Pau et son climat, pour revenir au sujet même de notre ouvrage, c'est-à-dire à la description des établissemens Pyrénéens, à l'analyse de leurs eaux respectives et à l'exposé de leur influence curative sur les maladies.

CHAPITRE XII.

Dans les temps anciens, avant que la science eût réussi à pénétrer les mystérieux secrets de la nature, avant que la philosophie eût appris aux hommes à déduire des principes généraux d'une collection de faits nombreux et à guider ainsi leur marche incertaine dans la recherche des remèdes destinés à combattre les maux qui affligent l'humanité, on avait déjà compris et reconnu l'utilité des eaux minérales ; on croyait que leurs vertus étaient un don du Ciel sur lequel veillait la protection des Dieux et on allait leur demander le soulagement et la guérison de toutes les maladies mortelles, de toutes les douleurs. C'est ainsi que dès l'origine, sans le concours de l'analyse ou de la théorie, le succès seul posa les bases d'une renommée que, dans un grand nombre de cas, le temps, cet infaillible juge, n'a pas eu le pouvoir de détruire.

Les Grecs, qui avaient acquis en médecine, aussi bien que dans les sciences et les arts libéraux, des notions plus étendues que les peuples qui les avaient précédés, tenaient en grande vénération les eaux thermales qu'ils regardaient comme un présent de la Divinité, et ils les consacrèrent à Hercule, le Dieu de la force. Il s'établit alors des rites que l'on observait en faisant usage des eaux et des prêtres qui avaient assez d'habileté pour persuader à leurs prosélytes que les diverses cures qu'elles produisaient étaient le résultat non de leurs propriétés médicales, mais bien de l'action immédiate du Dieu sous la protection duquel elles étaient placées. Lorsque les habitans de l'empire Romain eurent embrassé le Christianisme, cette circonstance amena une désertion universelle des eaux thermales, parce que, en recourant à leurs vertus, on était censé reconnaître le pouvoir et l'influence des divinités de l'Olympe.

L'usage des eaux minérales chez les peuples de la Grèce était à la fois interne et externe ; du reste, il n'est pas étonnant que, dans un pays et à une époque où l'on vit apparaître deux lumières de la médecine, Arœtée et Hippocrate, ce moyen thérapeutique ait été considéré comme un puissant auxiliaire dans le traitement des maladies. On trouve dans les ouvrages d'Hippocrate une mention distincte des sources imprégnées de principes métalliques et de celles qui renferment des substances salines ; néanmoins, l'absorption interne de ces eaux est formellement interdite. Aristote, quatre cents ans avant l'ère chrétienne, signala certaines eaux minérales qui devaient leurs principales propriétés à la présence des vapeurs ou des gaz qu'elles contenaient. Strabon parle d'une source miraculeuse à laquelle il attribue le pouvoir de dissoudre la pierre dans la vessie. Archigène recommande l'usage interne des eaux minérales dans les maladies de la vessie depuis la dose d'une pinte jusqu'à celle de douze. Plusieurs médecins Grecs employaient les eaux minérales comme remède contre la lèpre, la colique, la paralysie et diverses maladies nerveuses ; et l'on peut se convaincre qu'à cette époque si peu avancée, on connaissait déjà et on avait observé des sources sulfureuses, alumineuses, bitumineuses, nitreuses et ferrugineuses. Gallien fait un grand éloge d'une source bitumineuse et ferrugineuse, comme très-salutaire aux personnes attaquées de la gravelle ; mais il en défend l'usage à certains tempéramens.

Les eaux minérales étaient un remède familier aux Romains qui recouraient à celles de l'Italie ; l'empereur Auguste lui-même leur voua une reconnaissance fondée sur les bienfaits qu'il en avait reçus. Vitruve assigne aux sources nitreuses une vertu purgative ; Sénèque le philosophe contient plus de détails à ce sujet. Il nous apprend que certaines eaux sont bonnes pour les yeux, que d'autres guérissent les maladies et les ulcères invétérés et que quelques-unes, prises à l'intérieur, combattent les affections des poumons et des entrailles et arrêtent l'hémorragie. Pline, dans son *Histoire Naturelle*, parle des eaux acidulées, sulfureuses, salines, nitreuses, alumineuses, ferrugineuses et bitumineuses. Il dit que les eaux sulfureuses conviennent très-bien aux maladies des nerfs et que les sources alumineuses sont d'un grand effet dans la paralysie. Oribasius, qui vivait sous l'empereur Julien, vante beaucoup l'influence de sources minérales sur les affections de l'estomac et du foie. Aëtius, né en 405, paraît avoir eu des notions plus justes sur les vertus des eaux minérales. Il prescrit l'usage des sources sulfureuses et alumineuses dans les maladies nerveuses et rhumatismales, et surtout pour la guérison de la lèpre, de la gale et autres éruptions cutanées ; quant aux eaux ferrugineuses, il les applique au traitement des affections du foie et de l'estomac.

Partout où les Romains portèrent leurs armes victorieuses, ils cherchèrent des eaux minérales et s'établirent de préférence dans le voisinage des sources thermales, parce que, sans doute, ils avaient éprouvé combien elles étaient puissantes pour la guérison des blessures reçues à la guerre. Pour témoigner leur reconnaissance des heureux effets qu'elles produisaient sur eux, ils élevaient des temples et des autels votifs aux divinités sous la protection desquelles ils les avaient placées. On trouve encore des preuves nombreuses de la vénération que les eaux minérales des Pyrénées inspiraient aux Romains, à l'époque de la conquête de l'Aquitaine par Jules-César ; et quand nous viendrons à parler de Bagnères-de-Bigorre, nous aurons occasion de signaler plusieurs de ces monumens qui sont dans un état satisfaisant de conservation.

Au dixième siècle, lorsque la science médicale se réfugia chez les Arabes, les eaux minérales furent mises en réputation. Avicenne les conseille pour les obstructions des viscères et diverses autres maladies internes.

Après la chute de l'empire Romain, les sources minérales furent négligées jusqu'au règne de Charlemagne. Convaincu de leur utilité, ce monarque fit construire à Aix-la-Chapelle de vastes thermes où il se baignait habituellement avec ses officiers. Les autres eaux minérales commençaient à être fréquentées lorsque la mort de ce prince et la division de son empire plongèrent de nouveau la France dans l'ignorance et la barbarie.

Les Saxons avaient donné à Bath, établissement thermal aujourd'hui célèbre en Angleterre, le nom d'Akemanceastre ou *cité des malades*; ce qui permet de penser qu'à cette époque les habitans de la Grande-Bretagne fréquentaient cette ville, quoique ce ne soit que sous le règne de Charles II que sa réputation ait commencé.

Jusqu'à la fin du 15.ᵉ siècle, les médecins ne se préoccupèrent pas beaucoup des eaux minérales. Ce furent les Italiens qui leur rendirent les premiers leur ancienne célébrité. En 1498, Savonarole de Padoue composa un traité sur les bains en général et sur les eaux thermales d'Italie en particulier, et il se livra à des recherches sur la cause de la température de ces sources, aussi bien que sur les propriétés du soufre, de l'alun, du nitre, de la craie et du fer qu'elles contiennent.

En Allemagne, Tabernœmontanus, médecin de l'électeur Palatin, et un des botanistes les plus éminens de son époque, énumérait vers la fin du 16.ᵉ siècle les diverses eaux thermales de cette contrée, et il citait entr'autres celles de Seltzer (*).

Dominique Duclos est peut-être le premier qui ait essayé de déterminer les principes constitutifs des eaux minérales ; on trouve dans le quatrième volume des mémoires de l'Académie des Sciences de France deux dissertations qu'il composa sur ce sujet. Dans la première, il rend compte des méthodes qu'il a employées pour analyser les différentes eaux, et dans la seconde, il donne les résultats d'une série d'expériences faites pendant les années 1670 et 1671 par les membres de l'Académie pour reconnaître la composition de soixante-huit sources minérales de la France ; mais, vu le peu de progrès que les savans avaient fait à cette époque dans la connaissance des sels, on ne pouvait s'attendre à des solutions bien satisfaisantes. Néanmoins, les expériences rapportées dans ces mémoires donnent une haute idée de l'habileté et de la sagacité de Duclos et de ses confrères de l'Académie. S'ils ne sont pas parvenus à déterminer les vrais élémens des sources minérales, ils sont du moins allés aussi loin que le leur permettait l'état d'enfance dans lequel se trouvait encore la chimie (**).

(*) Bergman Opuscl, t. 69.
(**) Cyclopœdia of Practical Medecine, vol. 1, p. 455.

Henri IV, qui avait fréquemment visité dans sa jeunesse les établissemens des Pyrénées et qui avait été témoin des abus qui y régnaient, s'efforça de les réprimer dès qu'il fut monté sur le trône de France; en 1603, il publia des édits et des lettres patentes par lesquels il nommait des surintendans et des intendans généraux chargés de la surveillance des eaux, des bains et des fontaines minérales du royaume. Ces édits furent confirmés par les rois ses successeurs et aujourd'hui, dans chaque établissement thermal, il y a un médecin inspecteur, appointé par le gouvernement, auquel est imposée, entr'autres obligations, celle de faire un rapport annuel sur l'état des établissemens soumis à son contrôle et sur l'action thérapeutique des eaux dans les maladies. Au 17.ᵉ siècle, l'étude des eaux minérales devint à la mode en France. Plus tard, Fagan, médecin de Louis XIV, examina avec soin les sources des Eaux-Bonnes et de Barèges pour savoir si elles pourraient contribuer à la guérison d'une fistule à l'anus dont le Roi était atteint. Déjà, Barèges, Cauterets et Bagnères attiraient un grand nombre de malades. Dans quelques provinces, certaines fontaines étaient placées sous la protection des saints et, à des époques fixes de l'année, le peuple y faisait des pélerinages pour implorer en leur faveur l'assistance du ciel. Dans des temps plus rapprochés de nous, des médecins de divers pays ont parlé avec enthousiasme des eaux minérales de leur patrie. Conrad-Gesner a fait le panégyrique des sources de la Suisse; Hoffmanne a vanté celles de l'Allemagne; Allen et Lyster célébraient les eaux de Bath et de Buxton, pendant que Boyle publiait un traité sur les eaux minérales (*).

Depuis cette époque les noms les plus illustres dont la science se glorifie en France se sont trouvés mêlés à de nombreuses recherches chimiques et médicales qui ont été plusieurs fois entreprises pour déterminer la composition et les vertus des sources minérales de cette contrée.

Ce n'est pas ici le lieu de faire une histoire séparée de chaque établissement des Pyrénées; nous donnerons plus bas l'analyse et la description des propriétés de leurs eaux. Les établissemens dont nous parlerons sont *Bagnères-de-Bigorre, Capbern, Barèges, S.ᵗ-Sauveur, Cauterets, Eaux-Bonnes* et *Eaux-Chaudes.* Le premier possède différentes sources principalement salines à l'exception d'une seule qui est ferrugineuse; le second n'a que des sources entièrement salines; les autres cinq renferment des sources de diverse intensité qui sont toutes très-sulfureuses.

Les sources salines des Pyrénées jaillissent ordinairement du calcaire schisteux, ou, comme la plupart de celles de Bagnères, des dépôts d'alluvions. La seule fontaine ferrugineuse dont il sera question dans cet ouvrage et qui se trouve dans le voisinage de Bagnères, est située sur un terrain contenant en grande quantité de l'amphibole et du feldspath. Quant aux sources sulfureuses, elles sortent des formations granitiques; et c'est là une règle géologique à laquelle

(*) **Manuel des Eaux Minérales**, par le docteur Patissier.

nous ne connaissons aucune exception. Les eaux sulfureuses coulent sur le granit, le gneis, le schiste micacé ou l'eurite; on n'en trouve plus de traces au-dessous de ces formations.

La température des eaux thermales est sans contredit un des phénomènes les plus surprenans et les plus inexpliquables de notre globe, et on a proposé diverses hypothèses pour résoudre ce problème difficile. Cette température a toujours été au-dessous de celle de l'eau bouillante et s'est maintenue pendant le cours des siècles à peu-près au même degré. Quelques sources manifestent accidentellement des signes d'ébulition, mais cette modification a lieu principalement pendant les tempêtes et elle est produite par un dégagement d'azote et de gaz acide carbonique qui provient d'un changement dans la pression atmosphérique.

Voici quelques-unes des hypothèses qui ont été hasardées sur ce sujet à divers intervalles; nous sommes forcés d'avouer qu'aucune d'elle n'explique d'une manière satisfaisante les difficultés du problème :

1.º On a attribué la cause calorifique à certains feux inextinguibles qui répandraient la chaleur à de grandes profondeurs dans les entrailles de la terre; l'élément volcanique de ces foyers serait la houille produite par la combustion insensible et la longue décomposition pendant le cours des siècles des forêts qui couvraient autrefois les montagnes primitives, et qui ont été ensevelies sous les immenses ruines du bouleversement général du monde. La décomposition de ces forêts et d'autres corps organiques qui gisent sous ces débris donnerait naissance à la houille, au bitume, aux sels végétaux, au soufre, aux gaz de toute espèce, en un mot, aux principes fixes et volatils dont les expériences chimiques ont démontré la présence dans les eaux minérales. L'objection qui combat cette théorie, c'est qu'on ne découvre aucune trace d'une action volcanique interne qui, dans cette hypothèse, devrait indubitablement exister. 2.º Selon quelques-uns, la température des eaux proviendrait d'un changement opéré dans les acides minéraux qui quitteraient leurs bases primitives pour prendre une forme nouvelle; cette décomposition et cette synthèse produiraient les sels que l'évaporation laisse à découvert et le calorique résultant du transfert des molécules. Mais, si la chaleur était due à la décomposition et à la combinaison des substances minérales dans le sein de la terre, la température ne serait pas toujours égale et la proportion des élémens constitutifs des eaux ne demeurerait pas identique, tandis que ces deux caractères se retrouvent invariablement dans toutes les sources. 3.º Frappés de l'influence du fluide électrique qui est répandu sur le globe d'une manière si universelle, quelques théoriciens l'ont appelé à leur aide pour fournir une solution de ce problème. Néanmoins, cette cause paraît trop mobile, elle est sujette à des variations trop nombreuses et trop brusques pour qu'on puisse la rapporter à un effet aussi constant que la température des eaux minérales. 4.º Une autre opinion, qui était celle de Sir Humphry Davy, attribue la chaleur des eaux à des réactions provenant de la décomposition rapide de l'eau par le contact des métaux encore inoxidés; c'est ainsi que le calorique serait dégagé et que les principes que les eaux minérales tiennent en dissolution se formeraient. 5.° Plusieurs substances métalliques minéralisées avec du soufre, comme le fer pyrité, dégagent du calorique lorsqu'on les met en contact avec l'eau à l'état de pulvérisation; on a pensé que ce phénomène pouvait expliquer la température des sources minérales. Néanmoins, on peut répondre que les sources les plus chaudes sont celles qui ne contiennent ni fer ni substance métallique quelconque. 6.° On a pensé de tout temps et on a affirmé de nos jours avec une grande assurance et non sans des motifs très-plausibles, que le feu central était la cause de la chaleur des eaux thermales. « Il existe dans notre planète un foyer de chaleur souterraine, c'est là un fait démontré par de nombreux phénomènes. La température élevée des puits et des mines, la chaleur qui augmente dans une proportion rapide à mesure que l'on descend, les vapeurs qui s'exhalent de la terre, les fontaines d'eau chaude qui en jaillissent, et en particulier les éruptions volcaniques, tout cela prouve l'existence d'une cause de cette nature. On l'a quelquefois appelée chaleur centrale, mais cette dénomination a été rejetée, et la qualification de souterraine ou interne a été substituée à la première, par la raison que si le feu est nécessairement souterrain et interne, il ne s'en suit pas qu'il soit central. C'est évidemment à cet agent puissant et universel qu'on doit attribuer plusieurs des modifications qui ont eu lieu à la surface de la terre, telles que la fusion des roches li-

quéfiées et l'altération de celles que l'on nomme métamorphiques ; cette influence se manifeste aussi d'une
manière certaine dans les volcans qui existent sur le
globe. Le seul doute important à ce sujet s'élève sur
la nature de ce feu souterrain ; c'est là un point qui
divise le monde scientifique. Les uns, parmi lesquels
on compte Humboldt, Fourier, Cordier et Arago
partagent les idées de Leibnitz, qui rapporte ce phénomène à l'incandescence originaire de notre planète ;
les autres l'attribuent aux agens chimiques qui se
combinent dans les profondeurs de la terre. Cette
question, comme bien d'autres, ne saurait être résolue
dans l'état actuel de la science ; nous devons nous
contenter de constater le fait, tandis que l'explication
de sa cause réelle dérivera d'une généralisation future
puisée dans un cercle de connaissances plus étendues
que celles que nous possédons aujourd'hui. Quoiqu'il
en soit, la densité moyenne de la terre qui est trop
faible pour que l'on puisse supposer qu'elle est entièrement solide, le mouvement ondulatoire observé
dans les tremblemens de terre et d'autres phénomènes
de même nature conduisent à cette conclusion qu'une
grande partie de la matière interne de notre planète,
et cette portion même qui est immédiatement en contact avec la croûte sur laquelle nous vivons, sont dans
dans un état de fusion produit par la chaleur, et que
nous habitons l'enveloppe extérieure d'une masse li-
quéfiée (*). »

(*) Richardson's Geology, p. 64.

Un ouvrage publié par M. Cordier en 1827 (*) a vivement attiré sur ce sujet l'attention publique. Il résulte des expériences faites par le savant Académicien, qu'en pénétrant de la circonférence du globe vers son centre, on éprouve une augmentation de température qui s'élève à deux degrés environ par quarante mètres. Si ces données sont approximativement exactes — et les calculs de M. Cordier sont confirmés par les expériences faites à l'Observatoire de Paris et par celles que fournit le forage du puits artésien qui vient d'être creusé à Grenelle, — cet auteur estime qu'à une profondeur verticale d'une demie lieue, c'est-à-dire à une distance moindre que la hauteur de beaucoup de montagnes, on trouverait une chaleur égale à celle de l'eau bouillante. En supposant que cette température augmente dans une proportion régulière, elle doit être au centre de la terre de 500,000 degrés, c'est-à-dire assez élevée pour fondre et dissoudre les substances les plus réfractaires que présente la nature et que peut concevoir l'imagination.

M. Arago (**) se fondant sur une multitude de faits et d'observations, a établi en principe qu'il existe à diverses profondeurs dans les entrailles du globe des dépôts et des réservoirs d'eau plus ou moins considérables; ces eaux, par suite de leur poids, se fraient un chemin vers le centre à travers les nombreuses fissures qui résultent du retrait des terrains divers.

(*) Essai sur la Température de l'Intérieur de la Terre.

(**) Annuaire du Bureau des Longitudes, 1835.

En absorbant le calorique du foyer central, elles se volatilisent, remontent à l'état de vapeur et se chargent dans ce trajet ascensionnel des principes qui composent les eaux minérales.

Quelque plausible que puisse paraître cette opinion, quelle que soit la somme de vérité qu'elle contient, il n'en est pas moins vrai que, comme toutes les autres hypothèses, elle laisse quelque chose à désirer. Aucune de ces théories ne rend compte d'une manière rigoureuse de la température constante et invariable des eaux thermales à leur source et de la proportion fixe qui existe dans leur composition. La science humaine a beaucoup fait pour éclairer les opérations de la nature; mais elle a aussi ses mystères qui demeurent jusqu'à présent inaccessibles aux intelligences bornées.

Néanmoins, si nous ne pouvons sonder ces secrets, il est du moins intéressant de pénétrer aussi avant que possible dans le temple où ils sont ensevelis. Ainsi, dans le chapitre suivant, nous occuperons nos lecteurs de matières qui sont d'une importance plus directe.

CHAPITRE XIII.

CONSIDÉRATIONS GÉNÉRALES SUR LES EAUX SULFUREUSES DES PYRÉNÉES. — BARÉGINE OU GLAIRINE, SUBSTANCE QUE L'ON TROUVE DANS CES EAUX ET QUI LEUR EST PARTICULIÈRE. — ANALYSE GÉNÉRALE. — L'ANALYSE CHIMIQUE NE PEUT RENDRE COMPTE DE LEUR ACTION THÉRAPEUTIQUE SUR LE CORPS HUMAIN. — OPINIONS DE CARMICHAEL, JOHNSON, HEIM, GRANVILLE, CHAPTAL ET VAUQUELIN. — PROPRIÉTÉS MÉDICALES DES EAUX EN SANTÉ ET EN MALADIE.

—

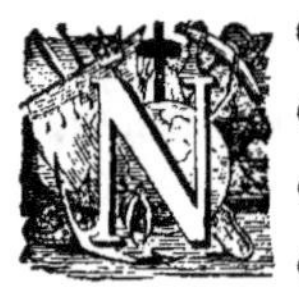

OUS fixerons exclusivement notre attention dans ce chapitre sur les eaux sulfureuses des Pyrénées, parce que ce sont celles qui ont fondé la réputation des sources minérales de ce pays et qui attirent le plus grand nombre des personnes qui se rendent dans cette partie de la France. Quant aux propriétés générales et spéciales des sources salines et ferrugineuses et à leur influence sur les maladies du corps humain, nous en parlerons longuement dans les chapitres qui concernent Bagnères-de-Bigorre et Capbern, où se trouvent les fontaines de cette nature. Ce plan nous permettra de traiter à part l'importante question de l'action des eaux sulfureuses sur les diverses conditions pathologiques de l'organisme et de poser quelques règles fixes pour savoir dans quels cas on peut recourir avec confiance à leurs vertus, et pour déterminer les affections qu'elles soulagent et celles qu'elles aggravent. Après tout, c'est là le point le plus important à examiner, et si notre dissertation à cet égard était satisfaisante, elle donnerait un haut intérêt à la partie de notre ouvrage qui est consacrée aux eaux minérales des Pyrénées. En effet, même sur les lieux, on a accordé si peu d'attention à ces matières, que la commission de l'Académie Royale de Médecine de Paris, qui est chargée par le Gouvernement de recevoir les statistiques annuelles envoyées par les Inspecteurs des eaux et d'en faire un rapport, a été plusieurs fois forcée d'adresser des reproches à ces fonctionnaires. Quels que fussent la nature de la maladie et le genre de tempérament, les malades, comme dans une loterie, ont bien des fois confié leur santé aux chances d'un hasard douteux et souvent funeste.

Les eaux minérales sulfureuses tirent leur nom du gaz hydrogène sulfuré et de l'hydro-sulfate de soude qu'elles contiennent. L'odeur en est plus ou moins fétide, semblable à celle des œufs couvés, et elles renferment, avec d'autres principes salins dont la proportion varie, une substance organique appelée barégine ou glairine dont le caractère, animal ou végétal, n'a pas encore été bien déterminé. Comme les matières animales, cette substance dégage à la combustion une odeur ammoniacale; mais des observations microscopiques récemment faites portent à croire que c'est une production végétale. Ce corps a une apparence muqueuse; il est doux au toucher et se présente sous des formes diverses : il est tantôt fibreux, tantôt floconneux, quelquefois compacte, d'autrefois membraneux; sa couleur varie aussi du blanc au brun, du vert au rouge. On le trouve en abondance dans plusieurs des sources Pyrénéennes dont les vertus médicales sont le plus actives et c'est à sa présence que l'on attribue leurs propriétés onctueuses. On suppose encore que la glairine communique aux eaux une influence particulière pour la cure des rigidités musculaires, des contractions des tendons et des affections rhumatismales chroniques des articulations. Il est à remarquer que cette substance ne se rencontre pas dans les sources sulfureuses de l'Allemagne.

Les eaux sulfureuses des Pyrénées, quoique riches en principes gazeux, ne contiennent qu'une très-petite quantité de matières fixes; en effet, celles qui en renferment la plus forte proportion ne laissent après l'évaporation qu'un résidu égal à la trois mille quatre centième partie de l'eau évaporée. L'analyse est loin de fournir une explication satisfaisante des effets puissants que produisent ces eaux sur le corps humain; quelques-unes, celles de Capbern par exemple, ne donnent sous l'influence des réactions chimiques que des résultats à peine appréciables et agissent cependant avec énergie sur les maladies. Nous sommes heureux de pouvoir appuyer nos asser-

tions à cet égard de l'opinion d'un éminent chirurgien Irlandais, M. Richard Carmichael, membre correspondant de l'Académie de Médecine de France,
auquel on conseilla d'essayer des eaux minérales des
Pyrénées, à la suite d'une violente dyspepsie compliquée d'une névralgie, affectant des symptômes
très-variables et qui avait résisté aux efforts des
premiers médecins de l'Irlande. Voici comment il
rend compte des effets produits sur lui par la source
de Lasserre, une des fontaines de Bagnères-de-Bigorre : « Nonobstant la faible proportion des ingrédiens salins contenus dans ces eaux (71 grains pour
25 litres) et quoi qu'ils ne soient pas d'une nature
très-active, j'éprouvai une amélioration marquée et
presqu'immédiate. L'appétit me revint, ma langue
devint propre; je cessai d'être accablé par une sensation douloureuse de distention, même après un léger
repas; mes selles se régularisèrent; mes urines, qui
avaient toujours été troubles et chargées d'un épais
sédiment crayeux, reprirent la clarté et la couleur
ambrée qu'elles affectent à l'état de santé et augmentèrent considérablement. Mon affection névralgique
ne me força plus qu'à de rares intervalles à recourir
à l'influence calmante de l'opium et j'eus le plaisir
de goûter chaque nuit un sommeil salutaire. Il faut
donc attribuer les vertus de ces eaux, non seulement
à leur température, mais encore à l'état inconnu de
combinaison des principes qu'elles renferment. Dans
aucun cas on ne peut calculer l'action des eaux par
la quantité ou la qualité des élemens minéraux que

l'on y rencontre : la source de Lasserre à Bagnères en est une preuve suffisante. » (*)

Le docteur Johnson, dans son ouvrage intitulé Spas of Germany, dit encore à ce sujet : « Lorsqu'on voit des eaux si simples qu'elles diffèrent à peine des sources les plus pures produire des effets médicaux, on doit en attribuer la cause à quelque pouvoir mystérieux investigable pour nos sens et que l'art humain ne saurait imiter. »

Le professeur Heim adopte la même hypothèse que le docteur Granville dans son ouvrage sur les eaux minérales de l'Allemagne : il pense que le calorique des eaux thermales est d'une nature spécifique analogue à celle de la chaleur vitale du corps humain. « C'est une chaleur incorporée à l'eau par une action chimico-vitale, et comme le calorique extérieur ne peut suppléer la chaleur vitale du corps, de même une température artificiellement créée ne peut remplacer la chaleur naturelle des sources minérales. »

Chaptal déclarait qu'en expérimentant sur les eaux minérales dans le but de découvrir leurs propriétés, on n'opérait que sur un cadavre, parce que le principe subtil qui donne la vie aux ingrédiens chimiques avait disparu. Vauquelin pensait aussi que les effets remarquables produits par des eaux où l'analyse chimique ne découvre que des élémens peu actifs ou

____

(*) Observations on sciatica and other neuralgic affections, together with an account of the waters of Bagnères-de-Bigorre and Barèges in their treatment, read before the Royal College of Physicians on the 18 April 1838, by Richard Carmichael M. R. J. A. p. 29.

même tout-à-fait impuissans, prouvent qu'il existe dans la nature plusieurs principes si subtils qu'ils échappent à nos moyens bornés d'investigation ; on ne peut même former à cet égard que des conjectures comme dans le cas dont il s'agit en ce moment; en effet, les résultats produits par les eaux naturelles étant totalement différens de ceux que l'on obtient au moyen des eaux artificiellement composées avec les substances que l'analyse révèle dans les premières, on est amené à conclure que celles-ci renferment quelqu'élément inconnu et insaisissable.

Afin de venir en aide aux efforts tentés par les théoriciens pour rendre compte des effets produits sur l'organisme par les eaux naturelles et que l'on attendrait en vain de la combinaison artificielle des ingrédiens connus, on a eu recours à un élément qui a été désigné sous le nom de thermo-électrique, principe intimément uni sinon identique à la cause hypothétique du calorique thermal. — Ceux qui ont observé l'action médicale des eaux chaudes ont pu se convaincre qu'elles contiennent à leur source une sorte de vitalité fugitive que leur enlèvent l'agitation, le transport et le refroidissement. — Il est donc évident que les eaux minérales ne peuvent être imitées avec succès et qu'il est nécessaire, pour en éprouver les salutaires effets, de les prendre à la source même.

L'action directe de ces eaux prises à l'intérieur et à l'extérieur sous forme de bains et de douches, est stimulante sur un individu d'un tempérament robuste et sanguin à l'état de santé. Dans ce cas, si l'on continue quelque temps à en faire usage, tous les symptômes de la fièvre qu'engendrent d'ordinaire les causes qui excitent les systèmes nerveux et circulatoire viennent à se manifester : le sommeil est troublé, agité de rêves pénibles; la sensibilité de l'ouïe et de la vue augmente; le pouls est précipité; on éprouve des maux de tête, une soif ardente, un dérangement de l'estomac; la peau est chaude et desséchée; on est en proie à des tressaillemens involontaires, et souvent il survient une hémorragie dans les poumons ou même une apoplexie foudroyante.

Cet état funeste dérivant d'une application inopportune ou d'un usage immodéré des eaux minérales sulfureuses a été appelé le *point de saturation;* l'école Allemande le désigne sous le nom de *Bad Sturm;* ces fâcheuses conséquences démontrent suffisamment que ces eaux ne sont pas inoffensives dans un état quelconque de l'économie animale, mais qu'au contraire on doit les conseiller avec ménagement et les prendre avec les précautions convenables.

Lorsque, d'après les circonstances du tempérament et de la maladie, cet agent thérapeutique est approprié au système vital, les eaux minérales sulfureuses, selon le degré de température et la puissance de leurs élémens minéraux, produisent des effets salutaires, tels qu'une modification des fonctions des membranes muqueuses. Ainsi, elles rendent une plus grande vigueur et un ton organique aux membranes qui sont dans un état d'affaiblissement chronique, sous-aigu et anormal, et elles changent la nature et la quantité des sécrétions. L'influence de ce remède est encore sensible sur le système absorbant des vaisseaux ; les dépôts morbides laissés dans le voisinage des articulations ou entre les muscles et les tendons par des blessures ou des inflammations arthritiques sont absorbés avec une rapidité surprenante : de même, les congestions passives du système sanguin, provenant d'une circulation irrégulière à travers les glandes et les autres organes, sont souvent détruites par l'activité que ces eaux impriment aux appareils nerveux et circulatoires.

Même lorsque ces eaux opèrent des changemens salutaires, dans les cas appropriés à leur action thérapeutique, on remarque toujours une accélération momentanée du pouls et une forte tendance à l'invasion de symptômes fébriles : le plus souvent, la crise favorable se manifeste par des éruptions et par une plus grande abondance des sécrétions des reins et de la peau.

Puisque les eaux sont si stimulantes, il est nécessaire, même dans les cas où l'usage en est décidément indiqué par les symptômes de la maladie, de les administrer avec prudence et de les prendre dans le principe à de faibles doses. Cette précaution est toujours utile, car on a vu quelquefois ces eaux absorbées, quoique à une dose modérée, par des personnes chez lesquelles on ne soupçonnait pas l'existence d'une maladie de poitrine avancée, produire une hémorragie des poumons ou aggraver tous les symptômes organiques. Il est donc plus convenable de commencer par prendre

les eaux à la dose d'un demi-verre et de les couper
d'un tiers de lait tiède ou d'orgeat. Sous la surveillance de l'homme de l'art, on peut graduellement
augmenter cette dose jusqu'à ce qu'on a atteint le
maximum qui est de trois ou quatre verres par jour,
à moins toutefois qu'on ne soit arrêté par des symptômes contraires de l'approche du *Bad Sturm* et que
des accidens internes ne viennent dire au malade :
tu iras jusque-là, mais tu n'iras pas plus loin.

On considère comme plus avantageux pour le malade de ne commencer les bains qu'après avoir accoutumé son corps à l'action stimulante des eaux minérales
en les prenant à l'intérieur. Il importe, du reste, de
prendre pour se baigner l'avis du médecin, parce que
divers symptômes qui proviennent de la maladie ou
de l'usage des eaux nécessitent quelquefois un changement de bain ou l'intervention de remèdes et d'un
traitement auxiliaire. On accompagne souvent l'usage
interne des eaux de bains et de douches, et il n'est
pas rare d'obtenir de ces combinaisons des effets
étonnans.

Quant au mode d'action des eaux sur nos organes
intérieurs, il règne sur ce point comme sur toutes
les questions de thérapeutique une grande obscurité
et nous ne pouvons juger la cause que par ses effets.
Les eaux semblent pénétrer dans la circulation à laquelle elles communiquent une rapidité centrifuge,
et modifient en même-temps les différentes sécrétions.
Le cerveau et la colonne vertébrale participent à ce
mouvement d'accélération et les fonctions des organes

les plus importans qui s'opéraient avec langueur re-
prennent une activité supérieure même à celle de
l'état de santé.

L'efficacité des eaux prises à l'intérieur est singulièrement augmentée par l'usage des bains : leur action
est alors plus manifeste et plus facilement appréciable ;
« sous cette forme elles détergent la peau, rétablissent
la transpiration et opèrent une révulsion au-dehors.
L'appareil cutané devient rouge, injecté, tuméfié,
acquiert une chaleur, une moiteur agréable ; il est
le siège d'une congestion sanguine modérée, mais à
vaste surface, souvent favorable et toujours exempte
de dangers. Il est facile de pressentir tout ce que cette
légère stimulation de la peau et la nouvelle direction
imprimée aux fluides qui en résulte, doivent avoir
d'influence pour rappeler au-dehors les différentes
affections cutanées qui sont portées à l'intérieur, rétablir les évacuations habituelles, déviées, diminuées
ou supprimées, décéler les maladies vénériennes mas-
quées ou mal guéries ; de là l'efficacité des bains
minéraux dans les maladies internes qui dépendent de
la métastase des dartres, de la gale, des rhumatismes
ou du virus vénérien, de la diminution ou suppression
de la transpiration, des menstrues ou des hémorroïdes.
Les eaux thermales ne sont pas moins salutaires dans
les affections rhumatismales, le lumbago, la sciatique,
les paralysies, les scrofules, et contre cette foule
d'éruptions cutanées qui dépendent des irrégularités
de la transpiration ou d'une sécrétion anormale de la
peau. Leur onctuosité réussit parfaitement à assouplir

les parties ligamenteuses et tendineuses, à rendre plus libres les mouvemens des membres qui ont éprouvé des contusions, des entorses, des fractures, accélère la cicatrisation des plaies d'armes à feu, des ulcères atoniques et fistuleux. » (*) Ces eaux, prises à l'intérieur et appliquées à l'extérieur, provoquent aussi d'une manière particulière l'exfoliation des os malades et l'expulsion des corps étrangers ou des abcès situés à une certaine profondeur.

La douche est une colonne d'eau minérale qui est dirigée sur quelque partie du corps avec une grande *vis à tergo*. Il y a trois sortes de douches : quand la colonne d'eau est dirigée verticalement, la douche est *descendante*; si elle est horizontale, on lui donne le nom de *latérale*; et lorsqu'elle vient de bas en haut on l'appelle *ascendante*.

La douche augmente l'action vitale de la partie sur laquelle elle frappe; elle enflamme la peau, et la couvre de petites pustules qui deviendraient des ampoules si la durée de l'opération se prolongeait. Il ne faut pas recevoir plus d'un quart d'heure la douche sur un seul point. Si on la continuait plus long-temps, au lieu de produire une excitation modérée et salutaire, elle causerait certainement une inflammation sérieuse. Nous avons vu des douches appliquées violemment sur la tête, la colonne vertébrale et l'abdomen causer une inflammation des membranes du cerveau et de la moëlle épinière, des

(*) Manuel des eaux minérales par Patissier, p. 80.

coliques et des vomissemens. Administrée avec précaution, la douche est un des moyens les plus énergiques que fournisse l'art contre les affections locales.
C'est un sudorifique plus puissant que les bains. La
percussion et le choc qu'elle occasionne se communiquent aux tissus, changent leur mode de vitalité
et développent une action qui, en se transmettant
aux organes intérieurs, occasionne en eux des réactions favorables. Quelque soit le point où l'on veut
stimuler l'action vitale ou bien faire passer à l'état
aigu une inflammation chronique, on produira toujours
cet effet en y dirigeant la douche. On recourt avec
succès à ce moyen thérapeutique dans le cas d'atonie
et de relâchement partiel, dans l'anchylose incomplète,
dans les contractions des membres, les crampes, la
raideur des articulations, les rhumatismes chroniques,
la sciatique, le lumbago, les affaiblissemens locaux
et la paralysie, les tumeurs indolentes, les tumeurs
blanches, sans complication inflammatoires, dans les
dartres limitées et obstinées, etc. Dans la paralysie
des membres, on reçoit la douche sur l'épine dorsale.
Dirigée sur les lombes, la partie inférieure de l'abdomen, les cuisses et le périnée, la douche est un
moyen puissant de rétablir le flux menstruel et hémorroïdal. Appliquée avec prudence sur l'abdomen,
elle est très-efficace dans les engorgemens chroniques
des viscères que contient cette cavité. (*)

Les bains minéraux produisent souvent une érup-

____

(*) Manuel des eaux minérales par Patissier.

tion *(psydracia thermalis)* qui ressemble beaucoup à la scarlatine, à la suette miliaire ou autres maladies cutanées de même espèce. Cette éruption, déterminée par un salutaire effort de la nature, est suivie d'excellens effets. C'est souvent le signe précurseur du rétablissement de la santé et l'on trouve plusieurs exemples de ce résultat dans les ouvrages des médecins-inspecteurs. La guérison des catarrhes pulmonaires chroniques, de la gastralgie et de l'enterite est souvent précédée par des rougeurs, des boutons, des pustules, des tumeurs articulaires et des dartres dont les malades ne se doutaient pas qu'ils portaient en eux le germe. Ces éruptions loin d'être dangereuses doivent être regardées comme un effet salutaire des eaux. Elles disparaissent promptement, même pendant que l'on continue l'usage des bains. Mais quand même après la fin du traitement il resterait quelques boutons isolés ou une irritation de la peau, nous recommandons aux malades de ne pas les tourmenter, car c'est là le moyen d'assurer leur guérison et de prévenir une rechute.

CHAPITRE XIV.

RECHERCHES SUR L'ACTION THÉRAPEUTIQUE DES EAUX MINÉRALES
SULFUREUSES DANS LES MALADIES. — LEURS EFFETS ABSOLUS,
INDÉPENDAMMENT DE L'IMAGINATION, DE LA MODE OU D'UN
SIMPLE CHANGEMENT D'AIR ET DE PAYS. — ARGUMENT EN
FAVEUR DE LEURS PROPRIÉTÉS MÉDICALES TIRÉ DE LEUR
INFLUENCE CURATIVE SUR LES MALADIES DES CHEVAUX POUS-
SIFS. — OBSERVATIONS GÉNÉRALES SUR LES SYMPTÔMES
QUE L'USAGE DE CES EAUX GUÉRIT, SOULAGE OU AGGRAVE
INVARIABLEMENT. — LES AUXILIAIRES PHARMACEUTIQUES
AUGMENTENT LEUR EFFICACITÉ MÉDICALE ET PRÉVIENNENT
LES SYMPTÔMES INTÉRIEURS. — PRÉCAUTIONS A PRENDRE
RELATIVEMENT A L'ABUS DES EAUX.

APRÈS avoir examiné d'une manière générale dans le chapitre qui précède les effets
des eaux prises à l'intérieur ou appliquées
extérieurement sous forme de bains et de
douches, il est naturel de rechercher maintenant si
ces effets sont constans dans tous les états du système
vital, et si, dans toutes les circonstances, ils sont désirables et salutaires. En d'autres termes, quelles sont
les indications résultant d'une action morbide qui
prescrivent toujours d'une manière sûre un recours à
l'influence curative de ces agens minéraux ; quels sont

au contraire les cas dans lesquels l'usage des eaux serait non-seulement hasardeux, mais encore extrêmement préjudiciable ?

Cette étude est fort importante et elle demande une réflexion sérieuse. On comprend qu'après avoir expérimenté pendant plusieurs années les effets de ces eaux sulfureuses, principalement à Cauterets, dont les nombreuses sources sont comme un abrégé de celles qui sont répandues dans les Pyrénées, et qu'après avoir eu occasion d'observer leurs vertus dans d'autres établissemens thermaux, l'Auteur doit avoir recueilli un grand nombre de faits et s'être efforcé d'en déduire quelques principes généraux. Son intention était d'abord de faire reposer sur les résultats de son expérience les principes avancés dans cet ouvrage ; mais il a compris qu'il donnerait à ces règles une autorité bien plus imposante et qu'il rendrait un plus grand service aux personnes étrangères à ces eaux minérales, en appuyant ses vues personnelles des opinions consignées dans un document qui mérite une entière confiance, le dernier Rapport de la Commission de l'Académie de Médecine de Paris. L'Auteur s'est empressé d'adopter ce plan en toute humilité, et il l'a suivi d'autant plus volontiers que les conclusions auxquelles l'avait conduit son expérience du traitement des maladies par le moyen de ces agens curatifs, sont identiques à celles que proclame le Rapport de l'Académie.

Depuis l'année 1824, l'Académie Royale de Médecine avait été chargée par le Gouvernement d'exa-

miner les documens annuels envoyés par les médecins-
inspecteurs des eaux minérales de France, dans le
but d'établir des statistiques et d'arriver à un système
philosophique de thérapeutique, relativement à l'action
de ces eaux sur les maladies et aux cas dans lesquels on doit en prescrire l'usage. Cette commission,
composée des plus habiles médecins de France, se
réunit pour s'organiser au mois de mai 1824; depuis
cette époque, elle tient ses séances une fois tous les
mois, et même plus souvent lorsque le besoin de son
service l'exige, et elle fait de temps en temps des
rapports sur les relations fournies par les médecins-
inspecteurs.

C'est sur le dernier de ces rapports qui embrasse
les années 1838 et 1839, et qui a été lu le 14 août
1841 à l'Académie Royale de Médecine, que nous
voulons fixer un instant l'attention du lecteur. Ces
rapports n'ayant qu'une publicité restreinte et limitée
à quelques personnes, et n'arrivant jamais à la connaissance des lecteurs en général, nous croyons rendre service aux malades en donnant plus de retentissement aux opinions et aux faits qu'ils contiennent.
Lorsque nous décrirons chaque établissement thermal
en particulier, les principes que nous allons énoncer
trouveront une application détaillée. Nous pensons
qu'il ne peut pas y avoir de témoignage plus irrécu-
sable que celui que fournissent, relativement aux qualités et aux vertus des eaux sulfureuses, les rapports
de cette Commission savante et désintéressée. Le caractère de ses membres et l'absence de toute consi-

dération personnelle qui pourrait influencer leur jugement sont des garanties assurées de la valeur de leurs opinions; car, comme dit le rapport dans son préambule (*), « Étrangers à tout intérêt de localité thermale, vos commissaires n'ont pas cherché à faire prévaloir dans votre esprit telle ou telle fontaine sanitaire; ils ont vu de haut la science pratique de cette médication et le but unique de leurs recherches a été de réduire à leur juste valeur les vertus prodiguées aux Eaux et de fournir aux praticiens quelques données positives pour les guider dans le choix d'une source, suivant le caractère des maladies et le tempérament des malades; heureux si, par ce faible travail, nous pouvons tant soit peu coopérer aux progrès de l'hydrologie médicinale qui malheureusement est trop peu connue de la plupart des gens de l'art. »

Le Rapport commence par se proposer la discussion de la question suivante : « Peut-on prescrire indistinctement les différentes sources minérales contre toutes les maladies chroniques ? — Ou, en d'autres termes, est-il indifférent de diriger un malade sur Barèges, Néris, Vichy, le Mont-d'Or, Plombières ou Bourbonne, etc., quelles que soient la nature et la cause de sa maladie ? »

Lorsqu'on possède une connaissance pratique des vertus des eaux minérales, par suite d'une résidence dans quelques établissemens; lorsqu'on a pu ainsi

---

(*) Rapport sur les Eaux Minérales Naturelles fait au nom de la Commission des Eaux Minérales, pour les années 1838, 1839; et lu à l'Académie Royale de Médecine, le 14 août 1841.

observer la diversité de leur mode d'action ; lorsqu'on les a vu détruire quelquefois des affections morbides qui avaient long-temps résisté à un traitement pharmaceutique, et quelquefois communiquer une dangereuse activité à des symptômes qui étaient demeurés endormis sous l'influence d'une médication ordinaire, on trouve bientôt une réponse à la question que nous venons de citer. Mais les personnes situées à une certaine distance et dont l'esprit, dominé par des théories favorites, est peu disposé à accueillir des vérités inconnues, se laissent aller au scepticisme relativement aux vertus des eaux thermales, et sont difficiles à convaincre. Il ne sera donc pas complètement inutile, quoique cela puisse paraître jusqu'à un certain point surérogatoire, de combattre *in limine* quelques-unes des objections que l'on a soulevées contre l'usage des eaux minérales en général. Une discussion sur ce sujet est plus nécessaire dans un ouvrage qui s'adresse au public et aux médecins anglais; car leur ignorante opposition contre les eaux minérales étrangères les a souvent portés à en interdire l'application dans des cas où une prompte guérison eût certainement suivi un avis plus éclairé et moins soumis au préjugé. Voici les observations que fait à cet égard le docteur Granville (*) : « J'ai plusieurs fois été témoin d'exemples de cette nature; et dans le fait ils se représentent chaque jour. L'année dernière je traitais à Londres un malade de distinction ; je lui conseillai, pour se dé-

(*) The Spas of Germany, vol. 1, p. 21. Galignani's edition.

barrasser d'un mal dont il avait de fréquentes attaques,
d'aller à un établissement très-renommé, parce que je
pensais que c'était là le seul moyen de fortifier le
système et de rendre la constitution invulnérable. Un
médecin de la capitale, assurément fort respectable,
ayant été consulté sur ces entrefaites, ne tourna pas
précisément mon ordonnance en ridicule, mais parut
faire très-bon marché de la prétendue efficacité des
sources minérales étrangères. Comme on lui demandait
s'il avait quelque connaissance pratique de ces eaux,
il répondit naïvement qu'il n'en avait aucune. Ma
prescription fut néanmoins suivie, et le résultat ne
trompa point mon attente. »

Cette indifférence pour les vertus des eaux minérales n'est pas seulement le propre des praticiens Anglais. Nous avons souvent eu occasion de remarquer,
et c'est là un sujet d'étonnement quand on songe aux
moyens qu'ils ont de s'instruire à cet égard, que
beaucoup de professeurs de médecine éminens de
Paris sont sur ce point dans une grande ignorance ;
en effet, ils paraissent croire que toutes les eaux minérales conviennent également à toutes les maladies
chroniques. Mais, comme l'a fait observer un auteur
Français (*) : « C'est déclarer de deux choses l'une ;
ou les eaux sont une panacée et les maladies présentent les mêmes symptômes, le même siége et les mêmes causes, ce qui est évidemment un paradoxe ; ou

____

(*) Recherches sur l'action thérapeutique des eaux minérales, par
Léon Marchant. — Paris, 1832.

bien cette médication est propre à tout, c'est-à-dire sans puissance intrinsèque, et son efficacité est due seulement au voyage, aux distractions qu'elle procure.»

Mais comme il est incontestable que la nature présente une variété infinie de principes simples et composés dans leur essence qui servent aux besoins de l'homme à l'état de santé et combattent ses souffrances dans la maladie; comme il n'est malheureusement pas besoin d'une longue dissertation pour prouver que les maux qui affligent l'humanité sont variables dans leurs caractères; comme il est certain que la beauté du paysage ne peut changer les sécrétions viciées, fortifier des articulations affaiblies, causer l'absorption des dépôts morbides ou transformer une inflammation cachectique en une salutaire activité, il faut chercher ailleurs la solution du problème de l'action des eaux minérales sur l'économie. — On ne peut nier raisonnablement que la température naturelle et la composition chimique des sources minérales ne leur communiquent des caractères spéciaux et des principes curatifs d'une nature énergique. L'expérience a parfaitement démontré que l'eau thermale, prise à la même dose et à la même température que l'eau commune, est plus légère, plus diffusible et se digère plus facilement. Il ne faut pas non plus oublier que plusieurs de ces eaux sont si actives, qu'on ne peut en boire impunément dans les cas où elles sont contr'indiquées, et que souvent des personnes non malades qui les prennent sans précautions sont atteintes d'inflammation des membranes muqueuses et de fièvre gastrique. On est forcé de reconnaître non-seulement que les différentes sources ont des vertus distinctes et séparées, mais encore qu'il est absolument nécessaire, afin d'en obtenir des résultats satisfaisans que les symptômes de la maladie soient appropriés à la nature de leur pouvoir. « Ne voit-on pas, dit le rapport de l'Académie, des névroses même qui ont résisté à de longs voyages et à des plaisirs de tous genres, s'amender d'une manière prompte et durable sous l'influence des eaux de Néris, d'Ussat, de S.ᵗ-Sauveur? Est-il besoin de rappeler que les distractions ne sont pour rien assurément dans les effets non contestés que déterminent les eaux minérales transportées et prises loin de leurs sources? Enfin les chevaux en proie à des maladies chroniques de la poitrine qui, chaque année boivent avec succès les eaux de Cauterets, Bonnes, Bagnères-de-Luchon et du Mont d'Or, ne fournissent-ils pas la preuve irréfragable de l'action puissante que les eaux exercent par elles-mêmes? » (*)

Arrivés à ce point de nos recherches au sujet de l'action thérapeutique qu'exercent les eaux minérales sulfureuses sur les maladies du corps humain, nous citerons, comme un des argumens les plus décisifs, l'influence qu'elles possèdent sur les affections des voies respiratoires chez les chevaux. Nous avons puisé à diverses sources des preuves irrécusables de cette influence et nous allons faire connaître à nos lecteurs l'état pathologique de ces animaux dont l'usage des eaux amène la guérison ou le soulagement.

(*) Rapport sur les Eaux Minérales, 1841. P. 13.

En procédant ainsi, nous ne réduisons pas seulement
au silence ceux qui tournent en dérision l'efficacité des
eaux minérales sur les maladies, en montrant qu'elles
agissent dans des cas où l'imagination ne saurait opérer, mais nous trouvons encore une nouvelle preuve
de leur puissance dans le traitement des affections des
voies respiratoires, et des désordres parenchymateux
des poumons même chez l'homme.

Indépendamment des observations personnelles que
nous avons pu faire sur les chevaux malades que l'on
soumet à l'action des eaux de Cauterets et de Bonnes,
nous avons été assez heureux pour recevoir à ce sujet plusieurs renseignemens précieux de M. Mouzis, vétérinaire
du Haras départemental des Basses-Pyrénées, qui unit à
ses connaissances théoriques un grand zèle pour son art.

Avant de faire connaître les effets des eaux sulfureuses, il convient d'entrer dans quelques détails sur
la nature et le siège des affections chroniques de la
poitrine, dont nos chevaux sont le plus souvent affectés ; parmi ces maladies, les unes, comme la bronchite, affectent seulement la membrane muqueuse des
bronches et ne s'étendent point sur l'organe essentiel
de la respiration, tandis que d'autres ont leur siège
dans le parenchyme même de l'organe; il y en a qui
semblent atteindre tous les tissus essentiels de cet organe; il faut citer enfin la pousse qui, sans être une maladie, est seulement un groupe de symptômes appartenant
à plusieurs affections différentes parmi lesquelles on peut
citer les bronchites chroniques. La maladie qui, dans
presque tous les cas, donne lieu à la pousse, est l'em-

physème pulmonaire qui est, d'après M. Delafont, une altération des vésicules des poumons consistant dans leur hypertrophie ou dans leur déchirure avec épanchement d'air dans le tissu pulmonaire, occasionnant des dérangemens notables dans l'acte de la respiration, altération ordinairement incurable et très-fréquente chez les chevaux dits poussifs.

Les premières affections guérissent assez souvent aux Eaux-Bonnes depuis le rhume de poitrine ou simple bronchite jusqu'à la bronchite chronique qui constitue également et assez généralement la pousse ; dans ce cas, les Eaux-Bonnes font passer la maladie de l'état chronique à l'état aigu en ramenant doucement et peu à peu les propriétés vitales de la membrane muqueuse à leur état normal, en produisant un changement sensible dans la manière d'être habituelle et en modifiant avantageusement la nature de son travail.

Il existe en médecine vétérinaire comme en médecine humaine une affection de l'appareil respiratoire dans laquelle les Eaux-Bonnes jouent un grand rôle comme moyen thérapeutique; cette maladie est connue sous le nom d'*angine chronique, esquinancie interne, étranguillon, mal de gorge,* mais n'est à proprement parler qu'une *laryngite chronique;* les symptômes sont quelquefois effrayans et à la moindre fatigue ils prennent souvent un caractère aigu; la respiration devient tout à coup fréquente et très-pénible ; à la moindre pression à la trachée-artère la toux devient quinteuse et l'animal est souvent menacé de suffocation; la respiration est plus fréquente, le pouls est vif et vite,

les membranes sont d'un rouge violacé, mais généralement la marche de cette affection est lente et, à
moins de complication étrangère, elle passe à l'état
chronique et ne laisse de son existence qu'une toux
sèche et la respiration plus ou moins gênée. Du reste,
l'animal fait encore dans cet état un assez bon service,
à moins qu'il ne soit exposé à l'influence des causes
extérieures qui agissent plus ou moins directement sur
la partie affligée ; dans ces circonstances, elle peut être
longue et tenace, mais elle ne produit jamais ou bien
rarement des altérations organiques graves du larynx.

Cette maladie est assez fréquemment liée et d'une
manière très-intime à la phthisie pulmonaire tuberculeuse des bêtes bovines dont elle n'est qu'une grave
complication.

Une autre espèce d'affection de poitrine qui s'attaque au tissu même de l'organe et qui constitue la pneumonie passant facilement à l'état chronique, guérit
quelquefois par l'usage des eaux sulfureuses, si du
moins la maladie n'est point terminée en véritable altération organique. Les Eaux-Bonnes agissent alors
comme un révulsif en faisant cesser la fluxion morbide
dont cette partie du poumon était le siège, en l'éten-
dant sur une immense surface de la peau, en
chassant au-dehors le produit de la sécrétion.

Les chevaux affectés de cette maladie offrent, en général, les symptômes suivans : poil mauvais, les mouvemens des flancs ne présentent pas cet état de régularité qui caractérise l'état sain des organes respiratoires, sans pour cela que l'on puisse dire qu'ils sont pous-

sifs; rougeur et inflammation de la conjonctive et de la membrane pituitaire, air expiré très-chaud, toux sèche, parfois rale crépitant ou caverneux; l'existence de quelques tubercules que l'on peut reconnaître par l'auscultation et la percussion surtout quand ils sont gras et nombreux; il y a dès-lors diminution du bruit respiratoire et matité dans la région antérieure des poumons où ils se développent ordinairement; tout en rendant la cure plus difficile, cette complication anormale n'est pas cependant au-dessus du pouvoir curatif des Eaux-Bonnes, c'est-à-dire, qu'elles modifient très-avantageusement le tissu pulmonaire sans agir sur les tubercules qui ne sont plus susceptibles de résolution. Quelquefois cependant ils diminuent insensiblement de volume en se durcissant et en devenant presque inorganiques; mais le tissu pulmonaire qui les avoisine redevient en quelque sorte perméable à l'air, par conséquent propre à la respiration; on s'aperçoit facilement du changement favorable; la respiration devient moins laborieuse et la sonorité de la poitrine est bien plus sensible, l'affection peut dès lors rester stationnaire pendant long-temps dans des conditions favorables, et l'animal susceptible encore d'un bon et long service sans beaucoup gêner l'exercice du poumon.

Il ne faut pourtant pas se dissimuler, que les chances de succès par les Eaux-Bonnes ne sont probables qu'autant que l'animal conserve encore de l'embonpoint, et que le tissu pulmonaire n'est pas entièrement compromis par de vastes dépôts caverneux en déterminant une réaction générale accompagnée d'une fièvre lente.

Ces diverses variétés que nous venons succintement de décrire sont susceptibles de guérison par l'usage des Eaux-Bonnes; les chances sont plus ou moins favorables ainsi que l'ont démontré les expériences faites sur les étalons auxquels on en a fait faire usage dans différentes circonstances.

Autrefois le Haras Royal de Pau envoyait tous les ans aux Eaux-Bonnes les étalons affectés de maladies de poitrine; on ne sait pour quels motifs l'administration a cessé depuis quelques années d'employer ce puissant traitement, d'autant plus, qu'il est notoirement prouvé, que l'usage de ces eaux thermales a toujours produit sur les chevaux affectés de laryngite, de bronchite chronique et même de la pousse proprement dite, les résultats les plus satisfaisans.

Nous avons connu plusieurs étalons de ce même Haras, affectés de bronchite chronique, tels que Colosse, Daher, Seidiman, Gamache, Chiram, Cheliby, Antar, arabes pur sang, et Barlègue, anglais pur sang, sur qui les Eaux-Bonnes ont également produit de très-bons effets. Il est malheureux que l'administration des Haras ne revienne pas à une médication aussi importante et dont elle a pu apprécier les grands avantages.

D'après ces résultats incontestables, produits dans des circonstances où le concours de l'imagination est aussi impossible que l'intervention des distractions provenant d'un changement de scène, de société et d'air, il semble évident que, chez des animaux d'un ordre supérieur, chez l'homme par exemple, ces eaux devront exercer une influence pour le moins égale.

Mais, il est quelques personnes qui, tout en accordant aux eaux minérales un pouvoir médical bien caractérisé sur les maladies, soutiennent cependant que ce remède est un *stimulant* « qui agit intérieurement avec plus ou moins de force, qu'elles sont en un mot *excitantes* à différens degrés ; mais ils concluent de cette manière d'agir des eaux, envisagées dans leur ensemble, que sauf la précaution de graduer l'excitation suivant les formes pathologiques, toutes les sources peuvent être placées sur la même ligne et prescrites indifféremment avec les mêmes probabilités de succès dans toutes les maladies chroniques. Mais cette conséquence est sans contredit trop absolue. En effet, bien que pour nous l'excitation de tout l'organisme soit une des grandes forces médicatrices des eaux, nous ne pouvons pas cependant admettre que ce mode d'action soit unique. Est-ce, par exemple, à l'excitation seule qu'on peut attribuer l'efficacité des eaux du Mont d'Or, de Bonnes, de Canterets, dans les maladies chroniques des organes respiratoires ? S'il en était ainsi, toutes les eaux devraient être aptes à la guérison de ces affections, puisque toutes sont stimulantes ; une telle prétention est démentie par l'observation la plus vulgaire ; et ce qui prouve que ces eaux ne se comportent pas comme instrumens d'excitation, c'est que d'après la remarque de Bordeu et de M. Bertrand, elles réussissent dans des cas où les médicamens excitans ont aggravé le mal. On est donc forcé de reconnaître que plusieurs sources jouissent d'une vertu toute particulière, toute spéciale, in-

connue dans sa nature, calculable et appréciable par
des effets seulement. Enfin, les médecins observateurs ont eu occasion de constater que les eaux,
suivant leur diversité de composition, portent spécialement leur impression sur tel ou tel système organique. » (*)

Nous pourrions citer beaucoup de faits importans
pour démontrer combien on doit se garder de cette
indifférence relativement à l'application des eaux
comme remède : nous nous bornerons à reproduire
l'opinion d'un médecin célèbre qui avait observé leurs
effets heureux et funestes. « J'ai vu, dit il, en 1777,
une dame envoyée du nord de la France à Barèges,
à qui ces eaux réussirent si mal qu'elle fut quatorze
mois avant de pouvoir retourner chez elle. » Et après
avoir rapporté plusieurs cas semblables, il ajoute :
« On voit combien il est important de connaître
exactement les vertus des eaux et combien il est dangereux de les envisager comme un remède indifférent,
où l'on envoie très-légèrement et dont on laisse presque
le choix au malade, sans que le grand nombre d'exemples fâcheux ramène à des précautions dont l'oubli
est si funeste. » (**)

On peut affirmer en toute sûreté que ces eaux sulfureuses doivent être au fond regardées comme *altératives*
plutôt que comme *stimulantes*, d'après les résultats
qu'elles produisent lorsqu'elles remplissent le but qu'on

____

(*) Rapport sur les Eaux Minérales, 1841, p. 14.

(**) Traité des nerfs et de leurs maladies, p. 261.

s'est proposé en les administrant, ou que du moins l'action qui s'opère pour arriver à ce résultat, qu'elle soit *stimulante* ou *fortifiante*, affecte toujours un caractère *altératif*. On ne peut douter en effet que les fluides du corps n'éprouvent un certain changement qui dérive de l'augmentation des sécrétions et des excrétions produite par la médication des eaux thermales. Mais les eaux sulfureuses minérales n'agissent pas seulement comme *altératives*, elles exercent aussi une influence résolvante sur les organes et peuvent par conséquent être considérées comme un *résolutif*. L'un de ces modes d'opérer est la conséquence de l'autre ; en effet, après qu'un changement a été produit dans le corps humain, il est nécessaire avant qu'une santé parfaite puisse reparaître, que les matières produites par cette révolution soient séparées, repoussées et résolues. Le système absorbant est ainsi mis en mouvement et l'on remarque que l'hypertrophie du foie, les dépôts morbides formés dans le voisinage des articulations et à la surface du corps, et d'autres maladies de ce genre disparaissent sous l'action *résolutive* de la douche sulfureuse.

Après nous être ainsi efforcé de donner quelques explications approximatives sur le *modus medendi* de ces eaux, nous allons dire quelques mots du genre des maladies dans lesquelles on peut y recourir sans dangers et avec certaines chances de succès.

L'expérience démontre que plusieurs de ces sources minérales guérissent ou soulagent les *rhumatismes* et d'autres la *paralysie*. Mais pour que les eaux puissent

exercer sur ces affections une influence salutaire et favorable, il est nécessaire que, dans les maladies de
la *première classe*, il n'y ait aucune trace de symptômes inflammatoires actifs et que, même lorsque le
mal a pris un caractère chronique plus bénin, le sujet
ne soit pas d'un tempérament très-sanguin ; il faut
aussi que, dans la *seconde classe* d'affections, la paralysie, la cause morbide ne dépende ni d'une lésion
du cerveau, ni de quelque pression permanente exercée sur cet organe ou sur la moëlle épinière.

Quelques-unes de ces eaux ont aussi été conseillées
et appliquées sans restriction dans les maladies de poitrine et les obstructions des glandes abdominales.

Ce n'est que dans les phtisies du premier degré, ou
plutôt dans cet état morbide où la phtisie menace de
se déclarer, que l'on peut avoir quelque confiance dans
leur efficacité. Les irritations inflammatoires chroniques de la membrane muqueuse du larynx, de la trachée et des bronches qui tendent à se communiquer
au parenchyme des poumons ; les congestions passives
des poumons ; les abcès chroniques en suppuration situés dans les poumons, sans complication de tubercules ;
telles sont les maladies de poitrine dans lesquelles les
eaux sulfureuses, surtout celles de Bonnes et de La
Raillère et Maouhourat, à Cauterets, produisent souvent
un changement complet dans les fonctions en rendant
aux organes leur mouvement normal.

Dans les obstructions des organes abdominaux, tels
que le foie, la rate, et les glandes mésentériques,
l'usage de ces eaux amène une amélioration marquée,

s'il n'existe pas d'inflammation active et si des indurations ou des ulcérations permanentes ne sont pas déclarées. Elles sont encore décidément indiquées pour les congestions passives des glandes, dans lesquelles la vitalité de ces organes a été diminuée et la circulation par conséquent retardée; dans ces cas, elles produisent souvent d'excellens effets.

« Nul ne l'ignore, la plupart des eaux minérales ont été conseillées comme un excellent moyen curatif contre les névroses chroniques (hystérie, hypocondrie, chorée, névroses gastro-intestinales) qui trop souvent sont rebelles aux ressources de la pharmacie. Eh ! bien, si on ne prend pas en considération les causes productives de ces maladies, on pousse à leur exacerbation. Quand les névroses sont essentielles, proviennent d'impressions morales, d'une exaltation de la sensibilité, de la rigidité de l'éréthisme de nos tissus, elles sont puissamment amendées par les eaux douces, onctueuses ou tempérées de S.ᵗ-Sauveur, etc. Mais quand les névroses ont pour origine et pour alimens la faiblesse de la constitution, l'abus des boissons aqueuses et le défaut d'exercice, comme on l'observe chez les femmes d'une certaine classe dans les grandes villes, alors il faut donner du ton à tout l'organisme et pour cela invoquer les sources ferrugineuses, sulfureuses, les sources du Mont-d'Or, les Bains de Mer, etc. Si les accidens nerveux sont de nature métastatique, s'ils sont le produit de la suppression du flux menstruel ou hémorroïdal, de la répercussion d'une sueur habituelle, d'un principe rhuma-

tismal , goutteux , herpétique , etc., on doit pour
exercer une révulsion énergique avoir recours aux bains
et aux douches d'eaux thermales fortement minéralisées. Enfin , si les maladies nerveuses sont accompagnées , comme dans l'hypocondrie, de l'embarras des
viscères du bas-ventre, les eaux de Vichy , de Balaruc,
de Plombières trouvent leur application.

« Tous les médecins considèrent les eaux sulfureuses comme souveraines dans les *dermatoses ;* cependant l'observation clinique a fait reconnaître que
les sources les plus vantées contre ce genre d'affection,
telles que celles de Barèges , de Bagnères-de-Luchon,
ne réussissent qu'autant que ces maladies sont anciennes , dépourvues d'inflammation, et qu'elles attaquent
des individus lymphatiques. Mais lorsque les lésions
cutanées sont récentes, coïncident avec un tempérament nerveux , les eaux sulfureuses faibles de S.ᵗ-
Sauveur sont bien préférables. » (*)

Nous venons de décrire les caractères des maladies
que l'on peut traiter avec espoir de guérison, ou du
moins de soulagement, par les eaux fortement sulfureuses. Disons maintenant quelques mots des affections
que l'usage de ces sources aggrave invariablement.
1.º Le rhumatisme aigu chez des personnes d'un tempérament nerveux-sanguin; 2.º l'affaiblissement des
articulations produit par une cause arthritique, s'il
y a quelque trace d'action inflammatoire; dans ce cas,
les eaux fortement sulfureuses sont très-propres à dé-

(*) Rapport sur les Eaux Minérales , 1841 ; p. 17.

terminer une attaque aigue; 3.º la paralysie accompagnée de lésions au cerveau ou de pression sur la moëlle épinière; 4.º la phthisie tuberculeuse, lorsque les tubercules sont arrivés au point de suppuration; 5.º toutes les maladies du cœur et des grands vaisseaux; 6.º les indurations permanentes du foie, du pancréas, etc., lorsqu'elles sont assez développées pour entraver mécaniquement la circulation du sang à travers ces organes. En résumé, on doit interdire l'usage de ces eaux fortement sulfureuses aux *enfans* et aux individus d'un *tempérament purement sanguin et irritable*, ainsi que dans toutes les maladies où l'on peut découvrir la présence d'un *élément inflammatoire actif*.

Quelque surprenans que soient les effets que produisent quelquefois ces eaux par elles-mêmes, indépendamment des secours de l'art, néanmoins nous ne doutons pas que dans un grand nombre de cas elles ne puissent venir en aide à l'influence des remèdes pharmaceutiques et en développer les propriétés. Ainsi, nous avons vu les eaux de Capbern, combinées avec l'iodure et l'hydriodate de potasse à faibles doses, produire des résultats étonnans dans les irrégularités de distribution du sang qui se présentent sous la forme de congestions du cerveau, des poumons, du foie et de l'utérus. Nous connaissons un grand nombre de cas dans lesquels les congestions des divers organes que le climat sédatif de Pau procure souvent aux Anglais ont complètement cédé à l'action de ce double traitement. De même, nous avons obtenu de bons effets sur des diathèses goutteuses et les nombreux symptômes qui se rattachent à ces affections en faisant prendre au malade, en même-temps que les eaux de Lasserre, à Bagnères-de-Bigorre, une préparation de cholchicon. Enfin, nous avons remarqué que les eaux de La Raillère, à Cauterets, augmentent l'efficacité des remèdes qui agissent sur les sécrétions des membranes muqueuses.

Du reste, toutes les fois qu'un malade prendra les eaux sulfureuses, en faisant quelquefois usage de la préparation suivante, il pourra en continuer plus long-temps l'usage sans avoir à redouter le *point de saturation* :

R pilul : Hidrargiri 2 grains.
Extract. Colochynth. : compos. 3 grains.
Pulv : Ipecac : 1/2 grain.

Mêlez et faites une pilule qu'on prendra à une heure de sommeil.

Nous terminerons ces observations en adressant au lecteur quelques conseils sur les précautions qu'il est prudent de garder pour éviter l'abus des eaux, et nous emprunterons ici le langage d'un de nos premiers médecins Anglais dans son remarquable ouvrage sur les eaux minérales d'Allemagne : « Je puis maintenant faire quelques observations de prudence sur le danger des bains et des douches des sources minérales en général ; c'est là un sujet qu'ont à peine effleuré les auteurs qui ont écrit dans les établissemens même. Je ne saurais trop souvent et trop vivement recommander aux malades d'éviter les bains thermaux, s'ils sont placés sous l'influence d'une inflammation locale chronique d'un des organes du corps, quelque légère qu'elle soit, telle que celle qui se trahit par la blancheur de la langue, la sécheresse de la peau, l'accélération du pouls, une sensation de soif éprouvée vers le soir et le peu d'abondance des urines. Dans cet état, il est presque certain que l'usage interne ou externe des eaux minérales excitantes communiquera à l'inflammation chronique un caractère sous-aigu ou même aigu, et produira une irritation constitutionnelle à un degré correspondant. J'ai observé plusieurs cas de ce genre tant en Angleterre qu'à l'étranger. Avant de faire usage des eaux, il faut s'assurer qu'on ne se trouve pas placé dans des conditions semblables et employer les moyens propres à faire disparaître toutes les traces d'inflammation. Mais, lors même qu'il n'existerait aucun symptôme inflammatoire, la pléthore générale ou la plénitude des vaisseaux rendrait les bains thermaux très-hasardeux. Il faut les éviter dans toutes ou presque toutes les affections internes, particulièrement dans les maladies du cœur, du cerveau ou des poumons. Le mouvement de la circulation appelé à la surface par les bains chauds éprouvera plus tard une réaction dont peut souffrir l'organe débilité. De plus, les bains thermaux et surtout les bains chauds provoquent dans le cœur et les grands vaisseaux une excitation momentanée, de sorte que le sang se porte avec force au cerveau et peut y causer une congestion. Mais, quels sont les symptômes qui avertissent le malade ; à quels phénomènes peut-il juger que le danger approche ? Le médecin des eaux n'est pas toujours présent à ses immersions ; il est souvent trop occupé pour y assister. Toutes les fois que l'on éprouve des vertiges, un assoupissement, des frissons, des absences d'esprit, de la lassitude, des maux de tête, des douleurs dans les membres, des tintemens d'oreilles, des éblouissemens, une perte d'appétit, une oppression après les repas, des mouvemens fiévreux, une sensation de soif, de la langueur, un affaiblissement de l'intelligence, des insomnies aux heures où l'on avait coutume de dormir, du malaise, en un mot un sentiment douloureux quel qu'il soit ; si ces symptômes se manifestent pour la première fois quelque temps après que l'on a commencé à boire et particulièrement à se baigner et qu'ils persistent durant deux ou trois jours, on devra suspendre l'usage des eaux jusqu'à ce que l'on ait consulté l'homme de l'art. Je sais bien que les médecins des eaux diront : ce sont là des symptômes critiques ou même favorables qui démontrent l'efficacité des eaux ; pour moi je répète au malade : prenez garde, vous êtes sur le bord d'un précipice. » (*)

L'effet du climat de Pau, tel que nous l'avons déjà décrit, étant de diminuer le ton du tempérament naturel et de modifier l'action artérielle, nous avons vu dans plusieurs cas des maladies telles que la bronchite chronique accompagnée de fièvre et d'accélération permanente du pouls, dans des tempéramens nerveux san-

(*) Spas of Germany, by D.ʳ James Johnson, p. 161.

guins, et le rhumatisme aigu, dans des constitutions de même nature, se réduire par suite d'un séjour dans cette ville au point où on peut les soumettre sans danger *à l'influence des eaux minérales sulfureuses;* tandis qu'à l'arrivée des malades, l'usage de ces eaux aurait très-certainement *aggravé matériellement* tous les symptômes.

La saison des différentes eaux a été réglée par le Gouvernement; elle commence en général le 1.er juin et finit vers la fin de septembre. Mais les mois de juillet et d'août sont l'époque la plus favorable surtout pour Barèges, Saint-Sauveur et Cauterets; en effet, l'élévation de ces points au-dessus du niveau de la mer ne permet de compter sur un temps assuré que dans ces deux mois de l'année.

Comme, pour prendre les eaux sans danger, il faut se soumettre à la surveillance d'un médecin, il est inutile de s'étendre ici sur le régime à suivre, la durée du temps pendant lequel doit se prolonger l'usage des eaux et autres matières de moindre importance. Ces prescriptions étant relatives à l'état du malade, il les recevra sur les lieux de l'homme de l'art auquel il accordera sa confiance.

CHAPITRE XV.

BAGNÈRES-DE-BIGORRE.

APERÇU GÉNÉRAL. — HISTOIRE ANCIENNE. — SOUVENIRS CLAS-
SIQUES. — ÉTAT ACTUEL DE BAGNÈRES-DE-BIGORRE. —
OBJETS DE CURIOSITÉ.

'EST par Bagnères-de-Bigorre que nous
commencerons la description particulière
des établissemens thermaux des Pyrénées
dont nous avons l'intention de nous occuper. Si nous plaçons cette ville en première ligne,
c'est que le malade qui a passé un hiver à Pau, peut,
s'il est *ennuyé*, s'y rendre pour changer d'air à une
époque de l'été moins avancée qu'aux autres eaux minérales des montagnes. Elle est située au pied des
Pyrénées, à 56 kilomètres sud-est de Pau environ, à
l'entrée de la riante vallée que féconde l'Adour ; elle
s'élève entre la plaine et la montagne, et est entourée
des derniers monticules et des coteaux boisés qui viennent se terminer dans la vallée. La température n'y est

pas aussi élevée qu'à Pau, mais elle n'y est pas non plus sujette à ces abaissemens que l'on éprouve à l'entrée de la saison dans les autres établissemens plus éloignés de la plaine. Pendant la belle saison, c'est-à-dire de juin à octobre, la température moyenne de Bagnères-de-Bigorre, indiquée par une expérience de plusieurs années, est de 17°78 environ. Ainsi, un malade qui désire changer de séjour peut quitter Pau pour Bagnères dans le mois de mai, si toutefois un climat plus humide n'est pas contraire à son affection, tandis que des accidens internes pourraient le punir de son imprudence s'il s'enfonçait dans les montagnes à cette époque encore peu avancée de la saison ou même cinq ou six semaines plus tard. Il est un autre motif pour lequel nous accordons ici à Bagnères la priorité de description, c'est que, dans plusieurs cas de dérangement des fonctions ou même de lésions organiques que les autres sources des Pyrénées doivent soulager sinon guérir complètement, les eaux de cet établissement ont un résultat avantageux en préparant le malade à en absorber de plus actives. De plus, il est des cas de désordres peu graves des fonctions, ne présentant aucun caractère aigu, aggravant ou obstiné, sur lesquels les eaux de Bagnères elles-mêmes exercent une influence favorable, indépendamment de tout recours postérieur à d'autres sources minérales. Il existe aussi sous beaucoup de rapports une si grande analogie dans les propriétés de son climat et de celui de Pau, particulièrement dans l'action sédative qu'il exerce sur les irritations des voies respiratoires et de l'appareil des poumons en général, que les sujets atteints d'affections de ce genre qui veulent passer encore à Pau un ou plusieurs hivers, retrouveront à Bagnères les mêmes avantages sans l'inconvénient d'une température trop élevée. Il ne faut pas oublier non plus que le changement de scène vient en aide à l'influence du climat.

Quoique l'histoire de Bagnères-de-Bigorre se perde dans la nuit des temps, néanmoins il n'est pas douteux que cette ville a droit de se vanter d'une origine reculée, puisqu'une tradition confuse et obscure fait remonter sa fondation à une époque antérieure de sept siècles à celle de Rome, si du moins on doit s'en rapporter à l'autorité du Père Laspales. Mais M. Salaignac, auteur d'un ouvrage intitulé : *Cures des Eaux de Bagnères*, a enfourché son pégase flanqué d'une double paire d'ailes, et il a pris son essor jusque dans les plus hautes régions mythologiques pour en rapporter des fleurons destinés à orner la couronne de sa cité favorite. Il lui attribue une antiquité contemporaine des guerres des géans ou tout au moins du siège de Troie ; les audacieux Titans qui s'étaient révoltés contre le Ciel, guéris par ses eaux minérales des blessures qu'ils avaient reçues dans leur combat contre les dieux, bâtirent dans l'effervescence de leur gratitude la ville qui porte aujourd'hui le nom de Bagnères-de-Bigorre. De même Mars, blessé au siège de Troie par le sanguinaire Diomède, fut promptement remis sur pied par l'usage de ces eaux, et demeura en ces lieux où il vécut quelque temps « en plein air » avec Vénus d'une manière très-confortable ; mais comme ce genre de vie à la belle étoile ne laissait pas que d'avoir quelques inconvéniens, surtout à cause d'une famille naissante de petits dieux et de petites déesses qui lui était survenue, Mars forma alors le noyau de la ville aujourd'hui si fameuse sous le nom de Bagnères-de-Bigorre.

Il est aussi très-certain, si l'on en croit cet auteur et d'autres historiens fort véridiques, qu'Hébé et Vénus ne conservèrent l'immortelle fraîcheur de leur charmes qu'en se plongeant dans les sources des Pyrénées et que leur influence préside encore à ces fontaines minérales, particulièrement à celle de Salut qui, comme le fameux bain du Serpent si exactement décrit dans les *Bubbles from the Brunnens of Nassau*, convertit la maladie en santé, la vieillesse en jeunesse et cinquante hivers en quinze printemps.

Quoique les grands réservoirs d'eau, qui ont donné depuis si long-temps un caractère d'importance à cette cité, soient probablement contemporains des montagnes même, et que leurs vertus curatives aient dû être connues, du moins en partie, depuis l'époque reculée où des êtres humains se trouvèrent agglomérés sur ce point, néanmoins, il n'existe pas de témoignage historique satisfaisant qui puisse jeter quelque lumière sur l'existence de Bagnères, dans des temps moins anciens que ceux au milieu desquels la tradition place son origine.

On présume, cependant, que Bagnères existait depuis long-temps lorsque Publius Crassus, le vainqueur de l'Aquitaine, reçut la soumission des Bigordans et donna à la ville, selon la coutume des Romains, le nom de *Vicus Aquensis* ou village des eaux, qui équivant à son nom actuel d'origine Gasconne, dérivé des mots *bagu*, bain, et *agou*, eau. Les thermes que les Romains bâtirent en ce lieu après leur occupation ne permettent pas de douter que la ville n'eût déjà une importance considérable aux yeux des vainqueurs et ne fût regardée comme le centre d'action de leur pouvoir.

De tous les points où les Romains portèrent leurs armes victorieuses, il en est bien peu qui n'aient pas conservé jusqu'à nos jours les traces des bienfaits de leur occupation. Le temps, ce destructeur impitoyable de tous les souvenirs, ce niveleur des marques de toute grandeur passée, a respecté d'une manière surprenante les monumens du pouvoir et de l'influence qu'exerça ce peuple sur les autres nations soumises à son empire. Le génie des Romains ne se manifeste pas seulement à nous par les arts civilisateurs qu'ils apportèrent aux peuples grossiers que leurs armes soumirent; nous voyons encore de nos jours leurs lois servir de fondement aux codes les plus sages des nations les plus policées. Leur empire se perpétue même sur les intelligences, puisque la connaissance de leur langue est aujourd'hui nécessaire à celui qui aspire aux honneurs d'une profession libérale ou qui veut être initié aux mystères de la science, comme à l'homme du monde qui désire simplement acquérir une position dans la société.

Les Pyrénées, et surtout les hautes vallées qu'habitent les Bigordans, possèdent un grand nombre d'antiquités Romaines. On en a trouvé à Bagnères beaucoup plus que partout ailleurs, d'où il est permis de conclure que les conquérans considéraient cette ville comme la métropole des montagnes qui l'environnent, et y formèrent un établissement durable.

Le plus ancien monument qu'on trouve à Bagnères et qui paraît y avoir existé de temps immémorial est un autel votif consacré aux nymphes. On l'attribue à l'un des généraux Romains qui firent partie de la première expédition tentée dans cette partie de la Gaule. Ce reste précieux a long-temps été dédaigné et il avait primitivement été placé sur un des murs qui entouraient la ville. Mais M. Jalon, qui possède une collection assez riche et un cabinet de lecture destiné aux étrangers, l'a arraché à son obscurité et l'a peut-être sauvé de la destruction en le faisant incruster au-dessus de la porte de sa maison, dans une des rues les plus fréquentées de Bagnères, près du grand établissement thermal. Voici l'inscription que porte cet autel :

NYMPHIS.

PRO . SALV.

TE . SVA . SE

VER . SERA

NVS . V. S. L. M.

Il est un autre monument non moins précieux aux yeux des antiquaires, nous voulons parler d'un autel votif placé sur le frontispice d'un temple que les anciens habitans de la ville, après s'être deux fois révoltés contre César Auguste et avoir été deux fois soumis, élevèrent à Diane, divinité pour laquelle ce prince professait une vénération toute particulière, s'efforçant d'appaiser ainsi le courroux des vainqueurs. Ce temple, qui s'élevait entre la rive gauche de l'Adour et la rive droite du canal de la ville, était devenu, lors de l'introduction du christianisme, vers le quatrième siècle, l'église de Saint-Martin de Tours. Il fut démoli vers le milieu du dix-septième siècle et alors la pierre votive sur laquelle se trouvait gravée l'inscription qui consacrait le temple à la divinité favorite d'Auguste, fut transportée sur une des fontaines de la ville, où on la voit encore aujourd'hui :

NVMINI . AVGVSTI
SACRVM.
SECVNDVS . SEMBEDO
NIS . FIL . NOMINE.
VICANORVM . AQVEN
SIVM . ET . SVO . POSVIT.

On trouve encore à Bagnères une autre pierre votive, revêtue d'une inscription qui la consacre au Dieu des batailles. Comme les deux précédentes, elle peut servir à déterminer l'époque de la fondation de la ville, puisqu'elle paraît être précisément contemporaine de l'autel élevé aux nymphes par Severus Seranus. Cette pierre, découverte à peu de distance de la ville, sur une des hauteurs qui regardent le nord-ouest, fait partie d'un pilastre de la porte intérieure du jardin de M. d'Uzer. Une ancienne tradition a donné le nom de Camp de César au lieu où elle été trouvée.

MARTI.
INVICTO.
CAIVS
MINCIVS
V. S. L. M.   (*)

On a aussi découvert à Campan, à quatre ou cinq kilomètres de Bagnères, une pierre qui porte sur une de ses faces l'inscription suivante :

IMP . CAE
SARI . M.
AVRE . VAL.
MAXIMO.
ANO . PIO.

Les deux inscriptions qui suivent, gravées sur marbre, ont été trouvées près de Bagnères :

AGHONI.
A . E . O.
CHONI.
AVLINI.
AVRINI.
V. S. L. M.

A . B . O.
LABVSIVS
V. S. L. M.

On suppose qu'elles appartenaient au temple que l'on avait élevé au Dieu Aghon (eau bonne) dans le village d'Asté, à trois kilomètres de Bagnères. Telle est du moins l'opinion de Bullet, dans ses mémoires sur la langue Celtique, dans lesquels il dit qu'Aghon

(*) Les initiales V. S. L. M. signifient, selon quelques-uns, *Votum solvit libenter merito ;* et selon d'autres, *Votum solvit luci manibus.*

était une fontaine déifiée, *Agh* signifiant eau et *on*, bon.

Tous ces monumens témoignent assez de la vénération des Romains pour les sources minérales ; nous citerons encore les trois inscriptions suivantes que l'on peut lire dans un autre établissement thermal, à Bagnères-de-Luchon.

NYMPHIS
AVG
SACRVM

—

NYMPHIS
T . CLAVDIVS
RVFVS
V. S. L. M.

—

LIXONI
DEO
FABIA . FESTA
V. S. L. M.

L'inscription suivante, d'une date plus moderne, se trouve sur le mur de la fontaine minérale de Lasserre à Bagnères-de-Bigorre :

HIC
QUAM . NATURA . FECIT . MINERALIS
DEFLUIT . UNDA.
NEC . SALUBRES . MAGIS . HAUD . LYMPHÆ.
NASCUNTUR . IN . ÆVIS.
HAS . COLUERE . PATRES . CÆSAR.
DUM . REGNA . TENEBAT.

Bagnères en était ainsi réduit pour établir l'antiquité de son origine à quelques débris informes que le temps minait chaque jour, lorsque, vers 1823, en creusant les fondations du grand établissement thermal dont la magnificence, aujourd'hui rehaussée par un revêtement de marbre, fait le plus grand honneur à l'esprit public des autorités, des ouvriers découvrirent quelques médailles à l'effigie d'Auguste, de Trajan et de Marc Aurèle. Stimulées par ces découvertes, les fouilles furent poursuivies avec un redoublement de curiosité, et on mit à nu des fragmens de colonnes brisées et des masses de mortier plus dur que la pierre qui recouvraient des tuyaux de plomb parfaitement conservés. On put alors lire avec un vif intérêt dans ces restes si soigneusement conservés l'histoire de temps bien éloignés de nous; et la curiosité publique ne diminua pas lorsque, en creusant encore de quelques mètres, on eût déblayé une piscine quadrangulaire, revêtue de marbre poli et ornée de bas-reliefs.

Il n'était pas permis de douter qu'il eût existé en ce lieu des thermes Romains dont les débris de colonnes et les autres ornemens attestaient la beauté. En continuant les fouilles, à peu de distance du premier bain on en trouva deux autres d'un revêtement et d'une architecture semblables. Le fond était pavé de dalles et le pourtour bordé de bancs. Les recherches ayant été poussées plus loin, on découvrit une autre piscine de forme elliptique ou circulaire, mais de dimensions plus considérables que les premières. En effet, en la supposant circulaire, sa circonférence, calculée d'après la partie du cercle déjà déblayée, ne devait pas avoir moins de quarante mètres d'étendue. Les bancs n'étaient pas dans un état de conservation aussi satisfaisant que ceux des autres bains; ils étaient recouverts d'un ciment rougeâtre dont la surface inégale fit présumer qu'ils avaient été garnis de marbre. Le fond était pavé du même ciment. Chacun était impatient de voir se révéler, au moyen de ces précieux restes, l'importance que les Romains attachaient à ces eaux; on espérait que, du milieu de ces ruines conservées pendant tant de siècles, jaillirait enfin quelque lumière qui viendrait dissiper les ténèbres mystérieuses dont l'origine de la ville était enveloppée; mais il fallut obéir à la nécessité. En se livrant à ces recherches, on avait quelque temps perdu de vue le but primitif des travaux; cependant, il était urgent que la curiosité, si louable qu'elle fût, fit place à l'utilité. On abandonna donc l'exploration de ces décombres et les Bagnerais virent à regret la terre se refermer encore sur ces monumens de leur histoire dont le hasard seul avait révélé l'existence. On peut voir aussi chez M. Jalon le dessin des restes d'un aqueduc construit par les Romains pour conduire les eaux aux thermes qui a été découvert il n'y a pas long-temps.

Il n'est pas étonnant que toutes les fois que des fouilles ont dû être entreprises à Bagnères dans un but d'utilité, la pioche des travailleurs ait rencontré sur ce sol si classique d'autres antiquités également intéressantes; ainsi, dans le voisinage de la ville, on a trouvé des dédicaces à Hercule, auquel les Grecs avaient aussi consacré leurs eaux thermales.

Il serait inutile de rechercher ici les causes qui ont fait disparaître à Bagnères les établissemens thermaux bâtis par les Romains. Il suffira de donner quelques détails rapides sur l'histoire des Bigordans depuis qu'ils furent soumis au joug de Rome jusqu'au moment où, trois ou quatre siècles plus tard, les hordes de barbares que les Romains avaient long-temps repoussées vers le nord, se répandirent comme une peste dévastatrice dans le centre de l'Europe.

Le joug imposé aux Bigordans, libres jusqu'à ce jour, par Publius Crassus, le lieutenant de Jules César, parut lourd et blessant, comme on devait s'y attendre, à ces hommes qui n'avaient pas accoutumé d'approcher leurs lèvres de la coupe amère de l'esclavage présentée par des mains étrangères. Ils firent donc des tentatives répétées pour s'arracher à la servitude ; mais, malgré leur longue et courageuse résistance, ils furent de nouveau soumis par Auguste, le successeur de leur premier vainqueur.

Néanmoins, pendant qu'ils se consumaient en impuissans efforts pour regagner leur liberté, une lumière bienfaisante se répandait peu à peu au milieu de ces peuples. Les arts d'une civilisation avancée, dont, heureusement pour les nations soumises, les Romains ne pouvaient comprimer le développement, vinrent assouplir leurs âmes. L'ignorance et la rudesse des Bigourdans qui étaient devenues proverbiales chez leurs voisins, cédèrent à une influence plus policée, et

leurs âmes furent ainsi préparées, par une transition
graduelle, à recevoir plus facilement le Christianisme.
Et quand, sur la fin du troisième siècle, cette religion
vint planter sa bannière sur les cîmes des Pyrénées, —
ces temples séculaires que n'a point bâtis la main de
l'homme —, elle se propagea rapidement dans toute
la Bigorre et arriva même jusqu'à Tarbes.

C'est alors que l'empire des Césars tomba écrasé
sous le poids d'un colosse brutal, entraînant dans sa
chûte les institutions utiles qu'il avait créées et dont
il avait gratifié les autres nations.

Après avoir long-temps combattu et avoir changé
de maîtres, les Bigordans, tour à tour esclaves des
Visigoths, des Francs et des Sarrasins, retrouvèrent
enfin des jours plus calmes. La Bigorre fut érigée
en comté et devint héréditaire au commencement du
neuvième siècle, sous la domination des Princes de
Navarre. Depuis, elle fut le théâtre de sanglans épi-
sodes, les uns produits par des querelles intestines,
les autres résultant des ambitieux desseins d'aggresseurs
étrangers. N'oublions pas de mentionner ici la cession
de cette province et de plusieurs autres consentie à
l'Angleterre au quatorzième siècle, à la suite d'une
guerre longue et cruelle que termina le traité de
Bretigny. Une autre guerre aussi durable et aussi
sanglante amena la réunion de ce pays à la couronne
de France.

Dans le cours du quinzième siècle, l'attention publique se fixa davantage sur Bagnères. Alors com-
mença la célébrité de cette ville, due au grand nom-

bre de ses sources minérales et aux cures étonnantes accomplies par ses eaux, sur un grand nombre de maladies des fonctions, dépourvues d'un caractère de gravité ; dès ce moment jusqu'à nos jours cette réputation a sans cesse grandi. Mais, quel intervalle d'obscurité profonde sépare cette époque de celle où les Romains couvraient de leur protection les sources bienfaisantes ! Au lieu de voir l'influence salutaire de ces eaux appliquée au soulagement des souffrances de l'humanité, nous trouvons les établissemens thermaux détruits, les vertus de leurs sources méprisées sinon entièrement oubliées ; une longue succession de sombres et sanguinaires tyrannies se déroule pendant plusieurs siècles, anéantit les productions de l'intelligence, ensevelit le progrès dans une nuit presqu'éternelle, accumule les calamités sur la tête du genre humain et arrête pour long-temps la marche des sociétés.

Depuis le siècle de la renaissance, Bagnères devint un lieu de rendez-vous général : les Rois de Navarre y transportèrent leur cour pendant la saison des eaux et l'on y vit accourir tout ce qu'il y avait en France d'illustre et de *distingué*.

Montaigne, qui visita Bagnères, répandit sur cette ville un certain éclat, et on peut juger par la description suivante de ce qu'était alors cet établissement :

« J'ay veu, par occasion de mes voyages, quasi tous les bains fameux de chrestienté ; et depuis quelques années ai commencé à m'en servir ; car, en général, j'estime le baigner salubre, et croy que nous encourons non légières incommodités en notre santé, pour avoir perdu cette coutume, qui estait generalement observee au temps passé quasi en toutes les nations, et est encores en plusieurs de se laver le corps touts les iours ; et ne puis pas imaginer que nous ne vaillions beaucoup moins de tenir ainsi nos membres encroutez et nos pores estoupez de crasse...... A cette cause, i'ay choisy iusques à cette heure à m'arrester et à me servir de celles où il y avait plus d'amenité de lieu, commodité de logis, de vivres et de compagnies, comme sont, en France, les bains de Banieres. »

Pour ce qui est de l'aspect que présentait Bagnères à cette même époque, les historiens contemporains nous apprennent qu'on y voyait alors des murs, des bastions, des tours, des remparts et des ponts-levis, que les maisons étaient irrégulièrement groupées, et les rues couvertes de fumier et d'ordures de toute espèce ; de sorte qu'il ne fallait rien moins que les qualités éprouvées de ses eaux et la salubrité générale du pays pour balancer ces inconvéniens et faire de Bagnères ce qu'il est aujourd'hui, non-seulement le refuge des malades, mais encore le rendez-vous de ceux qui voulaient conserver intact le trésor de leur santé.

Bagnères a subi depuis le temps de Montaigne de biens notables changemens.

Il n'y a pas en France de ville qui au premier abord offre plus d'attraits que celle-là. En arrivant de Tarbes, qui en est éloigné de 20 kilomètres, vous apercevez d'abord une plaine fertile, puis des coteaux richement boisés qui s'avancent par ondulations graduées et vont entourer Bagnères; au-delà, des monts entassés sur des monts, et, dominant toute cette scène, le Pic du Midi qui apparaît à l'horison lointain, se dressant de sa hauteur de 10,000 pieds au-dessus des montagnes moins élevées du premier plan, comme s'il voulait plonger du regard dans la ville.

Entrez à Bagnères, vous êtes frappé de l'aspect des rues macadamisées et parfaitement entretenues, ce qui est une grande consolation pour celui qui vient de marcher sur les cailloux du pavé du Pau; vous admirez des maisons propres et bien blanchies qui rivalisent entr'elles de propreté et de comfort tant intérieur qu'extérieur. Il faut l'avouer, quoique depuis vingt-cinq ans Pau reçoive tous les ans une colonie d'étrangers anglais, circonstance qui doit naturellement influer sur le progrès physique, Bagnères, tout aussi éloigné de la capitale, se place cependant au-dessus de cette ville pour tout ce qui regarde le comfort et la propreté. Les maisons y sont commodes et modernes, les jardins nombreux et bien disposés, et les promenades pour les piétons et les cavaliers choisies avec discernement, ce qui est toujours la preuve d'un goût perfectionné; les unes placées en vue des montagnes et des précipices, les autres regardant les eaux et les bois ou dominant la vallée de l'Adour qui s'étend au loin.

Bagnères contient, indépendamment des étrangers, une population fixe de 8,000 âmes; pendant la saison

qui commence en Juin et finit en Octobre, 4,000
baigneurs trouvent aisément à s'y loger. Cette ville
est, après le chef-lieu, la plus importante du département des Hautes-Pyrénées. Elle est située à la jonction des deux vallées de Campan et de l'Adour, à
1,600 pieds au-dessus du niveau de la mer, posée
comme un nid d'oiseau au pied même de la chaîne
des Pyrénées.

Aujourd'hui, le séjour de Bagnères ne présente
aucun inconvénient au visiteur que n'y attire pas le
soin de sa santé ; la ville lui offre au contraire une
foule d'*agrémens* et de distractions. Jamais son temps
ne lui est à charge, car il peut varier sans cesse ses
occupations par des excursions à pied ou à cheval,
par des pics-nics, par l'herborisation, la chasse et
des promenades à travers un paysage toujours nouveau.
Au lieu des bastions, des tours, des remparts et des
ponts-levis qui l'entouraient du temps de Montaigne,
au lieu des rues obstruées et mal aérées, et du fumier
qui couvrait alors les places, on aperçoit un faubourg
riant et découvert qui laisse circuler l'air pur des
montagnes à travers la ville ; les rues sont bordées
d'une double rangées de maisons bien plus élégantes
que celles de beaucoup de villes plus importantes,
plus riches et plus populeuses, et la fraîcheur y est
entretenue par des ruisseaux empruntés à l'Adour qui
les parcourent en faisant entendre un gai murmure.
Le théâtre, les concerts et les bals remplissent les
soirées de ceux qui goûtent ce genre de divertissement.

Quant aux malades, le grand nombre des sources

minérales si variées par les propriétés et la températature exercent une influence salutaire sur ceux dont les affections sont appropriées au caractère de ces eaux. Nous essaierons bientôt de poser quelques règles pour les guider dans le choix de ces agens thérapeutiques.

« On a dit de Bagnères que c'est une ville où le plaisir a élevé ses autels à côté de ceux d'Esculape. Cela est vrai, car, de tous les établissemens des Pyrénées, Bagnères est le seul où l'on trouve ce genre de plaisirs que l'on cherche d'ordinaire dans des bains minéraux. Voilà pourquoi les eaux de Bagnères sont les plus fréquentées ; voilà pourquoi on y trouve, outre les malades, deux autres espèces de visiteurs : ceux dont les affections légères n'excluent pas la recherche des plaisirs, et ceux que les chaleurs de l'été chassent des plaines de la France vers les fraîches montagnes des Pyrénées. C'est dans cette dernière classe qu'il faut ranger la plupart des Anglais qui habitent Pau ou ses environs. Bagnères offre sans contredit des avantages aux personnes qui jouissent d'une bonne santé aussi bien qu'aux malades. Des environs délicieux, de charmantes promenades et la gaîté résultant de la réunion de plusieurs milliers de personnes qui n'ont rien à faire, en voilà assez pour attirer les uns ; quant aux autres, il y sont amenés par l'abondance, le choix et la salubrité des sources minérales. » (*)

(*) Switzerland , the South of France , and the Pyrénees, in 1830, by H. D. Inglis.

Le prix des logemens est beaucoup moindre à Bagnères qu'à Pau et surtout que dans tous les autres établissemens; les dépenses de la vie animale sont dans
une proportion correspondante.

Les objets intéressans qui se trouvent aux environs
de Bagnères sont l'Elysée Cottin, hermitage très-retiré
situé à trois quarts d'heure de Bagnères, où cette
femme célèbre composa plusieurs de ses ouvrages;
— la vallée de Campan que l'imagination *exaltée* de
quelques-uns égale à la vallée de Tempé; — la montagne
de l'Heyris, si renommée par sa botanique, qu'elle
a reçu le titre flatteur de temple de Flore; — l'abbaye
de l'Escaladieu, à deux lieues de Bagnères, — et un
peu plus loin sur la route de Toulouse, le château
Mauvoisin, fameux dans les guerres contre les Anglais
et dont le souvenir se rattache aux exploits du prince
Noir. Nous citerons encore l'ascension au Pic du Midi,
— le passage du Tourmalet qui mène à Barèges, — la
visite au Camp de César, près de la ville, — et enfin
les excursions dans les sinuosités tortueuses des vallées
diverses, telles que celles de Labassère, Trebons et
l'Esponne.

N'oublions pas de parler de la Palomière, située sur
un des monticules qui s'élèvent au nord-est de Bagnères. Des arbres alignés comme une armée rangée
en bataille et séparés l'un de l'autre de quelques
mètres, couronnent ces hauteurs; à ces arbres sont
attachés des filets dans toute l'étendue de la ligne;
un peu en avant, au sommet de longues perches disposées triangulairement, des hommes sont placés en

vedette dans des berceaux, à cent ou cent cinquante pieds de terre, ce qui ne laisse pas que d'être une position fort peu rassurante. Dans les mois de septembre et d'octobre, des vols de pigeons ramiers qui émigrent des montagnes passent au-dessus de ces hauteurs. Lorsqu'une compagnie vient à paraître, les hommes juchés au haut des perches poussent des cris pour effrayer les pigeons et les font descendre au niveau des filets ; en même-temps, ils lancent au milieu d'eux des morceaux de bois qui représentent des oiseaux de proie. Les pauvres animaux effarouchés tombent alors victimes des chasseurs. Ils se jettent tête baissée au milieu des filets qui, dirigés par une corde maîtresse, les enlacent de toutes parts et les retiennent prisonniers. Cette chasse, d'un caractère tout nouveau, offre un assez vif attrait qui doit déterminer l'étranger à faire la course nécessaire pour arriver sur les lieux ; là, il jouira d'une très-belle vue et apercevra d'un côté la vallée de l'Adour, de l'autre les pics élevés des Pyrénées.

Mme Boddington, qui a décrit cette chasse avec beaucoup d'esprit, dit à ce sujet : « On est d'abord étonné de voir comment ces hommes grimpent dans leurs paniers ; on se demande ensuite comment ils peuvent s'y tenir sans tomber ; et néanmoins, ils restent là perchés en sentinelles, depuis le point du jour jusqu'à la nuit, souvent, sans apercevoir l'ombre d'un oiseau et toujours, d'après moi, en face du danger ; mais, je suppose qu'ils ont à cet égard une opinion autre que la mienne. Pour moi, si l'on

m'offrait l'alternative et qu'il me fallût forcément
choisir, je préférerais le phare d'Eddystone à cette
perche isolée dans les airs à une centaine de pieds
du sol; là, en effet, on serait en quelque sorte sur
terre ferme, quoiqu'on pût fort bien être balayé par
la tempête ou réduit à mourir de faim; mais être
suspendu en l'air comme une feuille morte, à la merci
de tous les vents, c'est là une position à laquelle
aucun effort de ma raison ne saurait m'accoutumer.
Cependant, ces hommes ne s'en inquiètent nullement
et ils sont parfaitement à l'aise au milieu des nuages,
comme la muse tragique de Reynolds sur son siège de
parade. » (*)

Dans la ville elle-même, outre les diverses sources
minérales, il est plusieurs objets qui valent la peine
d'être visités. Dans ce nombre, il faut compter la
marbrerie de M. Géruset où l'on trouve les soixante
et dix ou quatre-vingt variétés des marbres Pyrénéens
qui ont pris sous la main de l'ouvrier la forme des
divers articles de nécessité ou de luxe. M. Géruzet est un
homme intelligent et poli, qui communique volontiers
aux étrangers les notions qu'il a sur les marbres et leur
permet d'observer les nombreux procédés de fabrica-
tion de sa vaste usine. Bagnères est aussi très-renommé
pour sa coutellerie, et les dames qui sont curieuses des
objets de ce genre trouvent bien des choses à admirer
et à acheter. Le cabinet de lecture et le musée de
M. Jalon, le musée bien assorti de M. Philippe qui
a des spécimens d'un grand nombre de quadrupèdes

____

(*) Sketches in the Pyrénees, vol. 2, p. 75.

et d'oiseaux des Pyrénées empaillés de ses propres mains, sont aussi des curiosités dignes d'intérêt. Il y a aussi dans les deux vastes salles situées aux ailes du grand établissement une collection d'objets curieux. L'une est consacrée aux tableaux, qui représentent pour la plupart les vues des Pyrénées les plus célèbres par leur beauté et leur magnificence. La seconde salle contient divers échantillons d'histoire naturelle. Le géologue et le minéralogiste y trouvent une belle collection des roches et des minéraux que renferment les Pyrénées ; on y remarque aussi 2,000 spécimens du règne animal, quadrupèdes, oiseaux et insectes, tous habitant dans ces montagnes.

La promenade de Salut qui part presque du centre de la ville et se prolonge à la distance d'un kilomètre sous une double rangée d'arbres, se couvre pendant la saison de six à neuf heures du soir d'une foule élégante de promeneurs.

CHAPITRE XVI.

—

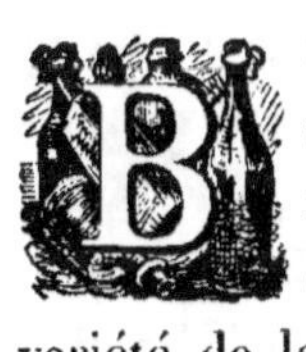

AGNÈRES-DE-BIGORRE et ses environs possèdent un grand nombre de sources minérales, qui sont toutesfois plus remarquables par leur multiplicité que par la variété de leurs qualités. Bagnères seul ne contient pas moins de quarante-deux sources salines *distinctes*, s'il faut en croire les personnes qui, vivement intéressées à la prospérité de la ville et à la réputation de ses eaux, revendiquent avec un enthousiasme peut-être un peu exagéré une identité séparée pour chaque fontaine. Quoique la température des sources varie considérablement et bien qu'on trouve quelques différences dans la proportion des principes minéraux qui les composent, il n'est guère permis cependant de douter que ces fontaines si multiples ne soient de simples modifications d'un certain nombre beaucoup plus restreint. Quoiqu'il en soit, nous sommes fort peu disposés à chercher querelle à des opinions dont la partialité s'explique très-naturellement et qui ne sont pas exclusivement limitées à Bagnères; il existe toujours des intérêts privés qui changent et dénaturent la physionomie véritable des eaux thermales, et cela se voit non-seulement dans les Pyrénées, mais encore dans tous les pays du monde.

Notre devoir est de nous efforcer, à l'aide de notre propre expérience, de déduire de la masse des circonstances qui se rapportent à l'action thérapeutique des eaux sur les affections morbides, quelques conclusions qui puissent être utiles aux malades, et de laisser de côté, pour amuser la crédulité ou soutenir l'espérance, les merveilles que l'on publie avec tant de pompe. Quoique nous considérions les eaux minérales de Bagnères comme les moins efficaces de toutes celles des Pyrénées dans les cas où une action énergique est nécessaire à la guérison d'une maladie obstinée, nous pensons cependant que l'influence salutaire qu'elles exercent sur les dérangemens ordinaires des fonctions, qui, après tout, constituent les souffrances du plus grand nombre, les rendent dignes de l'honneur d'une description. Mais, nous avouons franchement, d'après nos propres impressions relativement aux pouvoirs curatifs de ces eaux, que s'il n'existait pas dans les Pyrénées d'autres sources minérales et si le climat de Bagnères ne secondait puissamment l'action de ses fontaines thermales, nous ne croirions pas nécessaire d'entrer dans des détails particuliers ; bien moins encore ferions nous un panégyrique qui pourrait décider quelques personnes à quitter l'Angleterre pour chercher dans cet établissement le soulagement de quelque grave maladie. Nous pensons que dans plusieurs autres pays et très-certainement en Angleterre, on trouve des eaux tout aussi efficaces et applicables aux affections pour lesquelles on a si vivement recommandé celles de Bagnères; mais comme ces dernières font partie du grand système de sources minérales répandu sur les Pyrénées, dont quelques-unes exercent une influence très-puissante et même unique dans certaines maladies, et comme elles peuvent servir d'auxiliaires et précéder ou suivre un traitement par des eaux plus actives, elles acquièrent ainsi une plus grande importance et demandent quelques développemens qui seraient dans tout autre cas inutiles.

Les sources de Bagnères et des environs se divisent en salines, ferrugineuses et sulfureuses. Les sources salines sont exclusivement renfermées dans la ville et ne dépassent pas la limite tracée par ses anciens murs. L'unique fontaine ferrugineuse *par excellence* se trouve à mille pas de la ville, quoique l'on découvre des traces de fer dans quelques unes des sources salines. La source sulfureuse, qui est aussi unique, est située dans la vallée de Trebons à huit kilomètres de Bagnères.

Les sources salines de Bagnères sont parfaitement transparentes et limpides, entièrement inodores, d'une saveur fade et communiquant au palais une légère

19

sensation astringente et ferrugineuse. Leur poids spécifique est un peu plus considérable que celui de
l'eau distillée; presque toutes, exposées à l'air libre,
donnent un dépôt de carbonate de chaux et de ses-
quioxide de fer. Celles qui partent d'une plus grande
profondeur dégagent un mélange de gaz azote, oxigène
et acide carbonique. Parmi les sources de Bagnères,
les unes jaillissent des collines plus ou moins élevées
qui se trouvent sur le versant oriental du Mont
Olivet, à l'ouest de la ville; les autres sortent du
terrain d'alluvion déposé par l'Adour et ses affluents.
Les premières jaillissent immédiatement du calcaire
schisteux que recouvre une couche de schiste argileux,
surmontée de roches de formation amphibolique secondaire.

On a prétendu que la température de ces sources,
en toute saison et en tout état de l'atmosphère, demeu-
rait invariable; mais cela n'est pas rigoureusement vrai.
Quoique la température ne subisse pas des variations
considérables, elle n'est cependant pas constante. Néanmoins, ces modifications sont moins sensibles dans les
sources qui jaillissent de la montagne que dans celles
qui se trouvent dans la plaine. Les changemens de
température sont plus fréquens et plus importans dans
ces dernières, parce qu'elles sont plus exposées à l'infiltration des eaux pluviales, et parce qu'elles doivent
nécessairement se refroidir dans le trajet quelquefois
assez long qu'elles parcourent depuis le réservoir souterrain jusqu'à leur issue.

Le tableau suivant indique la température et le
volume des principales sources :

Température et volume des Eaux minérales de Bagnères-de-Bigorre, du 28 novembre au 4 décembre 1840 (*).

SOURCES.	TEMPÉ-RATURE.	VOLUME débité en 24 h.
	Centigrad	Litres.

GROUPE DE LA MONTAGNE.

THERMES DE LA VILLE.

SOURCES.	TEMPÉRATURE.	VOLUME débité en 24 h.
Source de Salies, dans le conduit............	51. 35	75. 168
——— dans le déversoir.........	51. 00	" "
Dauphin, au griffon.....................	48. 95	131. 616
——— à la cuvette de distribution........	48. 80	" "
La Reine, au griffon.	46. 50	286. 608
——— à la cuvette de distribution.......	46. 00	" "
——— au bain n° 22....................	45. 00	" "
——— — n° 26....................	44. 70	" "
——— — n° 11...	44. 00	" "
——— à la buvette.	44. 00	" "
Roc de Lannes, à la cuvette..............	45. 80	28. 800
Saint-Roch , à la cuvette.................	41. 50	7. 200
Foulon, à la pompe......................	34. 90	21. 600
——— au bain.......................	34. 80	" "
Source des Yeux, au bain.................	30. 80	56. 640

BELLE-VUE. (Propriétaires : MM. Montagut.)

SOURCES.	TEMPÉRATURE.	VOLUME débité en 24 h.
Filet de la Reine (à la buvette)...........	48. 80	125. 712

FONTAINE-NOUVELLE. (A la Ville.)

SOURCES.	TEMPÉRATURE.	VOLUME débité en 24 h.
Fontaine-Nouvelle.....................	36. 60	1. 569
Filet du Dauphin......................	43. 60	8. 208

CAZAUX. (Propriétaire : Setze.)

SOURCES.	TEMPÉRATURE.	VOLUME débité en 24 h.
Source chaude , à la pompe...............	51. 35	42. 072
Source tempérée , à la pompe.............	44. 20	10. 800
Tempérée du n° 5 , au bain n° 5..........	37. 10	19. 152

THÉAS. (Propriétaire : de Jaulas.)

SOURCES.	TEMPÉRATURE.	VOLUME débité en 24 h.
Source Théas, à la pompe.................	51. 25	43. 632
Filet sous le réservoir...................	43. 00	1. 556
Filet froid............................	27. 00	2. 160

(*) Opuscule sur les Eaux Minérales de Bagnères-de-Bigorre , publié par les soins de l'Administration Municipale. — 1841.

SOURCES.	TEMPÉ-RATURE.	VOLUME débité en 24 h.
	Centigrad	Litres.

GROUPE DE LA PLAINE.
(SECTION DE L'OUEST.)

BAINS MORA. (Propriétaire : Soulé.)

Source chaude, à la pompe.................	50. 00	21. 776
——————— au bain....................	48. 10	" "
Source du jardin..........................	31. 00	9. 446

LASSERRE. (Propriétaire : Lasserre.)

Source chaude, à la pompe................	48. 00	65. 016
—— tempérée (ancienne *La Peyrie*)......	19. 00	88. 632
Mélange de ces 2 sources an bain..........	41. 00	" "
Source purgative.........................	38. 85	26. 208
——————— à la buvette..............	38. 40	" "
——————— au bain..................	38. 65	" "

PETIT-BAIN. (Propriétaire : Lias.)

Source chaude, au conduit.................	46. 80	108. 864
——————— à la douche...............	46. 20	" "
—— tempérée, au conduit..............	42. 35	24. 142
—— ferrugineuse.....................	25. 75	5. 760

PINAC. (Propriétaire : Pujo.)

Source dite *ferrugineuse*, à la pompe......	41. 80	45. 648
Sources nᵒˢ 1 et 2, au bain nᵒ 1..........	42. 50	13. 680
Source nᵒ 3, au bain nᵒ 3.................	32. 75	11. 520
—— nᵒ 6, à la pompe.................	35. 70	13. 680
——————— au bain nᵒ 5..............	33. 65	" "
—— dite *sulfureuse*...................	18. 50	" 696

LA GUTHIÈRE ou FRASCATI. (Propriétaire : de Lugo.)

1ʳᵉ Source, à la pompe....................	41. 10	36. 336
——————— au bain nᵒ 1.................	40. 00	" "
——————— bain préparé................	35. 60	" "
2ᵐᵉ source, à la pompe...................	38. 40	61. 008
——————— à la douche.................	36. 00	" "
——————— bain préparé................	35. 60	" "

SOURCES.	TEMPÉ-RATURE.	VOLUME débité en 24 h.
	Centigrad	Litres.

GROUPE DE LA PLAINE.
(SECTION DE L'EST.)

PETIT-PRIEUR. (Propriétaire : L'HOSPICE.)

Source chaude............................	38. 35	34. 560
—— tempérée............................	32. 85	6. 168
Mélange au bain...........................	36. 25	" "

VERSAILLES. (Propriétaire : VIGNERTE.)

Source chaude, à la pompe................	35. 50	17. 280
——————— au bain....................	34. 55	" "
Source tempérée..........................	25. 80	11. 080
Mélange au bain..........................	33. 65	" "

CARRÈRE-LANNES. (Propriétaire : CARRÈRE.)

1re Source , à la pompe.	35. 00	34. 560
2me Source , à la pompe..................	30. 35	
Jardin Carrère.	25. 20	" "
Mélange.................................	33. 65	" "

PETIT-BARÈGE. (Propriétaire : MARTHE.)

1re Source , à la pompe..................	32. 60	2. 448
2me Source.............................	28. 10	3. 080
1re Source, au bain......................	30. 70	" "

BAINS DU GRAND-PRÉ. (Propriétaire : COLOMÈS.)

1re Source , à la pompe..................	35. 35	30. 144
——————— au déversoir du bain et au bain..	34. 70	" "
Source amenée du Petit-Pré..............	23. 00	" "

SANTÉ. (Propriétaire : DE LUGO.)

1re Source , à la pompe..................	29. 85	62. 952
2me Source , à la pompe..................	23. 50	" "

SOURCES.	TEMPÉ-RATURE.	VOLUME débité en 24 h.
	Centigrad.	Litres.
GROUPE DE SALUT.		
Source de l'intérieur......................	" "	49. 560
————————— à la pompe............	31. 70	" "
————————— au déversoir du bain...	31. 50	" "
————————— au bain	30. 65	" "
Source de la Buvette.		
A la buvette..................·............	32. 50	" "
Au griffon................................	32. 65	" "
Au bain n⁰ 6 , au déversoir,		
Tombant de 0ᵐ 62....................·.....	32. 52	" "
———— dans le bain.....................	32. 20	" "
Au n⁰ 5 , au déversoir,		
Tombant de 0ᵐ 55.. ....·.....	32. 45	" "
———— dans le bain.....................	31. 25	" "
Au n⁰ 4 , au déversoir,		
Tombant de 0ᵐ 15........................	32. 40	" "
———— dans le bain.	31 65	" "
Au n⁰ 3 , au déversoir,		
Tombant de 0ᵐ 33....................·....	32. 37	" "
———— dans le bain.................·....	31 35	" "
Source a l'extérieur......................	" "	181. 056
Au n⁰ 2 , au déversoir,		
Tombant de 0ᵐ 31....................·....	32. 81	" "
———— dans le bain.....................	32. 40	" "
Au n⁰ 1 , au déversoir,		
Tombant de 0ᵐ 30................·........	32. 81	" "
———— dans le bain....................	32. 25	" "

FONTAINE FERRUGINEUSE.

A la source................................	12. 50	1. 234

SOURCE DE LABASSÈRE.

A la pompe..............................	12. 30	31. 680
Au déversoir de remplissage...............	12. 25	" "

Il est inutile de donner une description détaillée de chaque source en particulier. En général, elles contiennent toutes les même élémens de minéralisation, dont la proportion varie, comme on peut le voir par les tables qui suivent; leur température est aussi différente, ainsi que l'a montré le tableau précédent. Quoique composées des mêmes principes, l'expérience a prouvé qu'elles ne s'appliquent pas indifféremment aux mêmes états morbides du système vital, mais qu'il importe de n'ordonner qu'avec une extrême prudence l'usage des sources distinguées entr'elles par des nuances dans les maladies auxquelles elles sont ordinairement appropriées. On a souvent vu ces eaux administrées sans discernement, et prises l'une pour l'autre, loin de produire des effets salutaires aggraver sensiblement les symptômes morbides.

La classification suivante des eaux de Bagnères, d'après leur action sur l'économie humaine, a été proposée par M. le docteur Lemonnier (*) qui a étudié et observé leurs vertus ; comme cette division est très-rationnelle et se concilie avec le résultat de notre expérience personnelle, nous n'hésitons pas à l'adopter.

(*) Bagnères-de-Bigorre sous le Rapport Médical et Topographique , p. 59.

Tableau des principales sources salines de Bagnères, groupées et classées d'après l'analogie de leurs propriétés médicales (*).

Eaux stimulantes.	Un peu ferrugineuses. . .	Casaux. Théas. Dauphin. La Reine. Petit Bain. Saint Roch.
	Très-peu ferrugineuses . .	Salies. Mora. Roc de Lannes. La Guthière. Laserre. Pinac, No. 1. Petit Prieur (source chaude).
Eaux intermédiaires entre les deux classes extrêmes.		Fontaine Nouvelle. Pinac (la source du jardin et celle dite ferrugineuse). Grand Pré. Versailles. Pinac, No. 3.
Eaux Toniques et Sédatives.	Astringentes.	Sources des Yeux.
	Douces.	Salut. Petit Baréges, No. 1. Carrere Lannes. Santé. Petit Prieur (source froide).
	Emollientes	Foulon.

Les tables suivantes contiennent l'analyse des différentes sources salines.

(*) On suppose ici que les eaux sont prises à leur température ordinaire. Il est évident que leurs vertus subissent un changement lorsqu'on modifie l'un de leurs élémens d'action, le calorique.

TABLE I.

Analyse des Eaux Salines de Bagnères-de-Bigorre. — Eau, un litre.

Substances contenues dans les eaux.	Source de La Reine.	Source de Dauphin.	Source de S.t-Roch.	Roc de Lannes.	Source des Foulon.	Source des Yeux.	Fontaine Nouvelle.
	grs.	grs.	grs.	grs.	grs.	grs.	grs.
Acide Carbonique (*)	q. ind.	q. ind.	q. ind.	q. ind.	q. ind.	q. ind.	q. ind.
Chlorure de Magnésium	0·130	0·104	0·224	0·222	0·142	0·196	0·158
Chlorure de Sodium.	0·062	0·040	0·109	0·070	0·326	0·060	0·060
Sulfate de Chaux.	1·680	1·900	1·995	1·942	0·158	1·876	1·818
Sulfate de Soude	0·396	0·400	0·000	0·000	0·000	0·490	0·000
Sulfate de Magnésie.		0·000	0·257	0·278	0·127		0 270
Sous-Carbonate de Chaux.	0·266	0·142	0·000	0·136	0·124	0·312	0·182
Sous-Carbonate de Magnésie	0·014	0·019	0·054	0·017	0·072	0·012	0·058
Sous-Carbonate de Fer	0·080	0·114	0·078	0·014	0·000	0·044	0·000
Substance Résineuse.	0·006	0·009	0·006	0·006	0·012	0·010	0·007
Extrait Végétal.	0·006	0·008	0·005	0·008	0·005	0·012	0·004
Silex	0·036	0·044	0.040	0·031	0·040	0·043	0·044
Perte	0·054	0·020	0·024	0·036	0·034	0·052	0·039
Total.	2·760	2·800	2·792	2·760	1·042	3·107	2·640

(*) Les gaz qui se dégagent des sources Salines de Bagnères-de-Bigorre sont un mélange d'Acide Carbonique, d'Oxigène et d'Azote.

TABLE II.

Continuation de l'analyse des eaux Salines de Bagnères-de-Bigorre. — Eau, un litre.

Substances contenues dans les eaux.	Source de l'Intérieur.	Source de l'Extérieur.	Bains de la Peyrie.	Bains de Grand Pré.	Bains de Versailles.	Bains de Santé.	Bains de Petit Prieur.	Bains de Carrère Lanne.
	grs.	grs.	grs.	grs.	grs.	grs.	grs.	grs.
Acide Carbonique	q. ind.	q. ind.	q. ind.	q. ind.	q. ind.	q. ind.	q. ind.	q. and.
Chlorure de Magnésion . .	0·115	0·072	0·132	0·201	0·228	0·214	0·292	0·222
Chlorure de Sodium . . .	0·430	0·308	0·103	0·081	0·074	0·075	0·085	0·067
Sulfate de Chaux.	0·960	0·800	0·788	1 560	1·596	1·504	1·712	1·576
Sulfate de Soude.	0·000	0·308	0·000	0·000	0·000	0·000	0·000	0·000
Sulfate de Magnésie . . .	0·000	0·000	0·236	0·380	0·328	0·396	0·316	0·324
Sous-Carbonate de Chaux .	0·138	0·240	0·248	0·396	0·508	0·260	0·344	0·260
Sous-Carbonate de Magnésie.	0·010	0·018	0·068	0·052	0·064	0·059	0·050	0·058
Sous-Carbonate de fer . .	0·040	0·022	0·000	0·028	0·028	0·000	0·000	0·000
Substance résineuse grasse.	0·008	0·009	0·004	0·005	0·004	0·008	0 004	0·004
Matière Végétale.	0·010	0·018	0·007	0·006	0·005	0·008	0·006	0·008
Silex.	0·031	0·028	0·018	0·040	0·005	0·030	0·051	0·056
Perte.	0·025	0·011	0·016	0·025	0·032	0·029	0·034	0·033
Total	1·800	1·834	1·620	2·780	2·872	2·583	2·897	2·608

TABLE III.

Continuation de l'analyse des eaux Salines de Bagnères-de-Bigorre. — Eau, un litre.

Substances contenues dans les eaux.	Bains de Casaux.	Bains de Mora.	Bains de Théas.	Bains de Lasserre.	Bains de la Guthière.	Bains de Pinac.	Source de Petit Bain.	Fontaine de Salies.
	grs.	grs.	grs.	grs.	grs.	grs.	grs.	grs.
Acide Carbonique	q. ind.	q. ind.	q. ind.	q. ind.	q. ind.	q. ind.	q. ind.	q. ind.
Chlorure de Magnésium . .	0·250	0·218	0·196	0·172	0·340	0.249	0·276	0·236
Chlorure de Sodium	0·112	0·082	0·114	0·046	0·062	0·190	0·077	0·086
Sulfate de Chaux.	1·716	1.563	1·852	1·832	1·876	1·396	1·708	1·821
Sulfate de Soude.	0·000	0·000	0·376					
Sulfate de Magnésie. . . .	0·478	0·284	0·000	0·408	0·036	0·287	0·344	0·362
Sous-Carbonate de Chaux .	0·160	0·580	0·156	0·230	0·160	0·436	0·276	0·292
Sous-Carbonate de Magnésie	0·050	0·036	0·022	0·062	0·036	0·076	0·052	0·050
Sous-Carbonate de Fer. . .	0·098	0·028	0·088	0·018	trace	0·060	0·068	
Substance résineuse grasse .	0·006	0.006	0·010	0·004	0·005	0·008	0·006	0·004
Matière Végétale.	0·012	0·007	0·009	0·007	0·007	0·010	0·007	0·032
Silex	0·032	0·052	0·048	0.010	0·048	0·043	0 028	0·032
Perte.	0·044	0·041	0·045	0·021	0·032	0·045	0·038	0·018
Total. . . .	2·958	2·897	2·916	2·840	2·602	2·800	2·880	2·933

Il n'y a à Bagnères qu'une seule source ferrugineuse, appelée par cela même *la Fontaine Ferrugineuse*; elle est située à dix minutes de la ville sur le penchant du Mont Olivet, un peu au-delà du point d'où jaillissent en grand nombre les sources salines, comme nous l'avons déjà dit. On arrive à cette fontaine en suivant un chemin qui part de derrière le grand établissement et qui monte peu à peu en faisant plusieurs détours; la pente insensible qui a été ménagée permet au malade de gravir sans fatigue jusqu'à ce point élevé de deux ou trois cents pieds au-dessus de Bagnères. Un autre sentier plus escarpé, tracé sur la montagne, conduit aussi à cette fontaine.

Les principes minéraux que cette source tient en dissolution proviennent évidemment de la décomposition du terrain environnant qui contient de l'amphibole et du feldspath en grande quantité. La température de l'eau est très-variable et cela se comprend facilement quand on sait qu'elle passe sur un lit minéral à peu de profondeur, et qu'ainsi, comme toutes les sources dont le réservoir est plus rapproché de l'influence atmosphérique, le degré de chaleur doit souvent changer. Au moins d'août 1839, à 10 heures du matin, la température de cette source était de 16°, 67, celle de l'air extérieur étant de 21°, 67; le 10 septembre de la même année, sa température était de 13°, 89, celle de l'atmosphère étant de 17°, 22. Du reste, cette eau n'a jamais plus de 17°, 78, ni moins de 11°, 11.

M. Vauquelin analysa en 1817 l'eau de la fontaine ferrugineuse; il y trouva de l'oxide de fer, du carbonate de potasse, une partie de matière animale foncée, une petite quantité de carbonate de chaux et de chlorure de potassium et un peu de silex.

A proprement parler, il n'y a dans le voisinage de Bagnères qu'une seule source qui ait acquis une certaine réputation, celle de Labassère. Elle est située à l'extrémité de la vallée de Trébons, à huit kilomètres environ de Bagnères, sur la rive droite du ruisseau d'Ouessouet et au pied des hauteurs qui servent de ce côté de piédestal au Mont-aigu. Elle jaillit, comme la plupart des sources sulfureuses, du point de contact entre les terrains granitiques et les roches de transition. Cette source est très-abondante; l'eau en est limpide, sans odeur pénétrante, d'une saveur évidemment sulfureuse. Sa température peu élevée la rend moins désagréable au goût que celles de Cauterets et de Barèges; par la même raison, elle se digère facilement et promptement.

Voici l'analyse d'un litre d'eau de cette source, telle que la donne Patissier :

Acide carbonique.	Quantité inappréciable.	
Acide hydro-sulfurique	litre	0,062
Chlorure de sodium	grains	0,206
Hydro-sulfate de soude	id.	0,012
Sous-carbonate de soude.	id.	0,014
Matière végétale animale.	id.	0,046
Silex.	id.	0,018
Perte.	id.	0,008
		0,364

CHAPITRE XVII.

BAGNÈRES-DE-BIGORRE, FIN. — REMARQUES RELATIVES A L'INFLUENCE DE SON CLIMAT SUR LES MALADIES. — PROPRIÉTÉS MÉDICALES DE SES EAUX. — MANIÈRE DE LES ADMINISTRER. — LEUR MODE D'ACTION. — CLASSES DE MALADIES AUXQUELLES CONVIENT CHAQUE SOURCE SALINE.

—

L E climat de Bagnères exerce, comme celui de Pau, une influence décidément sédative sur le corps humain, tant en santé qu'en maladie. Ainsi que nous l'avons déjà remarqué, cette propriété de réprimer aussi les irritations de tout genre désigne ce climat, préférablement à celui de tout autre établissement thermal des Pyrénées à l'étranger qui, après avoir passé un hiver à Pau, désire ne pas perdre le fruit d'un séjour salutaire dans cette ville. Bagnères est abrité contre tous les vents, excepté contre quelques brises du nord qui ne soufflent guère durant la saison.

La table suivante, dressée d'après des observations minutieuses par M. Ganderax, l'habile médecin qui a long-temps inspecté les eaux de Bagnères, fournit la température exacte de chaque mois pendant dix années consécutives.

Température moyenne de Bagnères depuis le commencement de 1825 jusqu'à la fin de 1834, selon l'échelle de Réaumur, d'après des observations faites trois fois par jour.

MOIS.	1825.	1826.	1827.	1828.	1829.	1830.	1831.	1832.	1833.	1834.
Janvier	2°5	2°2	1°7	6°4	2°2	0°2	3°5	2°2	4°6	6°8
Février	5.3	5.2	2.8	5.8	5.0	4.3	6.4	3.5	6.6	5.4
Mars	6.7	7.8	8.0	8.8	7.7	9.2	8.9	4.8	4.2	8.3
Avril	11.1	9.1	10.3	9.3	8.4	11.8	8.8	8.0	7.2	9.2
Mai	11.7	8.7	10.6	10.6	9.7	11.0	12.3	11.4	13.8	12.8
Juin	14.0	13.0	12.3	13.8	12.5	12.4	13.7	12.5	13.3	13.9
Juillet	15.4	15.4	16.2	14.7	14.4	14.6	14.6	16.9	13.7	13.9
Août	15.6	16.8	16.4	11.7	13.3	14.1	14.5	16.5	14.3	14.1
Septembre	16.2	13.9	11.9	15.2	11.0	11.2	12.3	14.5	10.4	17.2
Octobre	10.4	10.4	10.3	10.3	7.8	10.8	12.3	10.5	10.4	11.5
Novembre	6.0	4.0	6.1	8.0	5.6	8.1	6.5	6.8	6.6	7.1
Décembre	5.8	4.6	5.6	4.9	2.3	3.6	4.1	4.0	6.3	3.2
Température moyenne de l'année	10.	9.3	9.3	10.0	9.2	9.2	9.8	9.3	9.3	10.3

Les observations qui ont été faites au sujet du climat de Pau s'appliquent sous beaucoup de rapports à celui de Bagnères. Voici quelle est à cet égard notre opinion, fondée sur une expérience de quatre années.

1.° Ce climat agit d'une manière favorable toutes les fois qu'il y a une prédisposition à une irritation tuberculeuse et à la suppuration, et même lorsque l'irritation existe déjà; dans ce cas, il diminue le ton du système artériel et ralentit les fonctions des voies respiratoires.

2.° Il est encore salutaire dans les irritations toniques de la muqueuse de la trachée et des bronches, accompagnées de toux sèche, d'extinction de voix partielle et d'expectoration visqueuse.

3.° Enfin, il convient aux irritations toniques des organes digestifs, accompagnées d'accélération du pouls, d'un développement excentrique de chaleur animale, de maigreur et de douleurs nevralgiques, ainsi qu'aux affections aigues des articulations affectant un caractère à-la-fois goutteux et rhumatismal.

Le docteur Farr, de Nice, qui a passé deux hivers à Bagnères, exprime son opinion sur ce climat de la manière suivante : « Le climat de Bagnères est bien caractérisé; il est anti-irritant et humide, oppressif pour les personnes qui se portent bien. Il a une tendance à calmer les irritations de tous les organes et le phtisique reconnaît bientôt que c'est là précisément le genre d'atmosphère qu'il devrait toujours respirer. Ce climat est décidément salutaire dès le principe à cette classe de malades et ils échappent à une épreuve que subis-

sent toujours les personnes saines, et qui est la conséquence ordinaire de tous les climats fortement caractérisés. Les fonctions de chaque organe s'accomplissent
plus paisiblement ; et l'organe lui-même est bientôt
amené à un état si tranquille, que les modifications
d'où résultent la maladie sont réduites au point où les
remèdes convenables les font facilement disparaître.
En effet, on se trouve placé dans les conditions les plus
favorables à un traitement médical et il est rare qu'un
climat, quelque bienfaisant qu'il soit, puisse produire
des résultats plus positifs que celui dont il est en ce
moment question. Un sujet qui arrivera à Bagnères en
proie à une maladie sérieuse et à une altération organique de poumons éprouvera, pendant tout son séjour,
l'influence salutaire du climat. — La saison de Bagnères est courte ; le phtisique doit s'y rendre dans les
premiers jours de juin et se retirer vers la fin de septembre. A cette époque, le thermomètre descend le
soir à 10° ; le malade se dirige alors sur Pau ou sur
Rome. Je ne conseillerai jamais le séjour de Nice à
une personne qui aura obtenu du climat de Bagnères
des effets favorables, du moins jusqu'à l'époque où
les vallées situées au-dessous des collines du Cimiez
sont entièrement découvertes (*). »

L'action générale des eaux minérales salines, indépendamment de l'intervention du climat, est celle
d'un léger stimulant sur la membrane muqueuse de
l'estomac ; elles déterminent des sécrétions du suc

(*) On the Climate of Nice, etc., p. 98.

20

gastrique plus abondantes et plus normales, et rendent ainsi la force digestive aux appareils affaiblis par une torpeur organique. Prises à une dose suffisante, elles excitent les sécrétions dans tous les organes et détruisent ainsi les congestions des appareils les plus importans.

Les reins sont le premier organe qui éprouve l'influence des eaux salines; leur sécrétion est considérablement augmentée et l'effet diurétique est plus constant que l'action laxative. D'un autre côté, le système lymphatique manifeste un redoublement d'activité par une plus grande rapidité d'absorption. Ce changement dans les sécrétions d'une part et cette action nouvelle des vaisseaux absorbans de l'autre, produisent des modifications très-notables, par suite desquelles les congestions chroniques qui ont leur siège dans les viscères abdominaux ou dans le système lymphatique diminuent graduellement ou disparaissent en entier, pourvu toutefois qu'elles soient susceptibles d'être réduites par des agens pharmaceutiques. De cette manière, le système est amené dans un grand nombre de maladies au point d'être favorablement influencé par les eaux sulfureuses plus fortes de Cauterets, Barèges, etc.

De même, dans certaines affections cutanées, les bains minéraux salins produisent les meilleurs résultats, non-seulement par eux-mêmes, mais comme préparation à d'autres agens minéraux plus énergiques.

Les eaux salines sont aussi très-favorables dans les contractions musculaires, les maladies des os et de leurs articulations, et les affections rhumatismales chroniques. Il faut remarquer, relativement aux derniers symptômes, qu'à la différence d'un agent thérapeutique quelquefois employé, les bains chauds communs, qui diminuent l'énergie de la peau et la rendent plus impressionable au froid et à l'humidité, les bains minéraux et surtout salins stimulent le système cutané, augmentent son action vitale et lui communiquent une force de réaction qui résiste aux influences atmosphériques.

« Les sources excitantes de Bagnères ont des effets généraux analogues à ceux des eaux minérales de même nature; elles ont cependant cela de particulier, que, pendant les huit à dix premières minutes du bain, elles produisent une astriction marquée sur la peau qui se trouve comme durcie; puis il s'opère une réaction proportionnée au degré d'activité de la source; les fonctions de la peau sont exaltées, quoique cependant il soit rare de voir apparaître des sueurs abondantes.

» Cet effet primitif d'astriction est surtout remarquable dans l'eau de la Reine, une des plus actives de Bagnères. Les sources si nombreuses que possède notre ville ont des degrés d'activité bien différens; leur température si variée peut l'expliquer jusqu'à un certain point. Quelle qu'en soit la cause, c'est un grand avantage qui donne au médecin la facilité de graduer l'excitation qu'il veut déterminer, et de l'approprier à la constitution, au tempérament, ainsi qu'au genre de maladie du sujet. Données en douche, elles n'offrent rien qui ne leur soit commun avec les autres eaux minérales, que cette facilité, dont je viens de parler, à modérer leur activité suivant les circonstances. Administrées avec les précautions convenables, elles modifient d'une manière avantageuse les sécrétions morbides de la muqueuse vaginale, et je crois que, sous ce rapport, le cercle de leur application pourra être étendu. Pour me résumer, les sources salines excitantes de Bagnères sont employées avec avantage dans les rhumatismes chroniques musculaires et articulaires, les paralysies, suites d'un état pathologique du cerveau ou de la moëlle ; chaque fois, enfin, qu'il faudra déterminer une excitation, soit sur l'organisme en général, soit sur un organe en particulier. Le tempérament lymphatique très prononcé, *à fortiori* la constitution scrofuleuse, sont une contre-indication à leur emploi ; elles donnent, en effet, assez souvent lieu dans ces cas à l'engorgement des ganglions lymphatiques (*). »

Lorsqu'on prend les eaux salines à l'intérieur, la quantité dépend de l'effet que l'on veut produire. Si l'on a pour but de se purger, il faut boire à jeun un litre et demi à deux litres d'eau, en trois ou quatre doses, et faire de l'exercice pendant l'intervalle. On mêle quelquefois à l'eau minérale un sel neutre purgatif qui en augmente l'efficacité. Elle agit d'une manière douce et non irritante sur les voies digestives, et au lieu de diminuer le ton des organes fait succéder dans les fonctions l'énergie à la langueur.

(*) Opuscule publié par l'Administration Municipale, p. 52.

Lorsqu'on désire obtenir un effet altératif, il faut boire une moins grande quantité d'eau.

Les résultats produits par l'administration des eaux salines à l'intérieur deviennent souvent plus prononcés lorsqu'on les applique à l'intérieur sous forme de bains et de douches. Ainsi, on agit simultanément sur deux grandes surfaces, la peau et la membrane muqueuse du canal intestinal de l'estomac. En général, il est prudent de ne commencer les bains que lorsque le système a eu le temps de s'accoutumer à l'excitation intérieure que communiquent les eaux (*).

Nous terminerons la partie de cet ouvrage qui traite de Bagnères-de-Bigorre par quelques détails rapides sur le genre de maladie auquel convient chaque source en particulier. Nous nous empressons de reconnaître que l'ouvrage de M. le docteur Lemonnier nous a été d'un grand secours et nous a servi à faire le résumé suivant :

Dans les maladies nerveuses, telles que l'hystérie, l'hypocondrie, les palpitations et les affections nerveuses spasmodiques de l'estomac, les bains de Salut sont indiqués. Si le corps est dans un état actuel d'atonie, on prend en même temps à l'intérieur les eaux de la fontaine Ferrugineuse; et dans le cas où il y a quelque dérangement bilieux, on boit alternativement à Lasserre et à la source Ferrugineuse.

Pour les pertes ou les diminutions du mouvement volontaire, telles que le rhumatisme, le lumbago,

(*) Manuel des Eaux Minérales, par Patissier.

la sciatique, et la paralysie sans lésion au cerveau, on donne les indications suivantes. Si l'individu est d'un tempérament peu irritable, on ordonne la douche et les bains de vapeur ainsi que les bains de Casaux, du Dauphin, de la Guthière, du Petit-Bain et de la fontaine de Lasserre à une haute température; si le tempérament est nerveux, irritable et prédisposé à l'apoplexie et aux congestions organiques, les bains du Foulon, du Grand-Pré, et du n.° 3 de Pinac sont recommandés. On fait aussi coïncider souvent l'usage interne des eaux de Lasserre avec ce traitement intérieur.

Dans le catarrhe pulmonaire, l'asthme humide, la laryngite chronique, nous conseillons le n.° 3 de Pinac, le Foulon, le Grand-Pré, Saint-Roch, la Guthière, Lasserre, l'eau de Labassère tiède, mêlée avec du lait, de l'eau de gomme ou quelqu'autre adoucissant.

Dans les dévoiemens excessifs de quelques canaux muqueux, on prend les bains du n.° 3 de Pinac, de Salut et enfin des Yeux, depuis la température tiède en descendant graduellement jusqu'à la moins chaude de ces sources. Les injections d'eau de Labassère et de la source Ferrugineuse produisent aussi d'excellens effets, et on les absorbe encore à l'intérieur dans les mêmes cas.

Dans les maladies cutanées compliquées d'une affection bilieuse ou organique qui exclut l'usage des sources sulfureuses, on se baigne au Foulon, au n.° 3 de Pinac, à l'entrée de Lasserre, et l'on boit de l'eau de Lasserre et de Labassère.

Dans les maladies de l'abdomen, telles qu'inflammation chronique de l'estomac et des intestins, diarrhée chronique, congestions du foie et de la rate et inflammation chronique du foie, on suivra la marche suivante : Si l'affection provient d'une irritation nerveuse et d'une action inflammatoire sous-aigue, l'usage intérieur et extérieur des eaux de Salut sera très-avantageux. Si, au contraire, elle résulte d'un état d'atonie et coïncide avec un tempérament peu irritable, les eaux de la Reine, de la fontaine Ferrugineuse ou de Labassère sont le remède convenable. Enfin, s'il y a complication de dérangement bilieux sans symptômes de réaction inflammatoire, on administre les mêmes eaux avec celles de Lasserre.

Il y a d'autres irrégularités des fonctions dans les constitutions nerveuses, atoniques ou sanguines, sur lesquelles quelques sources salines ont une influence thérapeutique. Mais dans un ouvrage de cette nature, nous ne pouvons que les mentionner *en passant*.

CHAPITRE XVIII.

LES eaux de Capbern ne sont éloignées de Bagnères-de-Bigorre que de 16 kilomètres environ. Cette circonstance et leur com-position purement saline nous permettaient de les confondre avec celles que nous venons de dé-crire; mais, comme elles possèdent une influence unique dans une classe de maladies très-importante, quoique limitée, nous avons pensé qu'elles méritaient une notice spéciale et indépendante.

Capbern ne trouve pas comme Bagnères dans ses souvenirs historiques des trophées Grecs ou Romains qui attestent le culte rendu aux divinités tutélaires, en reconnaissance de cures obtenues dans ces temps reculés. Là, on ne rencontre ni autels votifs, ni

urnes consacrés, ni inscriptions qui embarrassent
l'antiquaire, ni colonnes sculptées, ni fragmens de
statues, quoique M. Du Mège prétende que ces eaux
étaient connues des Romains et avaient reçu d'eux
le nom d'*Aquæ Convenarum* (*).

Néanmoins, l'imagination se plaît à rappeler la
légende traditionnelle et romanesque d'un prodige
accompli à une époque plus moderne, et à l'occasion
duquel les vertus salutaires des eaux de Capbern furent remises en honneur, si non découvertes pour la
première fois. On dit qu'à cette époque il y avait
à Capbern certaine meunière qui, malgré ses quarante
printemps, était renommée au loin pour sa beauté et
l'éclat de son teint : il n'en fallait pas davantage pour
exciter l'envie de toutes ses jolies rivales du pays qui
étaient jalouses de voir leurs charmes à peine éclos
éclipsés par la jeunesse toujours florissante d'une
femme d'un âge déjà raisonnable. Elles cherchèrent
donc à deviner par quel secret elle avait bravé les
outrages du temps ; car, pas une ride ne troublait la
pureté de son front ; sa chevelure conservait encore
le lustre de l'aîle du corbeau, ses yeux avaient toujours leur éclat homicide, sa démarche une merveil-
leuse légèreté, ses traits leur délicatesse et leur grâce.
A force de recherches, ses compagnes découvrirent
enfin son secret ; chaque jour, dès le crépuscule du
matin ou bien à la faveur des ombres de la nuit,
notre héroïne se glissait inaperçue jusqu'à la source

(*) Statistique Générale des Départemens Pyrénéens, 1828.

solitaire, et renouvelait ses charmes en buvant de ces eaux magiques ou en se baignant dans ces ondes qui rendent la jeunesse. Mais quel secret ne pénétrerait pas une femme animée par la jalousie? La pauvre fille fut surprise, et depuis lors, comme on peut bien le croire, grand fut le concours de celles qui vinrent redemander la jeunesse à la source bienfaisante dont les vertus furent bientôt célébrées au loin.

Quelle que soit la valeur de cette légende, on a une preuve que les eaux de Capbern étaient connues au douzième siècle; dans la charte de translation de l'Abbaye de l'Escaladieu, située dans le voisinage, il est fait mention du ruisseau de Gourgé qui est formé en partie par les sources minérales de Capbern, et qui est désigné dans ce titre sous le nom de *rivulus Gurga qui Aqua Callida appellatur.*

Capbern, village du département des Hautes-Pyrénées, a une population de six cents âmes et est situé à quatre lieues nord-est de Bagnères-de-Bigorre, à quatre lieues de Tarbes, chef-lieu du département, à une lieue et demie est de Tournay et à une lieue sud-est de Lannemezan. Il est bâti sur une petite plate-forme que traverse la route de Bagnères à Toulouse, et d'où l'œil embrasse une vue très-étendue sur le pays environnant. Sa position et la fraîcheur de sa végétation qui contraste avec la stérilité des landes voisines de Lannemezan, lui ont valu le nom de Capbern ou montagne verte. Le village par lui-même ne présente rien de remarquable; mais la route par laquelle on y arrive offre de tout côté des

points de vue grandioses et variés sur les Pyrénées,
que l'on voit s'étendre au loin vers l'est et se perdre
dans un horizon vaporeux. Au-dessous sont dispersées,
comme en une gigantesque mosaïque, des plaines
ondulées et découpées en festons qui se prolongent
durant plusieurs lieues, jusqu'à ce qu'elles atteignent
la romanesque province du Languedoc ; sur la gauche, à un kilomètre environ, cachées, comme dans
un nid, dans une étroite vallée ou plutôt dans une
gorge, —le *beau idéal* du calme et de la solitude —,
on trouve les eaux de Capbern jaillissant avec abondance, l'établissement construit pour les recevoir, et les
quelques maisons bâties, de temps en temps, pour
loger les baigneurs.

Pendant plusieurs générations, la réputation de ces
eaux paraît avoir été au modeste unisson de la paisible solitude de leur source ; elles n'avaient de par-
tisans que parmi les paysans du voisinage, qui, quoique fort inhabiles à disserter sur la théorie de leur
action curative, n'en étaient pas moins des observateurs très-attentifs dans une matière aussi importante
pour eux que le retour de la santé et de la force.
Un des élémens de la renommée des eaux de Capbern,
et il n'est pas sans une grande valeur, c'est qu'elles
étaient considérées comme un remède assuré contre la
stérilité ; le désir de devenir mère y attirait plus d'une
jeune femme dont la couche avait été inféconde,
et, sans doute, si la source n'opérait pas l'effet ar-
demment souhaité, le désapointement lui suscitait
un détracteur acharné. Or, comme les eaux de Cap-

bern ont conservé cette réputation sinon d'une manière absolue, du moins à un certain degré, on peut en conclure que l'expérience a justifié les témoignages, d'ordinaire un peu frivoles, sur lesquels se fonde l'estime que fait le public des remèdes de ce genre. Une autorité médicale fort respectable (*) nous assure que « tous les ans, en effet, on voit un essaim de femmes nouvellement ou depuis long-temps mariées venir à Capbern, dans l'espoir d'y trouver le doux titre de mère, et bien souvent notre Naïade leur accorde cette faveur. »

Ainsi, pendant que les eaux sulfureuses de Barèges, de Cauterets, des Eaux-Bonnes et des Eaux-Chaudes, avaient depuis long-temps acquis une renommée européenne, qui dans la plupart des cas était certes bien méritée, les vertus curatives des sources de Capbern n'étaient connues que de quelques-uns ; en revanche, ceux-là les préféraient, pour la guérison de certaines maladies, à d'autres eaux minérales moins humbles et plus vantées. Mais lorsqu'il existe un agent puissant qui exerce sur l'homme une influence énergique en ce qui touche la santé, ce bien si précieux pour lui, et qui l'intéresse plus profondément peut-être, puisqu'il peut exaucer le désir si ardent qu'il a souvent de perpétuer sa famille et sa race, sa réputation ne peut demeurer confinée au fond d'une vallée dont le nom est à peine connu ; au

(*) Lettres Médico-Topographiques sur Capbern, par le docteur Tailhade, p. 121.

contraire, elle a une tendance à s'étendre sans cesse et à attirer tout un peuple de fervens prosélytes.

Long-temps avant que l'on eût conçu le plan de l'établissement comparativement vaste qui existe aujourd'hui, les autorités de la commune, pour répondre à des demandes réitérées, avaient fait bâtir quelques grossières barraques de bois dans lesquelles sept ou huit baignoires recevaient les sources minérales. Les eaux étaient si recherchées et les baigneurs avaient des sentimens et des mœurs si primitifs qu'il n'était pas rare de voir une baignoire occupée à-la-fois par plusieurs personnes des deux sexes, comme cela arrive dans quelques endroits de la Suisse, où vingt individus et souvent un plus grand nombre, tout à fait inconnus les uns aux autres, prennent le même bain et s'amusent, selon leurs goûts et leurs caprices, les uns à chanter, les autres à lire, certains même à se livrer à l'exercice plus substantiel de la *cuisine*.

Pendant un laps de temps considérable, Capbern demeura ainsi étranger à toute civilisation, sans doute parce que les propriétés de ses eaux n'avaient pas encore attiré l'attention de la science et n'étaient connues que des paysans d'une manière purement empirique. Mais comme leur réputation, ainsi que le nombre des baigneurs, s'accrurent rapidement, le Gouvernement se décida à construire un établissement convenable où les sources pourraient être recueillies avec précision dans un système de baignoires mieux ordonné ; cette entreprise s'accomplit vers la fin de l'année 1817.

Cet édifice, dont la simplicité est tout à fait en rapport avec sa situation, est bâti sur la rive droite d'un petit ruisseau qui descend avec un gai murmure du côteau où les eaux minérales prennent leur source. Le bâtiment a la forme d'un rectangle; sa longueur est de vingt-cinq mètres, sa largeur de vingt, sa hauteur de cinq. Il est percé de corridors qui mènent à quatorze cabinets de bains spacieux et bien tenus; il y a aussi une douche et deux buvettes.

Depuis la construction de l'établissement thermal, le nombre des logemens destinés aux baigneurs a augmenté et ils sont devenus plus convenables. Il y a trois ans, deux hôtels et une maison garnie, passablement meublés, pouvaient recevoir de cent à deux cents personnes. Depuis, on a bâti un hôtel sur une plus grande échelle et les propriétaires sont aujourd'hui animés de l'esprit des entreprises, de sorte qu'ils construiraient des logemens plus étendus si le nombre des visiteurs venait à s'accroître. Du reste, une foule de personnes peuvent se loger au village même de Capbern, et d'ailleurs Bagnères n'est pas assez éloigné de cet établissement pour qu'on ne puisse s'y rendre de cette ville trois ou quatre fois par semaine lorsque le temps est beau; l'exercice qu'entraîne cette course ne peut que venir en aide à l'action salutaire des eaux.

La saison réglée par les autorités commence le 15 juin et se termine le 1.ᵉʳ octobre; pendant ce temps un médecin inspecteur réside à Capbern.

Il y a quelques années, des circonstances accidentelles amenèrent l'auteur de cet ouvrage à faire sur

les eaux de Capbern des observations pratiques. Depuis,
des recherches relatives à leurs vertus curatives et des
épreuves réitérées et toujours heureuses dans des cas
pour la guérison desquels ces eaux sont depuis long-
temps renommées, lui ont donné la conviction qu'elles
forment un anneau important de la chaîne des sources
minérales Pyrénéennes, et qu'en outre elles ont une
action puissante pour le soulagement de symptômes
nombreux dans le traitement desquels les autres eaux
sont sans efficacité ou n'ont que des effets peu prononcés et peu spécifiques.

L'auteur, dont l'expérience est comparativement
limitée, s'est appuyé de celle de l'inspecteur, M.
Tailhade, qui lui a fourni avec une extrême obligeance des détails sur les cas que sa position officielle
lui a donné occasion de soigner. Il doit aussi reconnaître qu'il a puisé dans la brochure de M. Tailhade
sur les eaux de Capbern, et dans celle de M. Latour
de Trie, des faits et des renseignemens nombreux.

Le climat de Capbern est tout-à-fait différent de
celui de Pau et de Bagnères-de-Bigorre. Dans ces
deux dernières villes on trouve une atmosphère sédative qui calme l'activité artérielle, et les maladies
auxquelles sont sujets les indigènes y affectent un caractère de congestion plutôt que d'inflammation. A
Capbern, au contraire, l'air est si vif et si stimulant
que les neuf dixièmes au moins des maladies de la
population native manifestent des symptômes (perturbation artérielle) dans la circulation et nécessitent un
traitement purement antiphlogistique. L'influence du

climat de Capbern pour la guérison des diathèses lymphatiques qui affligent les habitans des villages situés dans des bas fonds a été de tout temps remarquée et appréciée. Des sujets attaqués de goitre ont été entièrement délivrés de cette triste infirmité après un séjour de quelques années dans ce pays et sans avoir employé d'autre remède que le changement d'air. Plusieurs autres maladies qui affectent les tempéramens d'une nature leucophlegmatique très-prononcée sont aussi modifiées et soulagées par cette atmosphère si excitante pour les organes et si stimulante pour les fonctions du corps humain.

Les habitans de Capbern sont donc musculeux, actifs et d'une constitution purement sanguine. A la différence des Béarnais de Pau dont l'égalité d'âme est difficilement troublée, ils sont irritables à l'excès et déploient ce caractère dans leurs actions et leurs discours. Néanmoins on trouve chez eux des mœurs généreuses et hospitalières, et une loyauté chevaleresque préside à toutes leurs transactions.

La différence que nous venons de signaler entre les habitans de ces deux contrées se manifeste dans l'activité artérielle par le moyen du pouls. A Pau et aux environs le pouls est lent, égal et doux; à Capbern, il est précipité, irrégulier et fort. L'influence de ces divers états sur les fonctions du cerveau est analogue dans les deux cas; les uns, en effet, sont réfléchis et indolens, les autres gais et expansifs.

Avant de faire entrer le lecteur dans les détails de l'analyse ou dans la relation non moins intéressante

des symptômes sur lesquels les eaux de Capbern exercent une action salutaire, nous le prions de nous
suivre dans une excursion rapide et d'entreprendre
avec nous un voyage aux environs des sources minérales. Peut-être découvrirons nous quelques objets
dignes d'intérêt et propres à chasser l'ennui qui viendrait l'assaillir dans un séjour si retiré ; nous lui
montrerons qu'après être sorti de cette gorge, ce qui
après tout n'est pas une tâche herculéenne, il rencontrera bientôt tout un monde de beautés émouvantes,
et trouvera des scènes nombreuses qui lui rappelleront
des souvenirs d'un haut intérêt relatifs à l'histoire de
son pays.

En suivant un sentier tortueux le long des côteaux
qui entourent les bains de Capbern, une ascension
facile nous dérobe à la paisible monotonie de la gorge
et à son horizon resserré, et quelques minutes de
marche nous mettent en présence d'un vaste panorama
des montagnes, embelli de plaines riantes coupées par
des ruisseaux. A sa droite, sur une éminence arrondie,
le spectateur aperçoit les ruines de l'ancien fort de
Mauvesin ; plus loin, dans la même direction, il distingue la fameuse montagne de L'Heyris et les palo-
mières de Bagnères-de-Bigorre, où se fait la chasse
des pigeons-ramiers ; sur le premier plan paraissent
étagés les uns sur les autres une infinité de pics,
tandis que, dans la partie inférieure du paysage,
sur le devant du tableau, des groupes de villages
sont répandus dans la campagne, comme pour reposer par leur aspect gracieux l'œil effrayé de la

majesté imposante et sauvage de la grande chaîne des Pyrénées.

Si la curiosité pousse le voyageur à prolonger plus loin ses promenades, il peut diriger ses pas vers le château de Mauvesin, à deux kilomètres et demi environ; vers l'abbaye de l'Escaladieu, à cinq kilomètres au-delà sur la route de Bagnères-de-Bigorre; vers Tournay, à huit kilomètres au sud-ouest; vers Tric, à dix-neuf kilomètres au sud; vers Tarbes, à vingt-un kilomètres; et enfin, vers Bagnères-de-Bigorre.

Après avoir traversé le petit village de Mauvesin, on voit en face de soi le château qui s'élève sur une éminence, vieux débris témoin des exploits des barons du pays au temps de la féodalité, et qui a joué un rôle important dans l'histoire de Bigorre. « Il mérita, dit Froissart, qui visita la Bigorre à cette époque, il mérita son nom de Mauvesin (*mauvais voisin*) pendant qu'il était occupé par les Anglais, sous les ordres du Prince Noir; » car, pour citer le langage de ce célèbre chroniqueur, « sur la rivière de Lisse sied une bonne grosse ville fermée qu'on appelle Bagnères. Ceux d'icelle ville avoyent trop fort temps, car ils estoyent guerroyés et harriés de ceux de Malvoisin qui sied sur une montagne. »

Le château de Mauvesin était à l'origine une dépendance du comté de Bigorre. On doit faire remonter sa construction à une époque très-reculée. En 1232, Bozon de Mathas le donna en gage, et le comte de Esquivat le rendit à Roger, comte de Foix, en 1256. Cette forteresse était considérée comme imprenable à l'aide des instrumens de guerre alors en usage, et elle était par conséquent la terreur, et, comme le dit son nom, la *dangereuse voisine* des contrées environnantes. Néanmoins, le duc d'Anjou l'assiégea en 1373 et força Raymond de l'Epée, le chevaleresque chef Anglais, à lui en ouvrir les portes. Le siége dura six semaines, et des deux côtés on déploya la plus grande bravoure ; mais les assiégés furent enfin obligés de se rendre parce que les ennemis avaient détourné les sources qui alimentaient leurs puits.

En suivant pendant quelques kilomètres la route de Bagnères-de-Bigorre, l'étranger arrive devant l'ancienne Abbaye de l'Escaladieu, située dans un bassin solitaire sur la rive droite de l'Arros, au pied de la forêt de Kersan. Cet établissement religieux avait été fondé à l'origine, vers l'année 1236, par Forton de Vic dans la vallée de Campan, entre Grippe et S.te-Marie ; mais en 1242 il fut transporté à l'Escaladieu et placé sous la protection des comtes de Bigorre, qui continuèrent à le combler des bienfaits de leur munificence.

La sévérité de sa règle et la pratique rigoureuse des austérités et des mortifications les plus rudes acquirent à cette abbaye une haute réputation ; riches et pauvres, guerriers et philosophes, tous ceux qui étaient dégoûtés d'eux-mêmes ou du monde venaient en foule y chercher une commune retraite et s'efforcer, par leurs exercices pieux et pénitens, de détourner la colère du Ciel attirée sur leur tête par de nombreux péchés ; en même-temps, l'enthousiasme de ses moines fondait dans d'autres pays des établissemens sortis de son sein. Les abbés Durand et Saint-Ramond de l'Escaladieu bâtirent les fameux couvens de Yergo, Hittero et Calatrava dont ils furent les premiers supérieurs. Le monastère de Calatrava, en Espagne, donna naissance à l'ordre de chevalerie de ce nom dont les membres portèrent le scapulaire blanc jusqu'à ce que Bénoît XIII les eût autorisés par une dispense à quitter ce signe distinctif.

C'est à l'Escaladieu que fut écrite la relation de la vie et des miracles de Saint-Bertrand, évêque de Comminges, d'après laquelle ce saint fut canonisé par le pape Alexandre III.

Pétronille, comtesse de Bigorre, célèbre entr'autres causes parce que, selon la charmante expression d'un biographe, elle avait *usé* cinq maris, voulut, vers la fin de sa vie, se retirer du monde, et choisit l'Escaladieu pour le lieu de sa retraite. Elle y mourut en 1251, après avoir fait un testament fort curieux, dans lequel, en donnant le détail de ses dettes, elle cite parmi ses créanciers un certain Vatel Gascon, auquel elle déclare devoir dix-huit sous pour prix d'une paire de souliers qu'elle lui avait achetés et qu'elle avait envoyés en présent à la Reine d'Angleterre.

L'antique abbaye a subi le sort de tous les établissemens religieux de ce genre, et a passé entre les mains d'un particulier ; un M. Nérac, de Bordeaux, un des rares protestans de la Gascogne, où le protestantisme éleva autrefois triomphalement sa bannière, est devenu le propriétaire de ces lieux où s'accomplissaient jadis les pratiques de l'orthodoxie catholique. M. Nérac a réparé avec goût une partie de l'édifice pour servir de logement ; le reste consiste en des ruines qui réveillent en foule des souvenirs intéressans et pieux. Néanmoins, la chapelle conserve encore quelques traces du caractère sacré dont elle était autrefois revêtue ; quelques statues de saints sont encore debout dans le sanctuaire, et quelques morceaux d'architecture gothique du moyen-âge témoignent de son ancienne splendeur et des sacrilèges dévastations qu'elle a subies dans des temps de barbarie de la part d'hommes encore plus barbares.

Au sud, on peut faire des excursions dans la direction de Trie ; à quelques kilomètres de cette ville, on voit dans la plaine l'ancien château de Bonnefont flanqué de nombreuses tourelles, et, un peu plus loin, le château de Montastruc, tous deux remontant à l'époque féodale. Le premier a long-temps servi de résidence au marquis de Montespan, pendant que son épouse s'énivrait des sourires de Louis le Grand. On montre près du château un vieil ormeau dans lequel est enfoui un collier de fer que retient une chaîne. La foudre, en frappant cet arbre et en le brisant, a mis au jour ce barbare instrument de torture que l'écorce de l'ormeau recouvrait peut-être depuis des siècles.

En avançant de quelques kilomètres, on arrive à Trie, petite ville située sur la Baïze-Darré ; elle était fortifiée dans les temps féodaux, car on trouve encore des vestiges des portes, des tourelles et des fossés. Les ruines d'un couvent, long-temps occupé par des Carmélites, offrent au visiteur un puissant intérêt ; car un drame terrible s'est passé là, durant les guerres entreprises par les Catholiques contre leurs frères Protestans. Montgomerry, l'intrépide et impitoyable chef des réformés, après avoir démoli le monastère et brûlé ce qu'il contenait, pendit le prieur à la porte de la chapelle et précipita les autres moines dans les puits du cloître au nombre de vingt. Les puits et la chapelle existent encore ; cet édifice, dont la voûte est admirée à si juste titre, a reçu aujourd'hui la profane destination de théâtre.

Tournay offre encore un autre but aux excursions ; située sur l'Arros, cette petite ville renfermait jadis un couvent fondé en 1623 par Raymond de Cordeilhac. Quelques kilomètres plus loin on trouve Tarbes. Dans une autre direction, on rencontre les landes de Lannemezan, où l'on respire un air vif qui passe sur ces solitudes stériles sans que l'abri des collines ou la force de la végétation viennent en modifier l'âpreté.

L'amateur de sport trouve là des distractions nombreuses. Les perdrix rouges sont très-abondantes dans ces landes, et la chasse n'en est nullement pénible. La plaine de Lutilhons avec ses champs de millet offre à l'amateur de nombreux vols de cailles, et il n'y a pas un jour du mois de septembre dans lequel un chasseur expérimenté ne puisse revenir avec son carnier plein. Les lièvres y sont communs et on les chasse au chien courant. On y trouve aussi dans la saison un grand nombre d'oiseaux de passage, tels que le canard sauvage, la bécasse, le vanneau, le courlis, l'outarde, mais surtout la caille et le ramier. L'Arros récompense aussi la patience du pêcheur par un ample butin.

Après cette description rapide de Capbern et de ses environs, nous allons parler des qualités physiques, chimiques et médicales de ses eaux.

Quant à leurs propriétés physiques, ces eaux sont parfaitement limpides, inodores, d'une saveur douceâtre, et communiquant au gosier une sensation de sécheresse. Exposée à l'air pendant plusieurs mois dans une bouteille débouchée, l'eau dépose en grande quantité une substance floconneuse, sans que son aspect ait sensiblement changé. Son poids spécifique, comparé à celui de l'eau distillée est de 1,005. Un thermomètre plongé pendant une demi heure dans la source indiqua une température de 24°,44, celle de l'atmosphère étant de 17°,78. L'eau coule en grande abondance; son volume n'est influencé par aucun phénomène météorologique, et demeure le même dans toutes les saisons de l'année; il y a aussi un dégagement constant et continuel de gaz. La pierre qui reçoit l'eau conserve un léger sédiment de couleur jaune.

Pour ce qui est des propriétés chimiques des eaux de Capbern, MM. Rosier et Latour les ont analysées et ont trouvé qu'elles contenaient certains gaz, tels que de l'acide carbonique, de l'oxigène et de l'azote, et des substances fixes, telles qu'une matière organique, du muriate de magnésie, de soude et de chaux, du sulfate de magnésie et de soude, du sous-carbonate de magnésie et de chaux, du carbonate de fer et de chaux.

Selon M. Longchamp, les eaux de Capbern contiennent du gaz acide carbonique en grande abondance, du carbonate de fer, et une très-petite quantité de sulfate de magnésie. M. Save, au contraire, affirme qu'elles ne renferment pas la plus légère trace de carbonate de fer. Il donne l'analyse suivante (*) :

EAU , UN LITRE.

Gaz acide carbonique............	Quantité indéterminée.
Sulfate de chaux..................	Grains. 0.92.
Sulfate de magnésie..............	*Id.* 0.59.
Chlorure de magnésium...........	*Id.* 0.01.
Carbonate de chaux..............	*Id.* 0.20.
Carbonate de magnésie...........	*Id.* 0.01.
Perte...........	*Id.* 0.01.

1.74.

Cette analyse fournit une preuve de l'opinion que nous avons émise dans une autre partie de cet ouvrage, lorsque nous traitions d'une manière générale de l'action thérapeutique des eaux minérales, à savoir que la quantité d'ingrédiens chimiques trouvée dans la composition de ces eaux, n'était d'aucun secours pour résoudre la question de leur influence sur l'économie humaine. Il est incontestable que les substances dont l'analyse révèle la présence dans les

(*) Manuel des Eaux Minérales, par Patissier, p. 485.

eaux de Capbern, combinées à une dose dix fois plus forte dans un dissolvant quelconque et prises à l'intérieur, loin de produire tous les effets des eaux naturelles auront à peine un résultat quelconque. Il est donc évident qu'il faut baser notre solution sur d'autres élémens que sur ceux que nous fournit l'analyse; et, dans le cas qui nous occupe, il ne serait pas improbable d'attribuer les vertus particulières des eaux à quelque principe végétal que la science ne saurait nous découvrir. L'influence stimulante bien décidée que les eaux de Capbern exercent sur l'utérus nous portent à penser que cette vertu pourrait être attribuée à un principe identique ou analogue à celui qui donne à l'ergot de seigle une action si puissante sur les fonctions de cet organe. Ne peut-on pas penser que la substance floconneuse déposée par l'eau après un certain laps de temps est une combinaison nouvelle de quelque élément végétal si subtil qu'il échappe à l'analyse préalable?

Quoiqu'il en soit, dans l'état actuel de la chimie, il faut nous borner à des conjectures et nous contenter des règles que l'on peut déduire de l'examen des résultats que produit dans les divers cas de maladie l'usage des eaux de Capbern. Ces notions sont, après tout, les plus pratiques et les plus utiles.

Quoique les eaux de Capbern aient été et soient encore administrées avec succès dans toutes les congestions passives du cerveau, des poumons, des grands vaisseaux qui avoisinent le cœur, du foie et de la rate, dans les affections chroniques des membranes mu-

queuses accompagnées de sécrétions morbides et trop
copieuses, enfin dans la fausse pthisie chez les jeunes
femmes, affection qui offre souvent la maigreur,
l'étisie, une oppression dans la région de la poitrine, de
la toux et même une expectoration sanguine, sans néanmoins que les poumons aient subi d'altération organique, nous pensons cependant que leur mode d'action le plus direct consiste à provoquer une circulation plus vigoureuse à travers les organes qui ont leur
siége dans les régions inférieures de l'abdomen et du
bassin, — l'utérus chez la femme — et les vaisseaux
hémorroïdaux chez l'homme, — et à activer dans les
deux sexes les sécrétions des reins.

Ainsi que nous l'avons déjà remarqué, les eaux *sulfureuses* des Pyrénées ont ceci de particulier dans
leur mode d'action qu'elles provoquent un mouvement centrifuge dans la circulation, du centre à la
surface, et ont même le pouvoir d'expulser au dehors
des corps étrangers tels que des balles, des morceaux
de coton, de drap ou d'os exfoliés, à quelque profondeur qu'ils puissent être logés. Par un effet analogue, les eaux de Capbern exercent sur la circulation une influence verticale en déterminant des congestions sanguines des organes supérieurs vers les
parties inférieures du corps, en décidant des évacuations salutaires de l'utérus, des reins, des vaisseaux
hémorroïdaux, et des dévoiemens muqueux dans la
partie basse du canal intestinal.

On comprend combien est important le rang que
de pareilles sources doivent occuper parmi les autres

eaux minérales. En effet, si l'on considère combien
sont variés et étendus les rapports qui existent entre
l'utérus, par exemple, et les autres tissus et combien
ses altérations affectent l'action physique et morale
de l'individu, on n'aura pas de peine à concevoir
qu'un remède qui a la propriété de fortifier et de
régulariser les fonctions de cet organe doit augmenter
les moyens matériels de soulager les douleurs pré-
sentes et de prévenir les dérangemens futurs.

De même, chez des personnes d'un certain âge,
dans lesquelles la sensibilité des organes principaux
a été usée par une vie trop sédentaire, par de grandes
surexcitations ou par un séjour prolongé dans les climats chauds où les congestions du cerveau, du foie
et des poumons sont constantes ou alternent avec des
altérations sanguines des autres organes, un remède
qui rétablit la circulation dont le peu d'activité entrave nécessairement les fonctions vitales doit être
considéré comme un bienfait inappréciable.

Dans tous les pays dont le climat sédatif conges-
tionne les principaux organes en diminuant leur vitalité, on remarque que les hommes surtout regardent
les hémorroïdes comme un mal salutaire ; elles forment alors une espèce de *dépôt* établi par la nature
qui donne issue au trop plein des vaisseaux sanguins
lorsqu'un état de surabondance dans la circulation
menace le système vital.

De même, dans les cas où cette action est nécessaire, les eaux de Capbern produisent une congestion
des vaisseaux hémorroïdaux ; ce résultat est amené

sans aucune irritation et il dérive d'une propriété particulière des eaux dont on ne peut juger que par ses effets.

Mais si les eaux agissent immédiatement dans une certaine classe d'affections en fortifiant la circulation du sang dans l'utérus, on comprend sans peine qu'elles rétabliront la sécrétion périodique qui ne s'opère que dans l'état normal de cet organe; par suite, la stérilité qui provient souvent d'un dérangement dans ces fonctions sera nécessairement guérie, et dans le fait on a vu de nombreux exemples de ce résultat.

Lorsqu'une sécrétion si indispensable à la purification du système sanguin s'accomplit imparfaitement ou même est entièrement supprimée, et que l'on considère les relations intimes qui existent entre l'utérus et les autres organes; lorsque, dans un autre cas, le sang perd une partie de sa force vitale par suite de congestions des divers appareils, on conçoit facilement qu'il doit en résulter des symptômes nombreux et variés qui peuvent se présenter sous l'aspect de maladies séparées et indépendantes. Alors, si l'homme de l'art se borne à un examen superficiel, il s'arrêtera aux symptômes apparens et négligera la cause première de l'affection qui subsistera dans toute son énergie.

Les eaux de Capbern se prennent à l'intérieur, et sous forme de bains et de douches. Le matin de bonne heure, on en boit de cinq à six verres en plusieurs fois et l'on fait un peu d'exercice entre chaque dose. Si l'eau n'opère pas promptement sur les reins,

on diminue la quantité, jusqu'à ce que les urines
soient devenues plus abondantes. Il est à remarquer
que l'eau, appliquée à l'extérieur sous forme de bains,
produit sur le système un effet identique à celui qu'elle
détermine quand on l'absorbe à l'intérieur, le premier
traitement venant matériellement en aide au second.
La douche reçue sur la partie inférieure de l'abdomen et sur la région lombaire de l'épine dorsale est
aussi un auxiliaire très-efficace.

Dans quelques maladies compliquées, l'auteur a
plusieurs fois employé les agens pharmaceutiques.
Il a observé que de très-faibles doses d'iodine produisaient un bon résultat, lorsque des tumeurs glandulaires actuelles se joignaient aux autres symptômes;
il s'est aussi servi avec avantage d'une préparation
mercurielle douce dans les cas d'hypertrophie du foie
accompagnée d'induration.

Le résumé suivant des symptômes pathologiques
que les eaux de Capbern peuvent améliorer a été
déduit par l'auteur des résultats nombreux de son
expérience personnelle et des observations qu'il a pu
recueillir dans des notes publiées ou inédites de MM.
Tailhade, Picqué, Peyriga et Latour. Dans tous les
cas qui ont été soumis à son examen, l'auteur a pu
se convaincre que l'influence salutaire de ces eaux
s'exerce par une modification et une amélioration de
la circulation dans les régions inférieures de l'abdomen
et du bassin, lors même que l'affection du sujet ne
paraît pas *prima facie* dériver d'un dérangement des
fonctions dans ces parties.

Les conditions pathologiques du système vital chez la femme, qui ont une relation plus ou moins directe avec des irrégularités de la circulation dans l'utérus et sur lesquels les eaux de Capbern agissent d'une manière particulière sont les suivantes :

1.º Les retards dans l'apparition des menstrues, par suite de l'insuffisance du développement physique; 2.º l'absence du flux périodique, résultant d'une faiblesse générale et organique; 3.º le même dérangement, dérivant d'une congestion de l'utérus; 4.º les sécrétions excessives, qui dégénèrent en hémorrhagie, causées par un état général de cachexie de la constitution et par un affaiblissement des vaisseaux sanguins de la matrice; 5.º tous les écoulemens anormaux qui se rapportent au système de l'utérus, surtout dans les tempéramens leucophlegmatiques; 6.º la répartition irrégulière du sang dans une constitution chlorotique, se présentant sous des symptômes variés, tels que l'hysterie pure; les étourdissemens; les syncopes partielles ou complètes; l'opthalmie mal caractérisée; les éruptions dartreuses; les catarrhes chroniques accompagnés d'abondante expectoration muco-purulente; les douleurs vagues de la poitrine, compliquées de toux et même d'expectoration sanguine, sans cependant que le stéthoscope indique une altération organique; les palpitations de cœur; les battemens des artères aorte et cœliaque; les irrégularités et les caprices dans l'appétit; les gonflemens de l'abdomen et l'enflure des extrémités avec faiblesse dans ces parties; la maigreur générale et l'étisie.

Dans les cas nombreux dont l'auteur a eu occasion
d'étudier la description et dans ceux qu'il a lui-même
traités, plusieurs des symptômes qui viennent d'être
énumérés et souvent même presque tous se sont présentés. Quelquefois, deux ou plusieurs symptômes
causaient une douleur plus saillante et leur intensité
apparente, par exemple dans les cas où ils attaquaient
la poitrine et simulaient la phtisie, aurait pu induire
le médecin en erreur et le déterminer à appliquer
des remèdes locaux qui auraient amené une perturbation plus marquée dans la circulation. Souvent, on
ne songe pas à attribuer à l'irrégularité des fonctions
du système sanguin dans l'utérus les affections morbides d'un organe fort éloigné, à moins qu'on n'ait dirigé une investigation minutieuse sur la partie malade;
et encore l'existence d'une telle relation ne demeure
démontrée qu'après le traitement médical, par la
comparaison de toutes les circonstances et par suite
de l'amélioration qu'un traitement particulier a pu
déterminer.

Il y a aussi un autre état pathologique de l'utérus
qui mérite une attention sérieuse, mais dont l'existence est souvent problématique à cause de plusieurs
circonstances. Le flux périodique n'est pas seulement
un simple dégagement hémorragique, actif ou passif;
c'est une sécrétion, comme celle de la bile par le
foie ou des larmes par la glande lachrymale. Il est
donc évident qu'il peut ne pas y avoir d'irrégularité
de temps dans cette fonction et que cependant un
état de faiblesse de l'utérus peut vicier la qualité de

la sécrétion ou la supprimer entièrement ; et comme une sécrétion normale est absolument nécessaire à l'équilibre de la circulation générale, il n'est pas difficile de comprendre combien d'affections diverses doivent résulter d'une perturbation dans des fonctions aussi vitales. Il est consolant de savoir que les eaux de Capbern sont particulièrement appropriées à cet affaiblissement organique de l'utérus ; quant aux symptômes généraux déjà cités, nous avons remarqué qu'après avoir résisté aux moyens ordinaires que fournit la médecine, ils cédaient à l'usage des eaux de Capbern convenablement appliquées.

De même, à l'époque critique de la vie où la constitution de la femme subit une nouvelle révolution, nous avons vu l'usage de ces eaux conjurer les inconvéniens et les dangers de cette transition périlleuse en créant une action nouvelle dans les vaisseaux hémorroïdaux et les canaux muqueux, et en augmentant les sécrétions des reins. Dans ce cas, elles paraissent aussi exercer une action fortifiante sur l'organe de l'utérus dont le ton est nécessairement diminué par le changement qui va s'opérer.

Il y a une classe fort importante de maladies ou plutôt de tendances morbides à laquelle ces eaux méritent d'être appliquées comme le remède par excellence, nous voulons parler des congestions du cerveau, chez des personnes de mœurs sédentaires ou d'un âge avancé, et généralement de tous les cas où une cause quelconque a diminué l'énergie vitale du système circulatoire dans le cerveau et les autres prin-

cipaux organes. L'effet de ces sources est tel dans
cet état de la circulation, qu'un ami de l'Auteur, qui
est docteur en médecine, quoiqu'il n'exerce pas, disait, pour décrire l'action exercée sur lui par une
dose d'eau minérale, qu'il sentait son sang descendre,
que sa tête et sa poitrine étaient dégagées et qu'il
éprouvait dans les régions inférieures de l'abdomen
et des reins une sensation de plénitude et de tension.
Il existe un personnage Français — un diplomate,
dit-on, — qui est tellement convaincu de leur efficacité
dans les prédispositions à l'apoplexie, qu'il a dépensé
une somme considérable pour faire connaître leurs
vertus dans le monde, par un sentiment de pure
philantropie. Il y a plusieurs années, il fut atteint
de symptômes apoplectiques et il attribue aux eaux
de Capbern de n'avoir pas éprouvé d'autre attaque ;
le grand nombre de cures dont il a été témoin en
fait un chroniqueur fort intéressant de cet établissement.

CHAPITRE XIX.

Nous allons maintenant parler de Barèges et de ses sources minérales. C'est à cet établissement qu'appartient surtout l'honneur d'avoir mis en renom les eaux sulfureuses des Pyrénées, et les autres thermes peuvent sans honte reconnaître qu'ils lui sont redevables de la réputation dont ils jouissent aujourd'hui et du rang qu'ils occupent parmi les sources minérales de l'Europe.

Mais, avant d'entrer *in medias res*, nous croyons devoir accompagner l'étranger sur la route qu'il va parcourir, afin de diminuer par quelques descriptions du pays l'ennui d'un voyage assez court du reste.

La distance de Pau à Barèges est de 78 kilomètres environ, dans la direction du sud-est ; ce trajet se fait sur une route royale, aussi belle que le sont ordinairement celles d'Angleterre, à l'exception toutefois de quelques côtes pénibles que l'on rencontre en approchant de Barèges, dans la gorge de Pierrefitte et la vallée de Bastan. A jour passé, une diligence part de Pau et transporte le voyageur à Barèges dans l'intervalle qui sépare un déjeûner matinal d'un dîner quelque peu tardif. On trouve aussi à louer, moyennant vingt francs par jour, des voitures commodes qui peuvent contenir six personnes ou même davantage; c'est là une manière aisée et agréable de faire ce trajet, parce qu'elle permet de voyager à loisir et de s'arrêter pour examiner les antiquités ou les beaux points de vue que l'on rencontre sur la route. En prenant la poste dont le service est bien organisé sur cette ligne, on arrive en quelques heures à Barèges.

Pendant l'espace de plusieurs lieues, la route ne présente rien de remarquable, si ce n'est une grande richesse de culture et une apparence de *comfort* chez les paysans et dans leurs demeures. Les maisons sont groupées en villages qui bordent la route à la suite l'un de l'autre, comme on l'observe aussi dans les provinces Vascongades de l'Espagne où les enfans du sol, descendans d'une race patriarcale, se sont agglomérés pour se prêter mutuellement protection et assistance. Cette distribution des habitans sur la surface du pays a engendré dans chaque village du Béarn ou du moins dans ceux qui sont assez rapprochés entr'eux une espèce de sentiment de famille, qui règle leurs relations, surtout dans l'importante affaire du mariage; rarement ils contractent des alliances de cette nature hors de la limite de leur propre canton.

A chaque pas, on approche des montagnes et on les

voit se dessiner les unes après les autres ; quelques-
unes s'isolent dans une puissante personnalité et apparaissent revêtues d'une luxuriante végétation qui, à une
grande distance, se confondait dans la teinte dominante dont la masse sévère et compacte paraissait uni-
formément revêtue. Le premier objet saillant et indépendant du paysage, c'est le château de Coarraze auquel nous avons déjà consacré quelques lignes.

Cinq kilomètres de plus et l'on arrive à Lestelle,
village fameux dans le Béarn et la Bigorre, à cause du
calvaire situé dans son voisinage où des masses innombrables de paysans font, à certain jour de l'année, de
pieux pélerinages. C'est là que se trouve le séminaire
de Bétharram, bâti dans une position très-romantique ;
le voyageur ne peut manquer d'être frappé de l'aspect
d'un pont jeté sur le Gave à cet endroit, pour l'ornement duquel l'homme a fait aussi peu que possible, et
que la nature a su décorer avec une admirable simplicité.

Selon quelques-uns, Bétharram a l'honneur de tirer
son nom de celui d'une vallée voisine du Jourdain.
Gaston IV, désirant perpétuer le souvenir de son expédition en Terre Sainte, et trouvant dans la colline de
Bétharram une certaine ressemblance avec le Calvaire,
y éleva, à de courtes distances, des chapelles qui re-
présentaient les principales scènes de la Passion du
Sauveur et plaça trois croix au sommet. La tourmente
révolutionnaire détruisit ces monumens de la piété de
l'illustre Vicomte ; plus tard, lorsque les autels furent
relevés en France, des statues en bois, grossièrement

sculptées et ridiculement grotesques, remplacèrent les antiques stations. Aujourd'hui, ces simulacres informes ont disparu; des bas-reliefs dus au talent d'un artiste distingué orneront bientôt ces chapelles, et l'étranger pourra admirer au pied des Pyrénées une série d'ouvrages que plus d'un maître de l'art ne désavouerait pas.

On prête encore au nom de Bétharram une autre étimologie moins noble, mais tout aussi romanesque. On dit qu'une jeune fille des montagnes tomba dans le Gave et était sur le point de périr, lorsqu'elle fit un vœu à la Sainte-Vierge; le courant poussa alors près d'elle un rameau qu'elle saisit et qui la déposa saine et sauve sur la rive. La jeune fille s'agenouillant aussitôt adressa à la Vierge une fervente prière et lui fit hommage de son beau rameau, *Bet harram* (*).

Nous voici enfin au pied des Pyrénées; le Gave que nous avons plusieurs fois aperçu depuis Pau par de furtives échappées, coule maintenant au-dessous de nous, limpide comme une pierre précieuse. Depuis Lourdes, il cotoie la route et réfléchit dans ses eaux l'image des hautes montagnes chargées d'une luxuriante verdure qui bordent constamment ses rives.

A-peu-près à moitié chemin entre Bétharram et

(*) A une lieue environ de Bétharram, au pied de la montagne, on trouve un des objets les plus curieux que renferment les Pyrénées; c'est une magnifique grotte qui naguère était inconnue dans le pays même. Il y a environ six ans, le hasard en fit découvrir l'entrée, et depuis elle attire quelques visiteurs. L'étranger qui passe à Bétharram ne peut se dispenser d'aller explorer ce curieux monument des bizarreries de la nature; lorsqu'il aura admiré ce spectacle imposant et nouveau, il ne regrettera pas de s'être arrêté quelques heures dans ce gracieux village. (*Note du Traducteur.*)

Lourdes, nous trouvons S.ᵗ-Pé, petite ville où l'on voit encore un couvent de Bénédictins, fondé par Sance Guilhaume, duc de Bourgogne. Elle n'a pas par elle-même une très-grande importance; mais elle a été la cause et le théâtre de querelles religieuses bien acharnées qui ont duré pendant plusieurs siècles et qu'avait suscitées l'avide ambition du clergé. En l'année 1032, S.ᵗ-Pé vit bâtir un monastère dont l'histoire, si nous pouvions la raconter ici, exciterait un puissant intérêt. Après de nombreuses vicissitudes, Montgomerry, le chef protestant, en fit brûler l'église; néanmoins le vieux monastère est encore passablement conservé et il est habité par des prêtres qui se consacrent à l'éducation de la jeunesse.

Nous continuons ensuite notre route vers Lourdes, situé dix kilomètres plus loin; c'est là à proprement parler que commencent les montagnes, ou du moins que le voyageur qui se rend *en voiture* à Barèges ou à Cauterets trouve le premier chemin praticable pour entrer dans leur sein.

Le château de Lourdes occupe une position magnifique. Il est situé sur une éminence qui domine la ville aussi bien que la gorge qui conduit à travers la vallée d'Argelès jusqu'aux passages les plus élevés des Pyrénées. La ville, comme beaucoup d'autres de cette partie de la France, est une cité des plus anciennes; au temps de Jules César, c'était déjà une place forte qui servait à consolider dans ce pays la puissance Romaine. Une tour carrée, quelques murs et des fortifications d'une construction évidemment Romaine témoignent hautement de son antiquité.

Après avoir plusieurs fois changé de maîtres, le château de Lourdes (*) fut réuni à la couronne de France par Philippe-le-Bel, comme dépendance du comté de Bigorre; mais, après la bataille de Poitiers, il tomba au pouvoir des Anglais. Le prince Noir, qui était arrivé jusqu'à Tarbes avec son épouse la princesse de Galles, avait confié la défense du château de Lourdes à Pierre-Arnaud de Béarn. Environ dix ans après, il conféra le gouvernement de la province à Jean, Lord de Grailly. Cette nomination exaspéra tellement les Bigordans, que les seigneurs et les principales villes se révoltèrent contre les Anglais et donnèrent leur foi au Roi de France. Ils réunirent leurs armes à celles du duc d'Anjou, frère de Charles V, et lui facilitèrent la conquête de la plus grande partie de la Bigorre; mais les Anglais demeuraient encore maîtres de la forteresse, ce qui leur donnait sur l'ennemi une grande supériorité. Le duc d'Anjou, après s'être emparé du château de Mauvesin, vint assiéger celui de Lourdes. Comme tous ses efforts avaient échoué devant le courage et l'habileté de son brave défenseur et qu'il désirait vivement se mettre en possession de cette place importante, il eut recours à Gaston-Phœbus, comte de Foix et cousin d'Arnaud de Béarn, gouverneur du château de Lourdes. Le duc d'Anjou promit à Gaston de lui restituer le comté de Bigorre dont il se prétendait l'héritier, s'il parvenait à attirer son ennemi à Orthez. Arnaud de Béarn céda aux instances de son parent; cependant, avant de quit-

(*) *Album des Pyrénées*, par Fourcade.

ter Lourdes, il investit son frère Jean du commandement de la place, et lui fit jurer de rester fidèle au roi d'Angleterre. Gaston-Phœbus reçut son cousin avec magnificence et le combla de présens; puis il lui dit: « La défense de Lourdes, gardée par des Béarnais, m'expose à la colère du duc d'Anjou; partant, rendez-moi cette place. — « Comte, répondit le loyal chevalier Arnaud, je suis pauvre et de votre sang, mais ma foi est au roi d'Angleterre, et ce n'est qu'à lui que je rendrai la place. » Alors Gaston, hors de lui-même, tira sa dague et frappa le chevalier. « Ah! s'écria celui-ci, vous n'avez pas agi en loyal chevalier; vous m'avez mandé comme votre hôte et vous m'assassinez! » Gaston, au lieu de se repentir de ce lâche assassinat, fit jeter dans un cachot la malheureuse victime qui y périt bientôt de ses blessures. Ce crime fut inutile au duc d'Anjou; car Jean frère d'Arnaud, repoussa les forces ennemies et obligea le prince à lever le siège. — A une époque moins reculée, lors des sanglantes querelles qui divisèrent les Catholiques et les Protestans, Montgomerry attaqua Lourdes; il s'empara de la ville, mais il ne put se rendre maître du château.

Dans des jours moins éloignés de nous, le château de Lourdes a servi à renfermer les prisonniers de guerre et durant les guerres de Napoléon, plusieurs Anglais ont pu apprécier les inconvéniens de ce séjour.

A Lourdes, nous sommes dans les Pyrénées. En nous dirigeant vers le sud nous entrons dans la gorge qui précède la vallée d'Argelès où nous conduit un charmant trajet de trois ou quatre kilomètres. Pour ceux qui ont admiré cette scène ou qui veulent l'admirer un jour, toute description serait inutile, car ils ont pu ou pourront en juger par eux-mêmes. Quant à ceux qui ne la connaissent pas et qui ne sont pas destinés à jouir de ce beau spectacle, nous leur dirons que, de toutes les vallées des Pyrénées que nous avons eu occasion de visiter, c'est la seule dont la réputation ne nous ait pas paru exagérée.

A deux kilomètres de Lourdes, près d'un pont jeté sur le Gave, nous laissons sur la gauche la vallée de Castelloubon, ainsi nommée à cause du château qu'elle renfermait autrefois et dont on voit encore aujourd'hui les ruines. A notre droite, au sommet d'une montagne peu élevée, nous apercevons les ruines du château de Geii, et, plus près du village d'Argelès qui est situé à 12 kilomètres de Lourdes, la tour de Vidalos s'élève sur un monticule isolé qui domine la vallée. Chacun de ces châteaux a son histoire et sa légende. Comme débris des temps féodaux, sans même en connaître la chronique, ces ruines prêtent aux rêveries de l'imagination ; elles sont surtout intéressantes pour le Breton, lorsqu'il se souvient qu'il y a plusieurs siècles, ses ancêtres s'asseyaient à de joyeux banquets dans ces murs maintenant tombés en poussière.

Après Argelès, nous laissons sur la droite l'abbaye de Saint-Savin qui mérite d'être visitée et dont la fondation remonte à une époque très-reculée. A gauche de Pierrefitte, à quatre kilomètres d'Argelès, on remarque du côté opposé de la vallée un autre reste des temps féodaux dont les ruines annoncent que le bâtiment avait autrefois des dimensions et une importance considérables.

A Pierrefitte, nous trouvons deux défilés, l'un à gauche qui conduit à Barèges, l'autre à droite qui mène à Cauterets. Nous prenons à gauche, et nous suivons la gorge de Lavedan qui a sept kilomètres de longueur et qui débouche dans la vallée de Luz; c'est là que se trouve Saint-Sauveur, à un kilomètre sur la droite. Une ascension rapide de huit kilomètres environ termine notre voyage de Pau à Barèges.

Si l'étranger est à Bagnères-de-Bigorre et s'il désire arriver à Barèges par le chemin le plus court et le plus pittoresque, il peut passer par la route du Tourmalet qui est praticable après la mi-juin. Cette montagne est élevée de 7,000 pieds au-dessus du niveau de la mer; avant d'arriver à sa base, il faut traverser la vallée de Campan et le village de Grippe. La distance de Bagnères à Grippe est de 14 kilomètres et on peut la parcourir facilement en une heure et demie. C'est alors que l'on commence à monter et à rencontrer une infinité de cascades qui se précipitent le long de leurs lits escarpés avec un bruit assourdissant. On trouve aussi le berceau de l'Adour, qui prend naissance au milieu des beautés les plus sauvages de la nature.

Quoique l'ascension puisse paraître difficile, elle ne l'est cependant pas en réalité puisqu'on la voit exécuter souvent en deux heures, même par des femmes timides. Si la journée est belle, on sera bien dédommagé de la fatigue que l'on éprouvera. Le Tourmalet, par sa position saillante en dehors de la chaîne des Pyrénées, domine une immense perspective au nord, à l'ouest et à l'est sur les plaines du Béarn, de la Bigorre et du

Languedoc; d'un autre côté, son élévation considérable permet à l'œil du spectateur de plonger dans un Océan tumultueux de vagues granitiques et calcaires qu'on croirait avoir été soudain pétrifiées par la main du Créateur. Tantôt, les pics les plus hardis détachent sur un fonds d'azur leur profil fortement accusé, et tantôt, si l'atmosphère est brumeuse, ils paraissent flotter sur un horizon vaporeux. D'autres fois, un nuage épais enveloppe la montagne et l'œil ne peut à quelques pas distinguer aucun objet, à moins que tout à coup, et seulement pour quelques secondes, le brouillard ne se dissipe en partie, prêtant à la scène que l'on aperçoit à travers un voile à demi transparent un aspect grandiose et mystérieux. Lorsque le ciel est pur, on admire d'un côté la nature cultivée dans une étendue dont le regard ne peut embrasser l'immensité; de l'autre, le plus étrange contraste que puisse concevoir l'imagination, des masses décharnées et dentelées qui s'élancent dans les airs, des roches arides aux contours brisés, et çà et là un éternel glacier dont la surface polie réfléchit avec les couleurs du prisme chaque rayon du soleil.

Du sommet du Tourmalet, on arrive facilement à Barèges en une heure et demie; ainsi, avec un bon cheval de montagne, l'excursion de Bagnères-de-Bigorre à Barèges peut se faire dans cinq heures et demie; et le temps passe si vite au milieu de pareilles scènes, qu'on croirait que le trajet n'a pas duré plus de trois heures.

CHAPITRE XX.

UOIQUE l'étranger ait beaucoup entendu vanter Barèges et quoiqu'on ait peut-être embouché la trompette pour célébrer son nouveau séjour, il pourra être quelque peu désappointé s'il s'attend à trouver une jolie ville agréablement située. Qu'il se figure un village élevé d'environ 4,000 pieds au-dessus du niveau de la mer, composé d'une rue unique, bâti sur une plate-forme de rocher en partie naturelle, en partie soutenue par des ouvrages d'art, au-dessus d'un torrent bruyant, et dominé par de froides montagnes dont les cimes sont

presque toujours couronnées de brouillards. — Voilà
Barèges. On comprend bien qu'il faut de puissans motifs pour balancer les désavantages d'un séjour aussi
rigoureux et aussi triste. Les maisons y sont suffisamment commodes et peuvent contenir 1,200 personnes
pendant la saison. Une partie de la ville, par suite de
sa position relativement à une montagne voisine, est
sans cesse exposée en hiver à être écrasée par les
avalanches (*), de sorte qu'il y a à cet endroit un
vide d'une centaine de mètres qui est rempli pendant
l'été par des maisons de bois que l'on enlève à la fin
de la saison. Avant le commencement de l'hiver, les
propriétaires démantèlent en entier les maisons, jusqu'aux chassis des croisées, et se retirent dans la
plaine quand commence la saison *fashionable* pour une
autre espèce de visiteurs, les ours et les loups.

Barèges n'a pas comme les autres établissemens
thermaux des prétentions à l'antiquité, quoique certaines légendes locales fassent remonter au dixième
siècle la connaissance des vertus curatives de ses eaux.
Mais, c'est incontestablement au siècle de Louis XIV
qu'il faut rapporter l'origine de leur réputation. Le
duc de Maine, fils du grand Roi, avait été envoyé
à Bagnères-de-Bigorre, sous la conduite de Madame
de Maintenon, pour la guérison d'un mal qui avait
résisté à l'habileté des plus savans médecins de la
capitale ; ces eaux lui ayant occasionné peu de sou-

(*) Pendant l'hiver de 1842, plusieurs maisons ont été englouties
par ce terrible fléau.

lagement, Fagan, médecin de Louis XIV, lui ordonna celles de Barèges, qu'il avait remarquées dans ses courses à travers les montagnes et dont il avait entendu vanter l'efficacité. A cette époque, il n'y avait pas de route pour arriver à cette retraite sauvage ; mais afin de pouvoir transporter l'illustre malade, on traça par le Tourmalet le sentier qui existe encore aujourd'hui. Une misérable cabane, couverte de chaume, était alors le seul abri que put offrir ce lieu, tandis que maintenant soixante-dix maisons spacieuses et un vaste hôpital militaire sont appropriés aux besoins de toutes les classes de baigneurs. C'est là, dit-on, que pour soulager son ennui, Madame de Maintenon composait ces lettres qui sont devenues si fameuses.

Louis XIV fut si surpris de la guérison entière de son fils qui boîtait depuis long-temps par suite d'une retraction invétérée des muscles de la jambe droite, qu'il fit bâtir un nouveau bain appelé le Bain du Maine. La réputation de Barèges se propagea rapidement et elle est aujourd'hui si bien établie qu'il est impossible pendant la saison de se procurer un lit *en passant*, comme cela est arrivé l'été dernier à l'Auteur et à un de ses amis qui furent obligés de déjeûner dans un passage ouvert à tout venant.

Les amusemens consistent en bals, en promenades et en excursions. Les bals ont lieu une fois par semaine, ou même plus souvent ; les promenades sont peu nombreuses, mais en revanche les excursions sont variées et intéressantes. Nous citerons par exemple l'ascension au Pic du Midi de Bigorre que l'on fait aujourd'hui facilement à cheval du côté de Barèges ; on en est beaucoup plus près qu'à Bagnères et l'on peut choisir plus vîte un temps clair et être plus certain qu'il ne se troublera pas dans la journée.

N'oublions pas de mentionner aussi le Pic de Bergons situé au-dessus de Luz, et du sommet duquel on distingue, au milieu de mille autres magnifiques points de vue, le coup-d'œil le plus parfait du *Cirque de Gavarnie* et de la *Brèche de Roland*, splendide panorama qui mérite seul qu'on fasse, pour venir l'admirer, un pélerinage de plusieurs centaines de lieues ; — l'excursion à Gavarnie même qui est éloigné de 32 kilomètres environ ; — le château de Sainte-Marie à Luz, une des dernières retraites de la domination Anglaise dans ce pays ; — l'ancienne église fortifiée de Luz, fondée par les chevaliers du Temple ; — enfin l'établissement de Saint-Sauveur, situé dans une position charmante à quelques pas de Luz, et où l'on respire un air moins vif et moins perçant qu'à Barèges.

Les eaux de Barèges peuvent être divisées en trois sources principales, d'après leur température. La première et la plus abondante porte le nom de *source chaude;* celle dont la température est moins élevée s'appelle *tempérée ;* enfin la dernière a reçu la qualification de *tiède*. Ces trois sources alimentent 17 bains, deux douches et deux vastes piscines dont l'une est destinée aux militaires et l'autre aux pauvres. Il y a aussi une source réservée aux malades qui boivent.

Les principaux bains sont le Bain de l'Entrée, le

Grand Bain, le Bain du Fond, de Polard et de La Chapelle.

Les eaux de ces sources sont claires, limpides et exhalent une odeur d'œufs couvés; le goût en est fade, désagréable et oléagineux. Elles sont couvertes à la surface d'une pellicule mince qui leur donne une apparence onctueuse, et elles déposent cette substance en quantité considérable sur les parois des bains et partout où elles passent. Cette matière est la barégine ou glairine dont nous avons déjà parlé. La quantité d'eau que donnent ces sources dans vingt-quatre heures suffirait pour alimenter trois cents bains et cinquante douches.

Il est un préjugé généralement répandu qui consiste à présenter les eaux de Barèges comme *extrémement fortes*; et tel est l'effroi qu'elles inspirent à certaines personnes qu'elles ne sauraient se décider à les conseiller dans aucun cas. Cette erreur a été funeste à plus d'un malade qui aurait trouvé dans ce moyen thérapeutique une guérison assurée et qui, par de funestes temporisations, a vu son mal s'accroître et prendre un caractère d'incurabilité qu'il n'avait pas dans l'origine. Sans doute, Barèges possède, et c'est un immense avantage, des sources d'une grande énergie; mais il en possède aussi plusieurs dont l'action plus douce, plus modérée, convient à un grand nombre d'états pathologiques, ce qui permet au médecin de doser à volonté ce précieux médicament suivant les indications qu'il peut rencontrer dans sa pratique.

La table suivante donne les noms des différentes sources ainsi que leur température :

	TEMPÉRATURE. Degrés centigrades.
Buvette.	
Robinet...............................	42 "
Douche du Tambour.	
Air ambiant...........................	31 "
Robinet...............................	45 "
Petite Douche.	
Air ambiant...........................	30 "
Robinet...............................	43 50
Piscine Militaire.	
Air ambiant...........................	32 50
Bain..................................	38 "
Filet vierge..........................	39 50
Piscine Civile.	
Air ambiant...........................	31 "
Bain..................................	37 "
Piscine des Pauvres.	
Air ambiant...........................	30 "
Bain..................................	35 50
Bains de la Chapelle, n.os 1, 2, 3.	
Air ambiant...........................	24 "
Robinet...............................	32 "
Bains Neufs, n.os 5, 6.	
Air ambiant...........................	22 "
Robinet...............................	35 "
Bains de l'Entrée, n.os 7, 8.	
Air ambiant...........................	26 "
Robinet...............................	40 50
Bains du Fond, n.os 9, 10, 11.	
Air ambiant...........................	21 "
Robinet...............................	33 50

Bains Polard, n.ᵒˢ 12, 13, 14, 15.

Air ambiant.........................	27	"
Robinet.............................	38	"

Bains Dassieu, n.ᵒ 16.

Air ambiant.........................	25	"
Robinet.............................	34	"

Source de Barzun.

Air ambiant.........................	21	"
Robinet.............................	30	"

Source de Saint-Sauveur.

Air ambiant.........................	23	"
Robinet.............................	35	"

Plusieurs chimistes ont analysé ces eaux; mais on doit à M. Longchamp l'analyse la plus correcte. L'eau sur laquelle il a expérimenté est celle de la Buvette.

EAU, UN LITRE.

Gaz azote....................	Litre.	0.004
Sulfure de sodium.............	Grains.	0.042100
Sulfate de soude.............	*Id.*	0.050042
Chlorure de sodium...........	*Id.*	0.010050
Silex.......................	*Id.*	0.67826
Chaux......................	*Id.*	0.002902
Magnésie....................	*Id.*	0.000344
Soude caustique.............	*Id.*	0.005100
Potasse caustique...................		Traces.
Barégine.........................		*Id.*
Ammoniac........................		*Id.*

M. Longchamp a aussi donné la quantité de sulfure de sodium que l'on trouve dans les autres sources; voici ses résultats pour un litre d'eau :

Grande Douche.........................	0·0498
Bain de l'Entrée.......................	0·0393
Bain du Fond.........................	0·0270
Bain Polard..........................	0·0270
Source Tempérée......................	0·0245

Voici encore l'analyse sulfhydrométrique des eaux de Barèges, faite en 1842, d'après le procédé de Dupasquier :

Teinture iodique titrée à un centigramme d'iode pur par gramme d'alcool à 30 degrés, et chaque division décimale du tube jaugeant un miligramme.

PREMIÈRE ÉPREUVE. — 250 grammes d'eau de fontaine, additionnés de 4 grammes d'eau amidonnée (2 grammes d'amidon pour 250 grammes d'eau), ont été bleuis par un demi-milligramme d'iode ; la même eau a été ramenée à sa transparence naturelle par 16 grammes de l'eau de la douche du Tambour.

(*Les calculs sont établis pour un litre d'eau minérale.*)

DÉSIGNATION des SOURCES.	DEGRÉS du sulfhydromètre.	IODE en grammes.	SOUFRE en grammes.	ACIDE sulfhydrique en grammes.
Buvettte et douche du Tambour............	76	0,76	0,096790	0,102800
Douche du Fond.......	66	0,66	0,081055	0,089271
Piscine Militaire. (Eau prise au centre du bassin)	40	0,40	0,050942	0,054105
Piscine Civile. (Idem).	36	0,36	0,045748	0,048694
Piscine des Pauvres. (Id.)	32	0,32	0,040654	0,043284
La Chapelle, n.ᵒˢ 1, 2, 3.	40	0,40	0,050942	0,054105
Bains Neufs, n.ᵒˢ 5, 6..	56	0,56	0,071319	0,075747
Bains n.ᵒˢ 7, 8........	64	0,64	0,081508	0,086566
Bains du Fond, n.ᵒ 9...	48	0,48	0,061130	0,064926
Idem, n.ᵒ 10.........	44	0,44	0,056036	0,059515
Idem, n.ᵒ 11.........	40	0,40	0,050942	0,054105
Bains Dassieu, n.ᵒ 16..	42	0,42	0,053489	0,056810
Bains Polard, n.ᵒˢ 12, 13, 14..............	46	0,46	0,058783	0,062220
Idem, n.ᵒ 15.........	42	0,42	0,053489	0,056810
Le Filet vierge de la piscine militaire........	60	0,60	0,076414	0,081156
Source de S.ᵗ-Sauveur...	42	0,42	0,053489	0,056810
Source Barzun........	52	0,52	0,066225	0,070337
Source du Vieux-Barèges.	32	0,32	0,040654	0,043284

Nous avons déjà longuement discuté les propriétés médicales des eaux sulfureuses et leur action thérapeutique sur les maladies ; il nous reste maintenant à montrer comment ces principes opèrent dans la pratique. Dans cet objet, nous donnerons, d'après l'expérience de ceux qui ont spécialement étudié cette matière, un exposé succint de résultats produits dans plusieurs classes principales de maladies. Nous appuierons ce résumé sur l'autorité des Bordeu qui, après avoir recueilli un nombre immense de faits, les ont généralisés et en ont déduit des principes précieux, bienfait dont la postérité reconnaissante leur témoigne sa gratitude, en honorant la patience et la science qui les ont soutenus et éclairés dans les difficultés de leur entreprise. Nos autres autorités sont le docteur Pagès, l'habile inspecteur de Barèges, le docteur Ballard, chirurgien en chef de l'hôpital militaire qui a publié sur les eaux un ouvrage utile, et M. Gasc, qui fut chargé, en 1829, par le ministre de la guerre, d'inspecter l'hôpital, et fit part au public des résultats de son expérience.

Néanmoins, avant d'énumérer les maladies auxquelles les eaux de Barèges conviennent par excellence, nous citerons l'opinion de M. Carmichaël, chirurgien Irlandais très-distingué, que nous trouvons consignée dans un mémoire lu par lui devant l'Académie Royale de Médecine d'Irlande. Il avait lui-même éprouvé les vertus bienfaisantes des eaux de Barèges pour une sciatique compliquée très-intense dont il était atteint ; et comme c'est un homme éclairé et tout-à-fait désintéressé d'ailleurs , nous pensons que son jugement mérite une entière confiance. — « Après avoir séjourné un mois à Bagnères-de-Bigorre, je m'avançai vers les montagnes de Barèges qui est situé à 4190 pieds au-dessus du niveau de la mer, tandis que le premier établissement n'est élevé que de 1219 pieds. Je fus obligé d'attendre quinze jours à Barèges que l'inspecteur voulut bien me permettre la douche , tant était grand le nombre des personnes qui aspiraient à la même faveur ; cependant , on n'accorde qu'une demi heure à chaque individu et les malades se succèdent jour et nuit sans interruption attendant avec anxiété leur tour pour s'approcher de la source de santé. Dans l'intervalle , je pris des bains chauds à la température de 36° centigrades, et sous l'influence de cet agent thérapeutique mon état s'améliora sensiblement. Mon tour de prendre la douche arriva enfin et l'on me donna le choix entre la douce et la forte ; j'optai pour la dernière. Onze heures du soir fut le moment que l'on me désigna et encore m'estimai-je fort heureux de pouvoir obtenir cette heure incommode. Au moment fixé , une chaise à porteur venait me prendre à mon logement et me transportait en quelques minutes au cabinet de la douche. Là , je me trouvais dans une cellule ou un cachot qui paraissait creusé dans le roc et qu'éclairait la pâle lueur d'une lampe. La chambre était si échauffée par la vapeur sulfureuse que la première fois j'en fus presque suffoqué ; je me débarrassais donc aussi vite que possible de mes habits et j'étais assisté dans cette besogne par un vieux baigneur bourru et renfrogné qui semblait l'habitant naturel d'un lieu rempli de feu et de soufre. Aussitôt que j'étais étendu sur un matelas qui se trouve sur le plancher, il tournait un robinet élevé d'environ dix pieds au-dessus du sol. L'eau qui était très-chaude jaillissait alors avec force; le choc que je ressentis la première fois fut si violent que je pus à peine m'empêcher de crier. Je m'armai cependant de résolution et je supportai ce jet pendant un quart d'heure; c'est, à ce que me dit mon baigneur, le temps le plus long pendant lequel on puisse résister à la douche qui ne dure d'ordinaire que dix minutes. En changeant de position, je recevais l'eau successivement sur tout le tronc des nerfs sciatiques et sur les rameaux qui avaient été le plus endoloris. Cet exercice me parut très-fatiguant et très-échauffant, et je fus obligé de recourir à l'assistance de mon baigneur bourru pour revêtir les vêtemens de flanelle dont j'avais eu soin de me munir. Après cette opération, la même machine me ramenait dans ma chambre à coucher où, sans quitter mes vêtemens de flanelle, je me mettais au lit entre mes couvertures. Quelques minutes après, j'étais couvert d'une transpiration abondante qui durait quatre ou cinq heures et que je favorisais par des boissons douces et chaudes. Aussitôt que la sueur m'avait quitté, je dépouillais mes vêtemens de flanelle pour en prendre d'autres de même espèce et je restais au lit quelques heures encore. Si je donne tous ces détails futiles, c'est qu'ils peuvent servir aux personnes qui vont à Barèges.

» Je continuai l'usage de la douche chaque jour ou plutôt chaque nuit durant deux semaines ; pendant ce temps, mes douleurs augmentèrent, j'éprouvai de la soif, une accélération du pouls, et d'autres symptômes d'une fièvre légère. C'est l'effet ordinaire que produisent ces eaux ; du reste, je ne suis nullement étonné qu'elles puissent occasionner des perturbations constitutionnelles quand je songe à l'irritation que cause la douche non seulement aux vaisseaux capillaires cutanés de la partie sur laquelle elle tombe, mais bien à toute la surface du corps qui devient d'un rouge brûlant sous son influence. Un tel régime continué pendant quatorze nuits de suite abattrait l'homme le plus robuste ; aussi avais-je beaucoup maigri à la fin de ce traitement. Lorsque la douche n'excite pas la transpiration, c'est un symptôme que l'on regarde comme très-défavorable ; et je suis certain que dans ce cas son usage entraîne des conséquences très-fâcheuses. D'après cet aperçu des effets des eaux de Barèges, on comprend que c'est un agent très-puissant, capable d'opérer beaucoup de bien ou beaucoup de mal. Lorsqu'il y a une action inflammatoire présente, *je crois que ces eaux doivent être funestes*, et je suis persuadé que trois mois plutôt je n'aurais pu supporter la douche. Dans les cas où il y a une affection inflammatoire de la tête ou de la poitrine, l'usage de la douche est suivi du plus grand danger, et *pendant le court séjour que je fis à Barèges, il y eut plus d'un cas d'apoplexie ou d'hémoptysie.* Beaucoup de malades atteints de paralysie fréquentent cet établissement ; mais comme il y a des motifs de soupçonner dans toutes les affections de ce genre l'existence d'une cause latente, il ne faut recourir à la douche qu'avec des précautions extrêmes.

» La grande efficacité de ces eaux pour l'exfoliation des anciennes blessures d'armes à feu a été si bien reconnue que le Gouvernement a fait bâtir, il y a plusieurs années, un hôpital militaire où l'on envoie trois étés de suite les malades dont l'état est approprié à la nature des sources. Si après cette épreuve le sujet n'est pas redevenu propre au service, on lui fait une pension et on le réforme. Il paraît que les blessures anciennes soumises à l'influence des eaux de Barèges s'agrandissent dès le principe du traitement, et que souvent celles même qui ont été déjà cicatrisées s'ulcèrent de nouveau. Ce phénomène provient sans doute de l'excitation du système absorbant et de la destruction par ulcération des mauvaises granulations qui en est la conséquence, ou bien encore de la faiblesse de la cicatrisation dans les cas où la guérison a été imparfaite. Mais, après ces premiers symptômes, les eaux opèrent des cures vraiment extraordinaires sur des blessures anciennes qui ont résisté à tout autre genre de traitement. Les blessés militaires se baignent dans une vaste piscine qui peut contenir vingt personnes ; on les y conduit par divisions les uns après les autres, et chaque division reste une heure entière dans le bain. Au nombre des personnes qui ont guéri de blessures graves d'armes à feu, nous devons citer notre compatriote le général Crawford qui, après avoir passé trois étés successifs à Barèges, fut parfaitement rétabli. Par reconnaissance, il a pendant sa vie donné annuellement une somme de 1,200 fr. au bénéfice des pauvres qui fréquentent cet établissement; et depuis sa mort ses héritiers n'ont pas cessé de servir cette rente. »

Nous fixerons exclusivement notre attention sur certains états pathologiques du système vital, auxquels les eaux de Barèges sont plus particulièrement favorables. En voici l'énumération : 1.º les maladies de la peau et leurs variétés : — squameuses, pustuleuses, papuleuses ; 2.º les affections des tissus musculaires, fibreux, tendineux et membraneux, comprenant le lombago, la sciatique, le rhumatisme articulaire, l'ankylose, les tumeurs blanches, les gonflemens articulaires; 3.º les irritations qui ont un siège profond, provenant de la présence de corps étrangers, d'un amas de matière ou de la carie des os ; 4.º les plaies scrofuleuses et malignes, et les ulcères fistuleux.

Quoique ces eaux aient été regardées comme presque spécifiques dans les maladies de la peau, néanmoins le succès est loin d'être certain, excepté dans le cas où la peau a conservé toutes ses propriétés vitales, et lorsque le sujet est d'un tempérament plutôt lymphatique que sanguin. On voit presque invariablement les eaux de Barèges irriter les symptômes et raviver la cause morbide qui disparaît ensuite graduellement et fait place à une guérison plus ou moins complète. Cette irritation est considérée comme si importante pour le résultat du traitement thermal que, s'il faut en croire l'expérience des personnes qui ont étudié les effets des eaux, on ne doit pas attendre une cure permanente si elles ne se sont pas manifestées, parce qu'alors l'état d'indolence de la peau n'a pas été suffisamment modifié. Au contraire, une action nouvelle déterminée par les eaux, donnant au mal un caractère d'acuité, contribue à résoudre le principe obstiné de la maladie herpétique.

Pour obtenir la guérison des maladies cutanées, il faut proportionner la durée du traitement thermal à leur gravité et à leur longueur; car on ne doit pas oublier qu'elles ne sont obstinées et sujettes à des rechutes que parce qu'elles proviennent très-souvent de quelqu'altération particulière des fluides qui circulent à travers le corps. De plus, lorsque par négligence ou par suite d'insuffisance dans le traitement on aura laissé une action morbide s'emparer d'un tissu quelconque, il arrivera souvent que par suite de l'*habitude* elle y adhérera d'une manière invétérée, même lorsque la cause qui la produisait aura été considérablement affaiblie ou même aura entièrement disparu. On sait aussi parfaitement que plus on laisse sans la combattre une *mauvaise habitude des fonctions*, plus il est difficile de la détruire ensuite, plus elle a de tendance à reparaître sous l'influence de causes légères, à moins que l'action anormale ne soit neutralisée par l'influence d'un stimulant plus puissant.

C'est donc à l'insuffisance du traitement et non pas au défaut d'énergie du remède qu'il faut souvent attribuer les rechutes si communes dans les affections de ce genre.

1. — *Éruptions squameuses.*

Les symptômes cutanés de cette nature proviennent d'une action morbide qui prend son origine entre la vraie et la fausse peau et qui se manifeste par une exfoliation plus ou moins grave et invétérée de cette dernière en forme d'écailles. C'est le plus souvent une affection locale de la peau qui ne se lie que fort rarement à des symptômes constitutionnels bien décidés, mais qui dérive plutôt d'une altération dans l'action des vaisseaux exhalans. Ces maladies se présentent sous les apparences les plus variées, depuis la formation à la surface du corps d'une poussière sèche provenant de la peau, jusqu'à des exfoliations semblables à des écailles de poisson. Dans les diverses modifications de la lèpre et de la psora, les eaux de Barèges, prises à l'intérieur et à l'extérieur, sous forme de bains et de douches, aident puissamment à la guérison du malade. Dans des cas plus bénins, les bains tièdes suffisent, pourvu qu'on fasse en même-temps usage d'une tisane altérative. Mais lorsque le mal est plus invétéré et qu'on soupçonne qu'il provient ou qu'il est compliqué de quelque cause morbide constitutionnelle, il faut administrer des préparations de mercure et d'arsenic qui, combinées avec les eaux, manquent rarement de produire une grande amélioration sinon une entière guérison. Comme toutes les eaux sulfureuses, celles-ci ont la propriété d'augmenter l'efficacité thérapeutique des remèdes que l'on prescrit d'ordinaire dans les maladies chroniques. Sur 260 cas de ce genre traités à Barèges pendant

cinq années, les résultats suivans ont été obtenus :
136 ont été guéris; 85 ont été sensiblement améliorés;
33 n'ont subi aucun changement et 6 ont été aggravés.

II. — *Eruptions pustuleuses.*

Dans l'ecthyma chronique et ses variétés, l'impétigo
et ses différentes formes, et la mentagre, les eaux de
Barèges, accompagnées d'un traitement général judi-
cieux, produisent de très-bons effets. Le docteur Ballard (*) fait à ce sujet les observations suivantes :

« C'est dans ce genre d'altération de la peau qu'il
faut toujours recourir à un traitement général en
même-temps que l'on fait usage des eaux de Barèges.
Lorsque ces affections se développent chez un sujet
d'un tempérament sanguin, la saignée doit précéder
tout autre remède; les bains ne doivent pas se prendre
à une température trop élevée; même en les administrant avec ces précautions, les eaux produisent souvent
une irritation dont il est difficile de prévenir le développement, mais qu'il est absolument nécessaire
d'arrêter dès le premier moment. Lorsque cette irritation se manifeste, le remède le plus convenable est
de suspendre les bains, d'appliquer des lotions et
des cataplasmes et de faire usage de boissons rafraîchissantes. Si les mêmes phénomènes inflammatoires
se représentent après un second essai, il faut encore

(*) Essai sur les Eaux Thermales de Barèges, par J.-G. Ballard,
chirurgien en chef de l'Hôpital Thermal de Barèges, p. 179; nous
avons emprunté à cet ouvrage plusieurs faits statistiques.

recourir aux mêmes moyens ; en effet, on ne peut espérer de voir disparaître ces maladies que lorsque les symptômes ont ainsi subi une action alternative plus ou moins fréquente. » La mentagre est l'affection qui oppose le plus de résistance à l'action salutaire des eaux. Sur 76 personnes attaquées des deux premières variétés de maladies cutanées, le docteur Ballard dit que 36 guérirent, 30 furent seulement soulagées, 6 n'éprouvèrent pas de changement et 4 virent leur mal s'aggraver au point de nécessiter la suspension du traitement.

III. — *Eruptions papuleuses.*

L'influence salutaire des eaux de Barèges sur les diverses variétés de lichen et de prurigo n'est pas aussi bien déclarée. On a observé que dans tous les cas de ce genre où les eaux ont produit de bons effets, ils devaient surtout être attribués à un traitement médical concomitant. Les personnes qui ont étudié la matière pensent que les eaux de Cauterets sont mieux appropriées à cette espèce de maladie cutanée.

Voici un résumé général des résultats obtenus par le docteur Gasc sur les maladies cutanées dans sa pratique à l'hôpital militaire de Barèges en 1829. Dans les affections herpétiques simples, la proportion des sujets guéris fut de 34 sur 51 ; dans les éruptions pustuleuses, elle fut de 10 sur 20 ; dans les éruptions furfuracées de 14 sur 18 ; dans les affections squameuses de 7 sur 10 ; dans les maladies syphilitiques de 1 sur 5 ; dans la mentagre de 1 sur 2 ; le seul cas d'affection psorique qui se fût présenté fut entièrement guéri.

Le docteur Pagès s'exprime ainsi, relativement à l'influence des eaux de Barèges sur les maladies de la peau en général : « Dans les affections chroniques de la peau, quelle que soit leur forme, squameuse, papuleuse, pustuleuse, tuberculeuse, vésiculeuse, j'ai vu guérir des eczéma qui avaient résisté aux traitemens les plus variés et les plus énergiques; préparations arsénicales, etc. »

Ces quelques mots sont extraits d'une lettre que le docteur Pagès a eu l'obligeance de nous écrire en réponse à certaines questions que nous lui avions adressées. Nous citerons brièvement l'opinion qu'il y exprime relativement à chaque espèce de maladie.

L'usage des eaux de Barèges est généralement favorable aux affections des tissus musculaires, fibreux, tendineux et membraneux, pourvu qu'elles ne présentent pas un caractère aigu et qu'elles ne se manifestent pas chez des individus d'un tempérament nerveux-sanguin.

1.º RHUMATALGIE. — Cette douleur rhumatismale qui attaque diverses parties du corps, et spécialement le milieu des membres ou les principaux muscles du tronc, et qui dérive souvent d'une complication de plusieurs causes premières, éprouve une amélioration marquée sous l'influence de ces eaux. Sur 300 observations recueillies avec soin, il y a eu 126 cas de guérison complète et 136 de grande amélioration; 35 cas seulement n'ont éprouvé aucun soulagement et 3 ont été aggravés. « Rhumatismes chroniques — articulaires, fibreux, musculaires, nerveux, avec ou sans amaigrissement des membres : souvent guéris, très-souvent soulagés ; quelquefois, mais rarement, résultat nul (*). »

2.º LOMBAGO. — Sur 65 cas traités dans un temps donné, 17 ont été guéris, 40 sensiblement améliorés, 6 n'ont pas éprouvé de changement ; dans deux cas enfin, par suite de l'action de la douche, il est survenu une inflammation des reins et de la vessie.

3.º RHUMATISME ARTICULAIRE. — Lorsque tous les symptômes inflammatoires ont disparu et qu'il reste encore un gonflement des articulations accompagné de faiblesse et de rigidité, les eaux de Barèges sont essentiellement indiquées ; mais s'il y a quelque symptôme d'inflammation, si même l'inflammation est passée à l'état chronique, elles aggravent l'affection, et le sujet quitte Barèges plus malade qu'il n'y est arrivé.

4.º RÉTRACTIONS MUSCULAIRES. — Dans les maladies de ce genre provenant de rhumatismes, ainsi que dans les amortissemens et les tremblemens des membres produits par la même cause, les eaux de Barèges ont des résultats avantageux. Sur 31 cas traités pendant un temps déterminé, 9 ont été guéris, 17 améliorés et 5 ont résisté à l'influence thérapeutique. Dans les rétractions musculaires provenant de lésions des tendons et des nerfs, les eaux n'exercent presque pas d'influence. « Elles réussissent quelquefois d'une manière inespérée dans des cas de rétrac-

(*) D.ᵣ Pagès

tion musculaire même très-ancienne; échouent souvent (*). »

5.° SCIATIQUE. — Sur 12 cas traités par le docteur Gasc, 5 parurent guéris et 7 plus ou moins soulagés.

6.° ANKYLOSE. — Sur 9 personnes attaquées de cette affection articulaire et traitées par le docteur Gasc, 6 avaient des ankyloses fausses et 3 des ankyloses vraies. Les cinq premiers sujets éprouvèrent une amélioration remarquable; le sixième et les trois autres atteints d'ankylose vraie ne reçurent aucun soulagement. Le docteur Ballard dit que l'ankylose fausse résultant de dépôts produits par l'inflammation ou par l'altération des sécrétions de la membrane synoviale, la douche détermine une action absorbante et résolutive dans les parties gonflées par suite de l'affection morbide. Sur 159 cas de ce genre qu'il a traités, 32 ont été entièrement guéris, 96 sensiblement améliorés et 31 n'ont pas éprouvé de changement notable. — Il est à remarquer que dans ce genre d'affection comme dans plusieurs autres maladies chroniques, l'effet salutaire des eaux ne se manifeste pas toujours au moment même où on les administre ; dans plusieurs cas cités dans ce chapitre comme simplement améliorés, le sujet était en voie de guérison complète souvent très-prochaine, comme nous l'avons nous-même observé dans plusieurs circonstances.

7.° TUMEURS BLANCHES. — C'est principalement sur les affections scrofuleuses des articulations que les eaux

(*) D.ʳ Pagès.

sulfureuses paraissent exercer une action très-efficace.
M. Pagès a vu plusieurs fois des engorgemens scro-
fuleux des articulations, même compliqués d'ulcération, s'améliorer sensiblement et même guérir sous
l'influence des eaux de Barèges, lorsque les malades
les prenaient avec persévérance, c'est-à-dire, pendant
plusieurs saisons. « Je possède, dit ce médecin-inspecteur, un certain nombre d'observations de tumeurs
blanches qui, pour tous les praticiens, auraient été
des cas d'amputation, pour lesquelles même cette
opération avait été conseillée, et qui, sous l'influence
des eaux de Barèges, se sont terminées d'une manière
favorable. Je n'ai vu dans les hôpitaux de Paris aucun
moyen produire des effets aussi constamment avantageux : je ne prétends pas avancer que nos eaux
réussissent dans tous les cas ; en effet, lorsque les
altérations organiques sont arrivées à leur dernier
terme, que la constitution du malade est complètement détériorée et minée par la fièvre hectique, alors
les eaux de Barèges loin d'être utiles ne peuvent que
hâter la mort devenue inévitable (*). »

Le docteur Ballard donne le résultat de 21 cas de
tumeurs blanches qu'il a traités. Sur ce nombre, 4
ont été guéris, 10 améliorés, 6 n'ont éprouvé aucun
changement et 1 a été aggravé.

8.° IRRITATIONS A SIÉGE PROFOND. — L'action centrifuge que les eaux de Barèges exercent sur le corps

(*) Rapport sur les Eaux minérales à l'Académie Royale de Médecine, 1841, p. 27.

humain, les rend éminemment utiles pour ramener à la surface les sources d'irritation dont le siège est à une certaine profondeur, telles que les corps étrangers logés fort avant dans les parties molles, — les balles de mousquet, les pièces de drap, par exemple, — les abcès à siège profond, — enfin les os cariés pour l'exfoliation et l'expulsion desquels ces eaux ont une influence qu'on peut, sans exagération, appeler spécifique. Bordeu rapporte plusieurs observations de personnes attaquées de carie du fémur, des vertèbres, des côtes, de la clavicule, de l'omoplate, de l'humérus, etc., que les eaux de Barèges ont entièrement guéries.

« Ces eaux, dont l'action est si efficace pour provoquer un mouvement du centre à la périphérie du corps, ont une puissance unique pour expulser les corps étrangers. J'ai vu encore aujourd'hui un malade qui reçut il y a plusieurs années un coup de feu qui lui fracassa le fémur droit. Il a eu le bonheur de conserver son membre, déformé à la vérité, mais en bonne voie de guérison. Un morceau de drap et une esquille sont sortis ce matin par une ouverture fistuleuse qui existe encore à la partie inférieure interne de la cuisse droite. » (*)

9.º ULCÈRES. — Bordeu, dont l'autorité est si imposante, s'exprime ainsi à ce sujet : « Ces eaux ont toujours été regardées comme spécifiques pour la guérison des ulcères. J'ai vu des ulcères de toute

______

(*) Docteur Pagès. — Lettre à l'Auteur, juin 1843.

espèce et sur toutes les parties du corps, récens ou
invétérés, céder à leur usage. Un espagnol dont les
jambes étaient très-enflées et tellement couvertes
d'ulcères anciens que j'en comptai vingt-quatre sur
une seule jambe, fut guéri en soixante jours par les
eaux de Barèges, auxquelles il avait eu recours après
avoir épuisé tous les autres remèdes. »

« Ces eaux, dit le docteur Pagès, rendent de signalés services dans les scrofules, quelle que soit la
forme qu'elles affectent, quelque soit le tissu qui en
est le siège : — engorgemens glandulaires, cellulaires ;
abcès froids ; tumeurs blanches des articulations ;
maladies des os ; nécrose ; carie ; coxalgie ou luxations
spontanées, pourvu qu'elles ne soient point arrivées
au troisième degré, lorsqu'une suppuration abondante
a déjà jeté le malade dans le marasme — ophtalmie,
otites chroniques, coryzas — fistules, ulcères atoniques, etc., etc.

« Elles réussissent très-bien dans certains engorgemens chroniques, tels que celui qui succède à la
maladie désignée sous le nom de *Phlegmasia alba
dolens* lorsque toute crainte a disparu, l'elephantiasis
des Arabes, etc.

« Dans les syphilis anciennes, elles sont un excellent remède et en outre une très-bonne pierre de
touche pour juger de la guérison d'un malade. Il n'y
a pas d'année où je n'aie occasion d'observer des personnes qui se croyaient parfaitement guéries et qui,
sous l'influence des eaux de Barèges voient surgir
des *Coronæ Veneris* et autres syphilides qui se ré-

pandent sur diverses régions. Mais, par leur action prolongée, on voit le plus ordinairement ces affections guérir et disparaître. On ne connaît pas de moyen aussi puissant pour combattre et neutraliser les fâcheux effets produits sur certaines constitutions par l'usage immodéré et irrationnel des préparations mercurielles.

« Les paralysies qui reconnaissent pour cause une lésion extérieure : contusion, chute, etc.; — le vice rhumatismal; — les émanations métalliques; — l'épuisement occasionné par des excès; — certaines névroses des centres nerveux; — les parapligies; en un mot, toutes les paralysies qui ne sont pas liées à une lésion organique caractérisée des centres nerveux sont guéries très-fréquemment et presque toujours soulagées par l'usage des eaux de Barèges. »

Il nous semble que nous en avons dit assez pour donner une idée précise des principales vertus de ces eaux. Nous avons jugé inutile d'entrer ici dans des détails minutieux au sujet du traitement médical et du régime qui doivent en accompagner l'usage. Les médecins habiles et expérimentés qui sont attachés aux eaux de Barèges règleront ces prescriptions relativement à chaque individu et selon les indications particulières que fournira son affection. Le but que l'Auteur se proposait, c'était d'exposer les propriétés d'un agent curatif aussi puissant et de décrire d'une manière approximative les maladies dans lesquelles on peut raisonnablement espérer de guérir, comme celles dans lesquelles les eaux de Barèges ne peuvent produire qu'une aggravation au lieu d'une amélioration.

« Depuis quelques années, Barèges a été doté d'un autre établissement thermal, situé sur la rive droite du torrent, à 400 mètres environ du bourg. Une source unique très-abondante alimente plusieurs cabinets de bains, deux douches, une descendante et une ascendante, et une buvette qui est destinée à une grande célébrité à mesure qu'elle sera plus connue. Cette source porte le nom du propriétaire et fondateur de l'établissement, M. Barzun, pharmacien à Barèges, qui a eu à lutter contre des difficultés sans nombre pour accomplir son œuvre, que je regarde comme un bienfait pour l'humanité et comme un immense avantage pour le pays tout entier.

» L'eau de la source Barzun est très-riche en principes sulfureux puisqu'au sulfhydromètre de Dupasqueir elle donne par litre d'eau 0^{gr}, 0303 de sulfure de sodium, les Eaux-Bonnes donnant 0^{gr}, 0217 et La Raillère à Cauterets 0^{gr}, 0186. La température est de 31°, 11. Un appareil monté à l'instar de celui des Eaux-Bonnes sert dans l'établissement à chauffer l'eau des bains pour les malades en petit nombre qui ne peuvent les supporter à la température naturelle de la source. Elle est claire, limpide, transparente, onctueuse au toucher, d'une odeur très-prononcée d'acide sulfhydrique, d'une saveur douceâtre, extrêmement gazeuse; quelques essais ont prouvé qu'elle supportait parfaitement le transport.

» Les observations que je n'ai cessé de recueillir depuis la fondation de cet établissement m'ont appris que cette source était très-utile dans les cas où les préparations sulfureuses étant indiquées, on avait cependant à redouter une excitation un peu prononcée. Je l'ai conseillée avec succès dans certaines affections cutanées qu'un degré d'acuité encore trop marqué ne m'aurait point permis de faire baigner au grand établissement, dans des affections papuleuses accompagnées d'un prurit atroce. Chez des personnes, qui outrepassant les prescriptions, avaient provoqué par les sources de Barèges une réaction trop forte, quelques bains de la source Barzun ramenaient promptement le calme et permettaient de reprendre le traitement interrompu. Cette eau est aussi salutaire dans les affections nerveuses des voies digestives, — gastralgie, entéralgie, — dans les névroses et, en général, dans les maladies du système nerveux, convulsions, etc., etc. qui ne sont pas la conséquence de lésions organiques caractérisées. Elle a encore été avantageuse dans des cas d'irritation chronique interne et plus ou moins ancienne de la *muqueuse gastro-pulmonaire*. » (*)

A une lieue et demie de Barèges, dans la vallée de Luz, se trouve Saint-Sauveur dont nous avons déjà parlé. Comme ses eaux sont faiblement sulfureuses et possèdent une température peu élevée, on les considère comme auxiliaires pour préparer les malades à prendre celles de Barèges ou pour les remplacer lorsque des sources fortement sulfureuses occasionnent une trop grande irritation dans le système vital. Les loge-

(*) D.ʳ Pagès, lettre à l'Auteur.

mens étant aussi plus commodes et moins chers à Luz et à Saint-Sauveur, les personnes que leur maladie n'oblige pas à résider à Barèges peuvent habiter dans ces deux villages au milieu d'une atmosphère plus douce et se rendre chaque jour à Barèges pour se baigner.

Saint-Sauveur est pittoresquement situé sur une plate-forme au-dessus du Gave de Gavarnie qui coule à deux cents pieds de profondeur. L'établissement est un des plus beaux des Pyrénées, et dix-huit maisons bien meublées peuvent contenir environ trois cents étrangers. La saison commence en mai et finit en octobre.

Il n'y a à S.ᵗ-Sauveur qu'une source qui alimente une douche, une buvette et seize baignoires en marbre poli.

L'analyse révèle dans les eaux de S.ᵗ-Sauveur à peu près les mêmes principes de minéralisation que dans celles de Barèges, mais en moins grande quantité ; ainsi, un litre d'eau contient 0,025360 grains de sulfure de sodium, et sa température est de 34°44 environ.

Ces eaux conviennent très-bien, dans les cas où l'usage des sources sulfureuses est indiqué, aux femmes, aux enfans et aux malades d'une constitution faible et délicate, compliquée d'irritabilité, et aux femmes nerveuses débilitées par le séjour des grandes villes. Elles sont aussi appropriées aux affections spasmodiques et hypocondriaques, aux toux peu anciennes, et aux congestions légères du foie et des autres viscères abdominaux.

CHAPITRE XXI.

—

LAISSONS derrière nous Barèges et Saint-Sauveur ainsi que le riant bassin de Luz auquel les riches prairies qui le couvrent et les ruisseaux qui l'arrosent en tout sens donnent un aspect toujours frais et brillant, et dirigeons-nous vers Cauterets.

Parmi les nombreux bassins que l'on rencontre dans les Pyrénées, il n'en est peut-être aucun qui présente des beautés aussi nombreuses et aussi variées que celui de Luz réunies dans une parfaite harmonie.

Dans toute son étendue, qui est d'un kilomètre de largeur sur deux de longueur, il est entouré de montagnes dont les unes se dressent perpendiculairement à une hauteur de trois mille pieds, nues, stériles et décharnées, tandis que les autres, moins considérables, mais cependant encore fort élevées, sont couvertes jusqu'à leur sommet d'une culture productive, quoique assez pauvre, que le travail persévérant de l'homme a portée jusque sur ces rochers. En abaissant son regard sur la gorge de Pierrefitte, au milieu du grandiose mystérieux et sauvage que lui prêtent ses remparts de granit et de calcaire, on contemple un tableau dont l'effet ne laisse rien à désirer et dont il serait difficile de trouver le pendant.

Les prairies situées dans les terrains les plus unis de la vallée de Luz, comme celles qui s'étendent sur tous les points accessibles du versant des montagnes, conservent toujours la richesse de leur coloris, même pendant une longue sécheresse, parce qu'elles sont sillonnées par les filets d'eau qui descendent du sommet des rochers et que l'on utilise de tout côté pour l'irrigation. Lorsque, pendant les chaleurs de l'été, la végétation est brûlée par la sécheresse dans les plaines de Béarn et de la Bigorre, on trouve dans cette charmante vallée le printemps qui se prolonge pendant l'automne et qui entretient partout la verdure et la fraîcheur. Mais, quelqu'agréable à l'œil que puisse être cet aspect, quelque précieux que soient ces priviléges pour le propriétaire qui fait trois ou quatre récoltes de foin, le séjour de cette vallée a pour le malade, à cause de ses avantages même, des inconvéniens manifestes. Les rayons du soleil dardant sur toute la surface du bassin qui est toujours saturée d'humidité ne produisent pas seulement une évaporation nécessaire et considérable ; ils occasionnent aussi un dégagement de principes végétaux qui se mêlent à l'atmosphère et se combinent avec l'air épaissi. Vers le coucher du soleil, on aperçoit la brume s'abaisser sur la vallée et la fraîcheur humide qu'elle détermine, ainsi que les exhalaisons végétales, font de Luz le point des Pyrénées qui convient le moins à des personnes d'une organisation frêle et délicate.

Sous un autre rapport, le séjour de Luz est fort agréable ; les habitans ont du savoir-vivre et de la civilité ; le prix des objets de nécessité et surtout celui des appartemens y est plus modéré que dans les autres établissemens.

Pour aller de Luz à Cauterets, il faut revenir sur ses pas à travers la gorge de Pierrefitte jusqu'au village de ce nom, qui est le point de séparation des deux routes de Barèges et de Cauterets. Comme nous avons déjà parlé de cette gorge sans la décrire, nous citerons ici les paroles d'un auteur Anglais qui a publié un ouvrage fort intéressant sur les Pyrénées (*). — « Après avoir quitté Lavedan, on entre dans la gorge qui sépare le délicieux bassin de Luz de la vallée d'Argelès. Il n'y a pas dans les Pyrénées un défilé plus imposant que celui-là ; il n'y en a pas un que l'homme le plus timide puisse parcourir avec

(*) A Summer in the Pyrenees, by the Hon. J. E. Murray, vol. 2, p. 91.

plus de sécurité et dans lequel, sans craindre aucun danger, il contemple plus paisiblement la grandeur et la majesté de la scène. C'est là un de ces tableaux qui ne se ternissent jamais aux yeux de l'homme; si souvent qu'on les admire, on y découvre toujours quelques traits nouveaux; et ceux même que l'on connaissait déjà, se présentant sous un aspect varié, sont aussi neufs et aussi intéressans que lorsqu'on les aperçut pour la première fois. Des deux côtés du défilé sont des roches taillées à pic qui s'élèvent d'abord perpendiculairement depuis le lit du torrent et qui, à une certaine hauteur, ont tout juste assez de pente pour que le bois, la fougère et mille autres arbrisseaux, entremêlés d'une foule de fleurs sauvages, puissent croître sur leurs flancs escarpés, même lorsqu'il semble qu'il n'y a pas la plus légère trace de terre végétale pour les nourrir. Les sinuosités et les détours du défilé sont encore plus intéressans. On aperçoit de petits ravins le long desquels les eaux descendent de la cîme des montagnes, à demi cachées par le feuillage des frênes et des chênes qui bordent les rives de ces torrens et les couvrent de leurs branches pendantes; à une plus grande hauteur, l'œil distingue par échappées la région élevée des sapins. La seule route par laquelle le voyageur et le montagnard lui-même peuvent pénétrer au milieu de ce site extraordinaire a dû nécessiter un travail prodigieux. Dans presque toute la largeur de la gorge, on a creusé le chemin en faisant sauter les roches au moyen de la mine, à deux, trois et quelquefois quatre cents pieds au-dessus du torrent ; souvent, un coude formé par la montagne forçait les travailleurs à traverser le précipice et à tracer la route sur l'autre versant, où un plus grand obstacle les obligeait bientôt d'aller retrouver la ligne qu'ils venaient de quitter. Ces détours nombreux de la route qui traverse à chaque instant le torrent, augmentent encore le pittoresque et la beauté de la gorge ; tantôt, on n'aperçoit qu'un rayon du soleil qui a pu à peine pénétrer jusqu'au fond de la gorge ; tantôt, on admire l'astre brillant dans toute sa splendeur ; enfin, du centre des nombreux ponts de marbre dont l'arche unique s'étend sur les sombres profondeurs de l'abyme, on voit se développer dans toute sa majesté cette scène grandiose. Voilà la gorge de Pierrefitte : il y a cinquante ans, un isard n'aurait pu grimper sur les flancs escarpés des roches qui la bordent, et aujourd'hui elle est traversée par une belle route que sillonnent des voitures de toute espèce (*). »

A Pierrefitte, on sort de la gorge pour entrer dans la vallée d'Argelès ; après avoir quitté le village, on passe dans celle de Cauterets. « Le site sur cette route est assez semblable à celui de la gorge de Pierrefitte, quoiqu'il ne puisse lui être comparé pour la magnificence. La gorge de Cauterets est plus ouverte ; la route ne côtoie pas sans cesse le torrent ; des beautés plus gracieuses, de petites plateformes couvertes de gazon

(*) Depuis que M. Murray a écrit ces lignes, le gouvernement a fait exécuter un travail gigantesque par le moyen duquel la route se trouve en quelques endroits abaissée de deux ou trois cents pieds.

et ombragées d'arbres magnifiques qui apparaissent de distance en distance, donnent à la scène un aspect riant qui convient mieux à beaucoup de personnes que la sauvage majesté de la gorge de Pierrefitte. » (*)

Une ascension graduelle et bien ménagée de 10 kilomètres environ nous conduit à Cauterets, ville située au milieu d'un site solitaire, mais pittoresque, et contenant une population fixe de huit cents personnes. On dit qu'il y a eu jusqu'à mille étrangers logés à Cauterets. Cet établissement diffère des Eaux-Bonnes, des Eaux-Chaudes et même de Barèges et de S.¹-Sauveur par son étendue et par la variété et l'abondance extrême de ses eaux minérales. Ce n'est pas seulement un lieu de séjour pour l'été; c'est aussi une petite ville propre, bien bâtie et bien abritée dans laquelle on trouve l'hiver d'autres êtres vivans que des ours. Dans la mauvaise saison, le froid n'y est pas aussi intense qu'on pourrait l'imaginer, en songeant à quelle hauteur est perché dans les airs ce point élevé de 2,900 pieds au-dessus du niveau de la mer.

A trois ou quatre cents pieds au-dessus de l'endroit où Cauterets est aujourd'hui bâti, et sur le versant escarpé d'une des montagnes qui l'entourent, on voit une des sources nombreuses qui abondent en ce lieu, dont les eaux sont encore estimées à juste titre : c'est la fontaine de César. D'après la tradition locale, elle a reçu ce nom illustre parce qu'elle eut l'honneur d'être connue de Jules César et de contribuer à la

(*) Ib. p. 90.

guérison d'une maladie dont était atteint ce grand capitaine.

Cette source était sans doute autrefois en grande vénération; ce qui le prouve, c'est que la ville qui est aujourd'hui bâtie dans le bassin formé par les montagnes environnantes, dans une position bien abritée et d'un accès facile, se composait jadis et il n'y a même pas plus d'un siècle et demi, de quelques maisons attenantes à la *source de César* dont elles dépendaient. Cet emplacement avait été choisi uniquement à cause de la proximité de la fontaine; car, même avec toutes nos ressources, il est presque miraculeux de voir comment on transporte jusqu'à ce point élevé une foule de personnes infirmes et décrépites. Depuis ces temps éloignés, les choses ont bien changé de face; de nouvelles sources ayant été découvertes, la première cessa de recevoir tous les hommages et Cauterets descendit vers une position moins élevée et plus commode; le bourg se développa peu à peu jusqu'à ce qu'enfin il est devenu une charmante petite ville, formée tout entière de palais pour lesquels le marbre des montagnes voisines offre de tout côté un facile ornement.

Cauterets fut aussi de bonne heure entouré d'un certain prestige, lorsque la source des Espagnols eût guéri Abarca, premier roi d'Aragon, d'une maladie dangereuse; plus tard, ces eaux s'enorgueillirent du patronage de la spirituelle Marguerite de Navarre, sœur de François I.er. Cette princesse donna à l'une des sources le nom poétique de Fontaine d'Amour, qui aujourd'hui, hélas! a disparu pour faire place au nom vulgaire de Bruzaud. C'est là que pendant la saison se tenait une brillante cour, et Cauterets devint célèbre comme un séjour où les douleurs du corps et les nuages qui obscurcissent l'éclat de l'intelligence étaient également éloignés par le pouvoir magique des eaux et par les distractions spirituelles et chevaleresques d'une cour attrayante.

C'est aussi dans ces lieux qu'Henri Quatre avait coutume dans sa jeunesse de prendre ses ébats; enfin, à toutes les époques de son histoire aussi bien que de nos jours, Cauterets a compté au nombre de ceux qui l'ont visité les hommes les plus illustres par la noblesse, la science ou les vertus guerrières.

Cauterets se compose aujourd'hui d'hôtels et de maisons particulières qui se louent les uns et les autres aux étrangers; il faut convenir que les propriétaires savent en tirer le meilleur parti possible, car, à l'exception des Eaux-Bonnes, dont nous parlerons bientôt, le prix des appartemens y est plus élevé que dans tout autre établissement des Pyrénées. Il n'est pas rare de voir demander et souvent même donner de trois à cinq francs par jour des chambres situées dans les maisons les mieux exposées, même quand on les loue pour un temps assez long. La foule de malades et de touristes qui y afflue de toutes parts oblige les étrangers à retenir leurs logemens avant le temps où ils doivent les occuper. Souvent, en effet, des personnes pour lesquelles les eaux de Cauterets étaient très-positivement indiquées ont été obligées de quitter cet établissement en proie à un amer désappointement, par suite de l'impossibilité de trouver un appartement.

Les environs de Cauterets sont pleins de sites charmans, et les baigneurs dont la santé n'est pas altérée peuvent varier à l'infini leurs promenades. Quant aux malades trop faibles pour supporter la fatigue, ils ont un parc couvert d'un épais gazon et ombragé d'arbres touffus qui s'étend à près d'une demi-lieue parallèlement au Gave, et d'où l'œil saisit de temps en temps une magnifique échappée du paysage. Protégé par l'ombrage contre les rayons du soleil, le malade peut pendant la journée entière respirer en ce lieu un air fortifiant qui arrive jusqu'à lui après s'être rafraîchi le long des gorges des montagnes; mais, pour peu que ses forces augmentent, il lui est facile de faire sans trop de fatigue des excursions plus longues et qui au premier abord paraissent bien autrement pénibles. A l'aide d'une chaise à porteurs, espèce de brancard porté par deux vigoureux montagnards et suivi par deux autres qui relèvent leurs camarades, on peut parcourir tous les endroits célèbres du voisinage que nous allons rapidement décrire.

Aux environs de Cauterets, à trois quarts d'heure de la ville, il y a un point qui sert de but de promenade et qu'on atteint après une ascension de six à huit cents pieds; on l'appelle la Grange de la Reine, pour rendre hommage à la mémoire d'une illustre princesse, et aussi parce que c'est une position des plus favorables pour jouir de la vue du paysage qui se déroule tout autour. La reine Hortense, femme de

Louis, roi de Hollande, revenant de Luz par la montagne, fut surprise par la nuit en cet endroit et s'y arrêta. Depuis, une espèce de consécration s'est attachée à ce lieu dans l'esprit des habitans qui chérissaient la reine à cause de la générosité de son cœur et de la gracieuseté de ses manières. La maison qui abrita cette aimable princesse n'est qu'une pauvre cabane de berger; mais la vue y est magnifique. Sans doute l'œil n'embrasse pas un horizon aussi vaste que de la cîme voisine du Monné; néanmoins, on aperçoit le bassin de Cauterets entouré de murs de roche hauts de quelques milliers de pieds, et revêtus de la sombre verdure des sapins, — la gorge qui conduit à Pierrefitte, — et une lointaine échappée de la vallée d'Argelès, presque jusqu'à Lourdes.

Mais si le voyageur robuste et aventureux veut contempler le panorama des Pyrénées qui se dessine le mieux dans cette partie de la chaîne, et parcourir du regard un horizon d'une incommensurable étendue, il gravira le Monné, montagne située dans le voisinage immédiat de Cauterets. Qu'il prenne un guide sûr, un cheval vigoureux, qu'il choisisse un temps clair, et s'il veut jouir du coup-d'œil dans toute sa beauté, qu'il parte d'assez bonne heure pour arriver au sommet avant le lever du soleil. Du haut de cette montagne, il apercevra les cîmes les plus culminantes des Pyrénées, et plusieurs des objets les plus renommés qu'elles renferment. Au sud, l'amphithéâtre du lac de Gaube, Vignemale, le pinacle des Pyrénées Françaises, avec ses glaciers resplendissans et les cascades qui sillonnent ses flancs; au sud-ouest des glaciers, Camales et Higueneles, les limites les plus hardies qui séparent la France de l'Espagne; à l'ouest, le sommet bifurqué du Pic du Midi de Pau; au sud-est, à l'horizon lointain, Marboré, la Brèche de Roland et ses tours majestueuses; plus loin encore, dans la même direction, le Mont-Perdu couronné de neiges éternelles et entouré de mille autres cîmes de formes et de hauteurs diverses, mais dont la réunion produit un coup-d'œil qui frappe le spectateur d'étonnement et de crainte. Au nord, s'ouvrent les vastes plaines de la Bigorre et du Béarn, et bien d'autres terres encore qui s'étendent si loin que l'œil ne peut pas saisir un horizon distinct et défini.

L'excursion en vogue et qui est le but du voyage de beaucoup d'étrangers accourus de près et de loin, c'est celle du Pont d'Espagne et du lac de Gaube. On y trouve une scène si grande et si belle que, sans contredit, il n'en est pas dans les Pyrénées une autre qui l'égale; ne parlons pas en effet de Gavarnie qui ne peut être comparé à ce spectacle; car Gavarnie présente un tableau vraiment unique et sans comparaison possible avec aucun autre; c'est le seul monument de ce genre qui soit sorti des mains de l'architecte de la nature.

Le chemin qui conduit au Pont d'Espagne et au lac de Gaube traverse une gorge profonde et tortueuse, au fond de laquelle le Gave s'élance impétueusement de précipice en précipice, formant ainsi d'innombrables cascades. Quelques-unes de ces cascades sont d'une grandeur et d'une beauté surprenante ; ce que l'on admire, ce n'est pas seulement la chute du torrent ; mains quand, du haut du sentier qui longe ses rives rocailleuses, on plonge son regard dans le gouffre où bouillonnent ses eaux, si par hasard le soleil brille, on aperçoit épandues dans le précipice les plus riches teintes de l'arc-en-ciel que produit la lumière en traversant le brouillard projeté au loin par les flots écumeux. Pendant quelques lieues, le Gave est si brisé, si agité, qu'on croirait qu'un ruisseau de lait coule à travers ses rives. A tout cela , ajoutez des montagnes coniques couvertes de noirs sapins jusqu'aux aiguilles de leur sommet, s'élançant au-dessus de vous à une hauteur de 6,000 pieds et chargées sur le premier plan d'une végétation accidentée et luxuriante, et vous vous formerez ainsi une idée des élémens nombreux du merveilleux tableau qui se déroule en ces lieux. Deux lieues d'un pareil site vous conduisent au Pont d'Espagne que ni la plume ni le pinceau ne peuvent essayer de décrire. Ce sublime spectacle apportait à notre âme des sensations semblables à celles que l'on éprouve en écoutant la musique du Freischuts de Weber dont les étranges accens inspirent l'admiration et l'effroi.

Une lieue plus loin se trouve le lac de Gaube, source du Gave, ce torrent dont nous avons décrit les capricieux accidens; ce lac à la surface paisible s'étend solitairement au pied du Vignemale, le mont le plus élevé des Pyrénées Françaises. Le lac est petit et n'offre rien de remarquable comme pièce d'eau, mais il emprunte un grand charme à la scène qui l'environne.

On peut faire de Cauterets une autre excursion fort
étrange et qui n'a été que fort rarement entreprise ;
lorsqu'on l'a terminée, on est amplement récompensé
de la fatigue que l'on a éprouvée. Cette excursion
est celle du lac d'Estom-Soubiran, par la vallée de
Lutour. Pendant vingt-quatre kilomètres on chemine
dans cette vallée à travers les sites les plus sauvages
et les plus effrayans des Pyrénées ; puis, après avoir
admiré une belle cascade pittoresquement bordée de
sapins, on arrive à un lac appelé le lac d'Estom.
Il y a deux ans, au mois de juillet, nous entreprîmes
cette excursion avec deux de nos amis et nous nous
trouvâmes près de ce lieu non loin de la région des
neiges. On ne peut rien voir de plus glacial ni de
plus désolé que cette solitude. Il n'y avait là aucun
vestige d'habitation, aucune trace d'êtres humains, à
l'exception de deux chevriers qui, dans les mois d'été,
avaient passé leur jeunesse et leur âge mûr au milieu
de ce désert et qui ne se souvenaient pas d'avoir
vu pendant quarante ans une seule personne essayer
d'arriver au lac supérieur. Cependant, comme nous
étions résolus à tenter l'ascension, nous décidâmes un
des chevriers à nous servir de guide et nous com-
mençâmes à gravir une des montagnes les plus
affreuses de la création, proche voisine du Vignemale dont elle égale presque la hauteur. Dès les premiers pas de notre expédition, nous traversâmes un
pont de neige sous lequel coulait un torrent. Après
deux ou trois heures d'une rude fatigue, nous attei-
gnîmes une des crêtes de la montagne et nous eûmes

la satisfaction d'apercevoir de l'autre côté, à plusieurs centaines de pieds au-dessous de nous, le lac d'Estom-Soubiran entièrement gelé; et nous étions dans le midi de la France, à quelques lieues de l'Espagne, et c'était le six juillet! La scène qui nous environnait était d'un caractère sauvage, et ne ressemblait à rien de ce que nous avions déjà vu dans les montagnes. — Nos deux compagnons de voyage étaient des preuves vivantes de l'efficacité des eaux de Cauterets dans les laryngites chroniques; en effet, un séjour et un traitement de quelques semaines dans cet établissement les avait si bien guéris, qu'ils accomplirent cette pénible excursion en passant par tous les degrés de température depuis une chaleur d'été jusqu'au froid de la glace sans éprouver à la suite la moindre rechute; et cependant leur maladie avait été longue et rebelle.

Le chasseur trouve aux environs de Cauterets des ours et des isards en abondance; l'été, sur les pics les plus hardis, l'automne et le printemps, sur des montagnes moins élevées. M. Murray dit à ce sujet (*) : « Il y a à Cauterets quelques-uns des meilleurs chasseurs des montagnes qui sont nés dans le village même; c'est un des quartiers que je recommande aux amateurs assez passionnés pour la chasse sauvage des isards et des loups, pour s'établir pendant quinze jours vers la fin du printemps au milieu de ces montagnes; si après ce temps leurs expéditions ont été sans succès, il y aura bien certainement de leur faute. Les isards

(*) Summer in the Pyrenees, p. 95.

ne sont pas rares sur les montagnes voisines, et quant aux ours, s'ils ne sont plus aussi abondans qu'autrefois, on en trouve encore dans les forêts de sapins qui séparent le Vignemale du Pic du Midi de Pau. Jean Latapie, qui est encore à Cauterets, est le chasseur le plus heureux et le meilleur guide de ce canton. Il se passe peu de saisons dans lesquelles Jean ne puisse faire quelque nouvelle entaille au bâton qui lui sert à conserver le souvenir de ses victoires sur les ours. On peut avec une entière confiance se reposer sur sa probité, sa sagacité et son courage. »

La truite est le seul poisson que l'on pêche dans le Gave. La truite diffère dans chaque ruisseau de couleur et de goût; celles de Lutour et de Cambascou sont plus noires que les autres. La truite saumonée des lacs est très-estimée. Nous ne pouvons résister au plaisir de citer à cet égard quelques lignes de M. Inglis (*). « Quel délicieux endroit pour un disciple d'Isaàc Walton! Le Gave de Cauterets est un torrent dont la vue ferait bondir de joie le cœur d'un pêcheur à la ligne. Il n'est ni trop large ni trop étroit, ni trop limpide ni trop trouble, ni trop rapide ni trop lent; il est quelquefois encaissé par des bords élevés, mais jamais ombragé par des arbres. Mais, à côté de tous ces agrémens, il y a deux inconvéniens qui détruisent presque toutes les jouissances d'un pêcheur achevé. Le poisson est si abondant qu'on est sûr de le

(*) Switzerland, France, and the Pyrenees, by H. D. Inglis, vol. 2, p. 180.

sentir mordre à l'hameçon chaque fois qu'on jette la ligne, et il est si peu rusé et si crédule qu'il est déjà pris quand il a touché l'appât. J'ai presque honte d'ajouter, puisque je m'adresse à des *sportmen*, que les truites du Gave de Cauterets sont délicieuses en friture. »

Occupons-nous maintenant de l'objet principal de ce chapitre qui est de faire connaître au lecteur les eaux de Cauterets et leur influence sur les maladies. Nous remarquerons avant d'entrer dans aucun détail à ce sujet qu'on trouve dans cet établissement de nombreux spécimens de presque toutes les autres eaux sulfureuses qui sont répandues dans les Pyrénées. Ainsi, il y a des sources aussi puissantes que celles de Barèges et quelques-unes qui s'en rapprochent beaucoup; il y a des eaux qui possèdent les vertus des Eaux-Bonnes et des Eaux-Chaudes et qui leur sont même préférables parce qu'elles chargent moins l'estomac et passent plus facilement par les voies naturelles; il y a enfin des fontaines de tous les degrés depuis le stimulant le plus actif jusqu'aux eaux sulfureuses faibles et douces du petit Saint-Sauveur.

On comprend parfaitement combien il est avantageux de pouvoir dans le traitement des maladies, disposer de moyens multiples pour combattre des symptômes variés; souvent, en effet, par suite de certaines idiosyncrasies et de divers changemens qui surviennent dans l'état du sujet à mesure que l'on approche de la guérison, il est nécessaire de discontinuer l'usage d'une source pour recourir à une autre plus douce ou plus énergique, selon les cas qui se présentent. De même, il est souvent à désirer, dans certains états d'une constitution délicate et irritable, que l'on puisse commencer le traitement thermal en administrant des eaux moins fortes, de manière à employer ensuite un mode d'action plus énergique lorsque le tempérament du malade se sera accoutumé à un stimulant modéré. Cauterets remplit parfaitement ce but; et c'est pourquoi nous fréquentons nous mêmes cet établissement pendant la saison de préférence à tout autre et nous en conseillons, *cœteris paribus*, le séjour à nos malades.

Il y a d'autres circonstances de position et de climat qui, d'après nous, donnent à Cauterets une supériorité marquée sur les principales eaux sulfureuses des Pyrénées ; aussi, sa position topographique et son climat font de cet établissement une résidence préférable à Barèges. Cauterets est de plus de 1000 pieds moins élevé que Barèges ; il est mieux abrité, l'air y est moins perçant et moins humide, et on n'y est pas exposé à des brouillards continuels qui pénètrent en peu de temps jusqu'à la peau, comme nous avons eu souvent occasion d'en faire l'expérience. A Cauterets, l'air est plus vif qu'aux Eaux-Bonnes et favorise mieux l'action curative des eaux dans la plupart des affections pour lesquelles les malades y ont recours, excepté toutefois dans les cas où une atmosphère sédative est indiquée, par exemple dans les irritations tuberculeuses des voies respiratoires ou des poumons mêmes ; alors, les Eaux-Bonnes conviennent mieux que tout autre établissement. Enfin, la position de Cauterets est plus couverte que celle des Eaux-Chaudes et on y est à l'abri de toute espèce de vent; tandis que, dans ce dernier établissement, on est exposé à un courant d'air qui souffle presque toujours le long de l'étroite gorge de Gabas et qui est très-funeste aux personnes prédisposées aux maladies organiques de quelqu'un des viscères principaux, surtout des poumons, ou atteintes d'affections provenant d'une diminution d'irritabilité et d'un affaiblissement d'énergie vitale dans la constitution. Il y a aussi une circonstance importante qu'il ne faut pas oublier de mentionner ici; c'est que la température des eaux de Cauterets est beaucoup plus élevée que celle des sources dont nous avons parlé, et l'on n'ignore pas que c'est là un élément théorique et pratique qui n'est pas à dédaigner dans la thérapeutique thermale.

Cauterets possède onze sources indépendantes; cinq sont situées à l'est de la ville; ce sont *La Reine, César, Rieumiset, Bruzaud* et *Pause*; six autres, *La Raillère*, le *Petit Saint-Sauveur*, le *Pré, Maouhourat*, la source des *OEufs* et les *Bains du Bois*, se trouvent au sud.

Avant d'en venir à la description de chaque source en particulier, nous pensons qu'il est plus convenable de donner l'analyse de l'une d'elles, celle de La Raillère, qui est peut-être la plus fréquentée de toutes; et comme les principes de minéralisation sont les mêmes dans chacune de ces eaux et qu'elles ne diffèrent entr'elles que par leur température et par la proportion de sulfure de sodium qui entre dans leur composition, en notant ces différences pour chaque fontaine particulière, on aura une idée suffisante de sa constitution chimique.

Un litre d'eau de La Raillère contient (*) :

Gaz azote......................	Litre.	0.004
Sulfure de sodium.............	Grains.	0.019400
Sulfate de soude.............	*Id.*	0.044347
Chlorure de sodium..........	*Id.*	0.049576
Silex.......................	*Id.*	0.061097
Chaux......................	*Id.*	0.004187
Magnésie....................	*Id.*	0.000445
Soude caustique.............	*Id.*	0.003396
Barégine.....................		Traces.
Potasse caustique..................		*Id.*

Température........ 40°

Voici maintenant la quantité de sulfure de sodium contenue dans les autres sources ainsi que leur température particulière.

	Grains.	Température.
Sources des Espagnols..........	0,0334	50°
de Bruzaud.............	0,0385	40°
De César.............	0,0303	51°,11
de Pause.............	0,0303	46°,44
du Pré.............	0,0159	48°,89
du Bois.............	0,0140	50°
Maouhourat...........	0,0125	53°,33

LA RAILLÈRE.

Quoique cette source ne soit pas la plus ancienne de Cauterets, elle a néanmoins acquis depuis très-long-temps une grande réputation pour le traitement de certaines maladies dont le nombre semble aug-

(*) Manuel des Eaux Minérales, par Patissier, p. 129.

menter de nos jours, du moins en Angleterre, nous voulons parler des affections des diverses membranes muqueuses et surtout des voies respiratoires. La foule de malades qui accourt de tous côtés vers cette fontaine et la proportion considérable des sujets guéris ou soulagés attestent d'une manière incontestable que cet agent médical est réellement plus efficace et plus sûr que tous ceux que peut offrir la pharmacie dirigée par la science la plus éclairée.

L'établissement de La Raillère est situé à plus d'un kilomètre de la ville, sur la route du Lac de Gaube. L'ascension est fatigante pour une personne faible; mais, on peut s'y faire transporter en chaise à porteurs et les robustes montagnards gravissent cette pente escarpée avec une incroyable rapidité. On boit et on se baigne à La Raillère depuis quatre heures du matin jusqu'à neuf ou dix heures avant midi; mais, lorsque l'affluence des malades est grande et que les bains sont nécessaires, il n'est pas rare d'entendre toute la nuit le bruit des allées et des venues des baigneurs qui se succèdent.

L'établissement thermal de La Raillère contient vingt-trois cabinets de bains, une buvette, une douche ascendante et descendante. On y remarque un vaste pérystile à arceaux de marbre et sur le devant une terrasse étendue où l'on peut faire de l'exercice, quelque soit l'état de l'atmosphère.

Lorsqu'un malade arrive à Cautetets pour prendre les bains, il est nécessaire qu'il se mette en rapport avec le médecin-inspecteur, le docteur Buron, qui inscrit son nom et lui fixe l'heure de son bain. Dès lors, il a droit à cette heure aussi bien qu'à une chaise à porteurs pendant toute la durée du traitement qu'on lui a prescrit.

Les caractères physiques des eaux de La Raillère sont ceux des autres eaux sulfureuses des Pyrénées en général ; nous avons déjà donné leur analyse chimique. Nous allons dire quelques mots des propriétés médicales qu'elles possèdent incontestablement et des tissus sur lesquels elles exercent l'influence la plus favorable.

Les conditions pathologiques sur lesquelles les eaux de La Raillère agissent avec une énergie particulière sont les maladies des membranes muqueuses ; c'est surtout dans les affections chroniques du larynx, de la trachée et des bronches que leurs pouvoirs curatifs se manifestent d'une manière très-étendue. Nous ne voulons pas parler seulement de l'atonie de ces membranes dérivant d'un état de cachexie de la constitution, ou du cas d'une sécrétion excessive mucopurulente ou sanguine, par suite d'une perturbation dans les fonctions ; nous nous sommes convaincus par nous-mêmes, et les observations recueillies par d'autres médecins ne peuvent nous laisser de doute à cet égard, que les eaux de La Raillère, aidées de celles de Maouhourat que l'on fait alterner avec elles, ont produit un nombre incroyable de cures complètes et permanentes, dans des cas où ces parties étaient en proie à une altération chronique obstinée et où l'organe lui-même avait déjà commencé à s'ulcérer.

Mais, pour obtenir un résultat favorable, il ne faut pas que ces conditions morbides de la membrane muqueuse se compliquent de dépôts tuberculeux dans les poumons, même *au premier degré d'activité seulement.* Quoiqu'on puisse avoir dit ou écrit sur l'influence curative des eaux des Pyrénées dans la phtisie tuberculeuse, l'Auteur est bien persuadé que lorsque les tubercules ont fait quelques progrès, quelques faibles qu'ils soient, hors de l'état de passivité, les eaux sulfureuses des Pyrénées ne peuvent qu'en hâter le développement. Mais il ne suit pas nécessairement de là que les eaux de La Raillère soient décidément contr'indiquées lorsqu'on peut soupçonner qu'il existe des tubercules en suppuration ou à l'état passif. L'influence décisive qu'elles exercent sur les replis les plus profonds des membranes muqueuses aura pour effet d'empêcher tout dépôt ultérieur de matière tuberculeuse dans ces organes et de donner à la circulation plus d'activité sur une surface assainie.

D'après les observations que nous avons eu occasion de consulter à ce sujet, nous n'hésitons pas à affirmer que dans un grand nombre de cas qui offraient tous les caractères de la phtisie, à l'exception de l'indication de tubercules en activité par le sthétoscope, les progrès de la maladie ont été arrêtés, tandis que, si on s'était borné à recourir aux remèdes ordinaires de l'art, l'ulcération aurait bientôt gagné l'enveloppe cartilagineuse du tube respiratoire et jusqu'aux poumons eux-mêmes.

Telle est enfin notre confiance dans l'influence des

eaux de La Raillère et de Maouhourat sur les maladies des membranes muqueuses en général, que nous pensons qu'on peut attendre presque avec certitude des effets favorables de leur usage, pourvu que la désorganisation ne soit pas parvenue à un point où il n'y a plus dans la nature même de forces pour la guérison, et qu'une complication étrangère ne vienne pas contr'indiquer ces sources.

Notre opinion sur ce sujet ne s'est pas formée à la légère; elle s'appuie sur l'autorité des médecins les plus habiles qui ont étudié ces eaux; nous pouvons citer les Borden qui ont recueilli 2000 observations dans les expériences sur les eaux des Pyrénées; Camus, qui a publié sur la matière un ouvrage considérable; le docteur Buron, qui est inspecteur depuis seize ans; enfin M. Orfila, dont l'opinion a le plus grand poids et qui, après avoir passé plusieurs saisons à Cauterets pour sa santé, a publié le résultat de ses observations dans le *Dictionnaire de Médecine*, 2.ᵉ édition, t. 7, p. 39. Il dit en parlant de La Raillère que ces eaux s'administrent dans la bronchite chronique, dans le *premier* degré de la phtisie tuberculeuse, dans certaines hémoptysies, dans la névralgie pulmonaire et dans la gastralgie. Cet établissement, dit-il, est le plus fréquenté et c'est celui qui rend les plus grands services aux malades.

PAUSE.

Cet établissement est fréquenté et contient onze cabinets de bains, une buvette et une douche. Ces eaux, dit M. Orfila, se prennent surtout à l'extérieur sous forme de bains et de douches, dans les affections rhumatismales chroniques, dans les maladies cutanées, les catarrhes invétérés, l'asthme humide, certaines espèces de syphilis secondaire et quelques maladies lymphatiques.

CÉSAR.

Etablissement très-ancien, contenant trois bains, une douche et une buvette.

LES ESPAGNOLS.

On bâtit en ce moment un magnifique établissement en marbre pour utiliser cette source. Il contiendra toutes les améliorations qu'a pu introduire l'art moderne.

Ces deux dernières sources répondent à-peu-près aux mêmes indications que celle de Pause. Elles sont quelquefois trop énergiques et ne doivent être employées que par les personnes d'un tempérament peu irritable. On les administre avec avantage dans les paralysies qui ne dérivent ni de lésions ni de congestions cérébrales; dans les affections douloureuses des os et dans les maladies lymphatiques invétérées. — Ces eaux sont, par suite de leur température et de la proportion de principes sulfureux qu'elles contiennent, les plus actives de toutes les sources des Pyrénées; il faut par conséquent les prescrire avec discernement et en surveiller avec soin les effets.

LE BOIS.

Cet établissement, qui est situé dans une position très-élevée au-dessus de La Raillère, est commode et bien disposé. Il contient deux piscines, quatre cabinets de bains pourvus chacun d'une douche, et des lits où les malades peuvent se reposer pour favoriser, s'ils le désirent, la transpiration que le bain et la douche ont provoquée. Ces eaux s'appliquent surtout aux rhumatismes goutteux, dans les tempéramens nerveux, lorsque tout symptôme inflammatoire a disparu, et à certaines affections cutanées.

LE PRÉ.

C'est un vieil établissement où on trouve seize cabinets de bains et une douche puissante ; les propriétés de cette source sont à peu près les mêmes que celles du Bois.

BRUZAUD.

Cet établissement possède douze cabinets de bains et une douche dont on peut graduer à volonté la force. Cette eau, dit M. Orfila, est employée avec avantage pour dissiper les engorgemens de l'abdomen. Nous avons vu des congestions passives du foie, résultant d'un affaiblissement des fonctions, céder à l'application de la douche qui rétablissait une circulation plus active à travers cet organe.

MAOUHOURAT.

Les eaux de cette source se boivent dans une

grotte grossière où elles jaillissent du roc granitique;
ici l'homme n'a pas empiété sur la nature. Ces eaux,
dit M. Orfila, sont surtout avantageuses dans les maladies chroniques de l'appareil digestif, caractérisées
par l'absence de toute irritation. La gastralgie et la
dyspepsie ne résistent pas long-temps à l'action de
ces eaux qui se prennent à l'intérieur. Le nombre
des malades qui bravent la fatigue pour arriver à cette
source éloignée et élevée bien au-dessus de Cauterets
montre quelle en est la réputation. — A ce témoignage
nous ajoutons le nôtre. Jamais nous n'avons rencontré
un remède qui pût aussi bien rendre du ton aux organes digestifs débilités.

LE PETIT SAINT-SAUVEUR.

C'est un établissement modeste, composé de douze
cabinets de bains; ses eaux possèdent les mêmes propriétés douces et peu irritantes que celles de Saint-
Sauveur dans la commune de Luz, dont nous avons
déjà parlé.

Nous allons maintenant entrer dans quelques détails
sur la nature des maladies que l'on soumet à l'action
curative de ces eaux, et nous donnerons le moyen le
plus certain et le plus infaillible d'en apprécier les
vertus, en rapportant les résultats statistiques d'une pratique de plusieurs années. Après avoir examiné ces
détails avec attention, le lecteur sera convaincu que ces
sources ont fait pour la guérison ou le soulagement
des douleurs humaines bien plus qu'on n'est en droit

d'attendre d'un agent thérapeutique quelconque. Et on sera forcé de reconnaître aux vertus de ces eaux une efficacité bien plus grande encore, lorsqu'on se souviendra que les malades traités avaient été envoyés pêle-mêle à cet établissement, souvent même sans qu'un homme de l'art éclairé eût examiné avec soin si les symptômes morbides et le tempérament du patient étaient appropriés à ce moyen curatif.

Les détails statistiques suivans sont le résultat d'une expérience de dix années ; ils sont dus à M. Buron, médecin-inspecteur, auquel l'Auteur est heureux de pouvoir offrir ici l'hommage de respectueuse gratitude que méritent si bien ses talens, ses habitudes d'observation et l'obligeance dont il lui a donné tant de preuves depuis qu'il fréquente cet établissement avec ses compatriotes malades.

Et comme c'est la première fois qu'un travail statistique est fait sur une échelle aussi vaste, l'Auteur espère que le public l'accueillera avec faveur et que cet exemple sera suivi par les médecins inspecteurs des autres sources des Pyrénées.

I. CATARRHES BRONCHIQUES. — L'efficacité de ces eaux sur les catarrhes bronchiques est d'autant plus certaine que les symptômes inflammatoires ont plus complètement disparu. Sur 1388 cas traités, 624 ont été guéris, 398 soulagés et 366 traités sans succès ou aggravés.

Le terme moyen de la durée des catarrhes *guéris* était de 6 à 18 mois ; ceux qui ont été *soulagés* remontaient de 2 à 6 ans ; ceux qui ont *résisté* étaient d'une date plus ancienne. Il est en outre important de savoir que dans la première catégorie, on n'a eu affaire qu'à des catarrhes simples et que, dans les deux autres, la maladie était toujours compliquée d'engorgemens partiels du parenchyme pulmonaire, quelquefois d'induration et de dilatation des bronches.

II. ASTHME SEC. — Sur 242 cas, il n'y en a pas eu un seul de guéri; 165 ont été soulagés et 77 traités sans succès.

III. ASTHME HUMIDE. — Sur 288 cas, il n'y en a pas eu un seul de guéri; 163 ont été soulagés et 125 traités sans succès.

Ces affections asthmatiques ne dépendaient jamais, bien que cela arrive souvent, d'une altération organique du cœur ou des gros vaisseaux, l'expérience ayant démontré que dans de semblables cas les eaux sont toujours funestes; aussi ne les conseille-t-on jamais que lorsque l'asthme est l'expression d'un emphysème des poumons, la suite d'un catarrhe humide chez les vieillards, ou que la cause en est inappréciable, (névrose).

IV. LARYNGITE ET PHARYNGITE CHRONIQUE. — Sur 532 cas, 177 ont été guéris, 320 soulagés et 35 traités sans succès. Il faut appliquer aux pharyngites et laryngites chroniques l'observation qui a été faite pour les catarrhes chroniques : — *absence de tout symptôme inflammatoire*. La plus grande partie de ces cas a été observée sur des hommes de loi, des prédicateurs, des officiers instructeurs dans les régimens. Tous avaient plus ou moins fatigué l'organe vocal par l'abus de la parole ou de violens éclats de voix. L'irritation de la muqueuse laryngée se rattachait à l'asthénie ou plutôt n'en était que le résultat. La rétrocession d'un vice *psorique* ou *herpétique* constituait aussi quelquefois la cause de ces affections. Il est facile de comprendre le bon effet des eaux dans ces deux espèces.

V. Phtisie laryngée. — Sur 70 cas traités, aucun n'a été guéri; 15 soulagés; 55 traités sans succès. La phtisie laryngée bien confirmée est plutôt exaspérée que soulagée par les eaux.

VI. Phtisie pulmonaire 1.er degré. — Sur 240 cas traités, il n'y en a pas eu un de guéri; 68 ont été soulagés et 172 traités sans succès.

VII. Phtisie pulmonaire 2.e et 3.e degré. — Sur 127 cas traités, il n'y en a pas eu un seul de guéri; 13 ont été soulagés, 114 traités sans succès.

C'est avec la plus grande circonspection qu'on permet l'usage de ces eaux les plus douces lorsque les signes de la phtisie sont bien apparens. Il arrive cependant quelquefois que cette grave affection pulmonaire, produit d'une métastase, se présente sans fièvre, sans chaleur ni aridité de la peau, et que le malade est d'un tempérament lymphatique. Dans ces cas, malheureusement trop rares, on a vu des phtisiques dont l'état était regardé comme désespéré, revenir à la source qui les avait soulagés; mais plus souvent encore, parmi les malades qui paraissaient rétablis, la marche de la phtisie n'était que momentanément suspendue; qu'espérer en effet des eaux, lorsque les poumons sont en proie à un travail désorganisateur et que les tubercules sont en pleine suppuration? Ne doivent-elles pas plutôt fournir alors de nouveaux élémens à l'irritation et accélérer la perte des malades? Puissent nos observations faire impression sur les médecins éloignés des eaux thermales! Puissent-ils comprendre que, dans un tel état d'affection pulmonaire, les eaux sulfureuses ne peuvent qu'abréger les jours du malade et qu'il vaudrait bien mieux lui laisser rendre son dernier soupir au milieu de sa famille et de ses amis dont les soins adouciraient l'amertume de ses derniers momens!

Nous ne pousserons pas plus loin nos observations sur les autres maladies que l'on traite à Cauterets; nous nous bornerons à exposer simplement au lecteur les résultats et à le mettre à même de juger par lui-même de l'efficacité de ces eaux.

TABLEAU statistique des *Maladies chroniques traitées à Cauterets*, dans une période de 10 ans (de 1833 à 1842, inclusivement).

NOMS DES MALADIES.	NOMBRE de cas de chaque Maladie.	NOMBRE des Malades guéris.	NOMBRE des Malades soulagés.	NOMBRE des Malades traités sans succès ou aggravés.
Maladies Chroniques des organes respiratoires.				
Catharres bronchiques...	1388	624	398	366
Asthme sec.............	242	"	165	77
Asthme humide	288	"	163	125
Laryngite et Pharyngite chroniques	532	177	320	35
Phthisie laryngée.	70	"	15	55
Phthisie pulm.re 1er degré	240	"	68	172
Idem 2.me et 3.me degré.	127	"	13	114
Gastralgies.............	765	408	357	"
Engorgemens des glandes et autres effets de la diathèse scrofuleuse..	343	109	185	49
Rhumatisme chron. musculeux et fibreux....	939	315	553	71
Rhumatisme articulaire...	267	72	144	51
Retraction des muscles et tendons	120	39	54	27
Ankyloses vraies ou fausses	86	11	34	41
Paralysies cérébrales	18	"	"	18
Paralysies diverses......	64	8	32	24
Dermatoses.				
Eczema chronique	273	63	189	21
Impetigo figurata.......	170	49	107	14
Impetigo sparsa........	162	39	111	12
Lichen agrius	43	5	22	16
Mentagre.............	34	11	14	9
Dartre pustuleuse labiale.	36	12	16	8
Anemies résultant : 1.º Des traitemens syphilitiques.............	66	48	18	"
2.º De la lactation......	55	40	15	"
	6328	2030	2993	1305

CHAPITRE XXII.

—

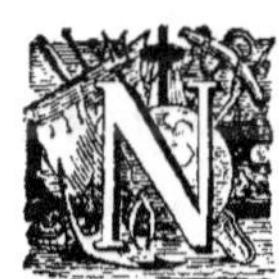

Nous avons terminé la description des établissemens thermaux des Pyrénées dont il entrait dans notre plan de parler ; nous fixerons maintenant l'attention du lecteur sur les Eaux-Bonnes et les Eaux-Chaudes, les deux Thermes dont il nous reste à nous occuper ; ils sont situés dans le département des Basses-Pyrénées et ont long-temps joui d'une réputation plus étendue que tous les autres. De Cauterets, un voyageur entreprenant peut se rendre à cheval aux Eaux-Chaudes, en suivant un sentier difficile qui traverse la montagne ;

puis, il arrive aux Eaux-Bonnes, en passant par les Bains espagnols de Penticosa, en Aragon. Les magnificences du paysage qu'on admire pendant tout le trajet dédommagent amplement de la fatigue que cause le mauvais état du chemin et des autres inconvéniens de cette expédition. Mais, lorsqu'on voyage en voiture et surtout en poste, il faut, pour aller de Cauterets aux Eaux-Bonnes et aux Eaux-Chaudes, revenir prendre la route qui part de Pau, le point central.

La tâche qui nous reste à remplir n'est ni longue ni ennuyeuse. Déjà, nous avons consacré une longue discussion à l'examen de l'action thérapeutique des eaux sulfureuses des Pyrénées en général ; en parlant de Barèges et de Cauterets, nous avons montré d'une manière détaillée comment ces *principes* s'appliquent à chaque maladie en particulier, et nos lecteurs ont pu se former une idée précise du *modus operandi* de ces puissans moyens curatifs sur les divers états pathologiques de l'organisme. Nous ne pouvons rien ajouter à propos des Eaux-Bonnes et des Eaux-Chaudes à tout ce qui a été dit à cet égard ; nous devons donc nous borner à décrire ces établissemens et leurs environs, au point de vue de la distraction du malade. A ces détails topographiques, nous joindrons l'analyse des eaux et l'énumération des maladies auxquelles elles sont appropriées d'après leur degré de minéralisation inférieur à celui des autres sources des Pyrénées, et pour lesquelles l'expérience et la science les ont toujours conseillées.

Que le climat d'un établissement thermal soit un

auxiliaire puissant qui vient en aide à l'action des eaux et en modifie les effets, c'est ce dont on ne saurait raisonnablement douter. C'est peut-être pour cette raison que le climat des Eaux-Bonnes, plus sédatif que celui des autres établissemens *sulfureux* des Pyrénées, combiné avec les propriétés comparativement peu irritantes de ces eaux, en fait un remède salutaire lors même que les poumons ont commencé à être lésés; voilà pourquoi cette influence salutaire, diminuant l'activité de la circulation, arrête les progrès de l'irritation pulmonaire et la fait souvent disparaître en entier.

L'expérience a démontré d'une manière presque certaine que les Eaux-Bonnes, prises à la source, sont un remède que l'on peut conseiller lorsqu'il existe des symptômes imminens de phtisie, tandis que, dans des circonstances semblables, on n'aurait jamais pu prescrire les eaux de Cauterets. Néanmoins, lorsque le parenchyme du poumon est réellement atteint d'une affection scrofuleuse, les chances d'un traitement même par ces eaux si douces sont fort restreintes et fort problématiques.

Au demeurant, nous pensons que, dans les maladies de poitrine que le climat de Pau a sensiblement soulagées et où il peut paraître désirable d'essayer des eaux des Pyrénées comme remède, les Eaux-Bonnes sont l'établissement des Pyrénées qui peut donner les meilleurs résultats.

Quant aux Eaux-Chaudes, elles sont bâties dans un étroit ravin qui attire comme un entonnoir tous les vents qui soufflent dans la vallée supérieure de Gabas ; à cela près, ce sont des eaux très-utiles lorsque, par suite de l'irritabilité du tempérament, d'une tendance prononcée à l'inflammation vasculaire ou d'un excès d'activité vasculaire dérivant de la maladie même ou la compliquant d'une manière accidentelle, les eaux des Hautes-Pyrénées, au lieu de soulager le malade, aggraveraient au contraire son affection. Il faut se rappeler qu'en général l'action salutaire des eaux sulfureuses des Hautes-Pyrénées est en raison inverse de leur force et de leur température, lorsque les organes ont du *ton* et de la prédisposition à l'irritation, — et *vice-versâ;* on comprendra alors sans peine que les sources des Eaux-Chaudes, qui sont de toutes celles des Pyrénées les moins riches en principes minéraux, doivent s'appliquer avec avantage au même genre de maladies que les autres, même lorsqu'il y a dans l'espèce augmentation comparative du ton des organes et de l'action vasculaire. C'est là du reste une théorie dont l'expérience démontre la vérité.

Ainsi, nous pensons que les maladies pour lesquelles les Eaux-Chaudes sont indiquées ne sont pas celles qui ont suivi une marche lente et chronique; mais plutôt celles où il y a des symptômes actifs, soit essentiels, soit accidentels.

A cet égard, et pour résumer les inductions que nous avons tirées des faits et des raisonnemens contenus dans cet ouvrage relativement aux eaux sulfureuses des Pyrénées, nous avons dressé un tableau approximatif des maladies auxquelles chaque source est appropiée d'après sa température et la quantité de principes minéraux qu'elle contient, et selon la nature de l'affection et du tempérament du sujet. Mais, avant de mettre ce tableau sous les yeux du lecteur, nous croyons devoir reproduire brièvement les règles principales qu'il est nécessaire de connaître pour se former des idées exactes à ce sujet.

1.º Le plus grand nombre des savans qui ont étudié les vertus des eaux minérales pensent que leur activité, comme agent curatif, est en raison directe de la quantité de sulfure de sodium qu'elles contiennent et de leur degré de calorique thermal. 2.º L'effet direct des eaux minérales sulfureuses est de stimuler la circulation à travers tous les organes et de pénétrer dans tous les tissus tant en santé qu'en maladie. 3.º Conséquemment, elles sont contr'indiquées dans tous les cas où il y a une inflammation active de quelque tissu. 4.º Elles conviennent mieux aux personnes d'un tempérament lymphatique et leucophlegmatique, à celles qui sont débilitées par la maladie et chez lesquelles le ton naturel des organes a considérablement diminué, qu'aux individus d'une constitution nerveuse-sanguine. 5.º Néanmoins, lorsque les symptômes actifs ont disparu dans les affections qui n'attaquent pas les organes internes, quelle qu'ait été leur intensité, lorsque les effets à combattre sont les conséquences ordinaires d'une augmentation dans l'action vitale, les eaux peuvent être administrées avec avantage; mais, il faut que le tempérament du sujet ne soit pas excessivement sanguin, ou bien il importe de le réduire par des moyens artificiels, de manière qu'en agissant sur une affection locale on ne risque pas de déterminer dans l'économie une perturbation dangereuse pour la vie. 6.° *A fortiori*, elles sont indiquées d'une manière pressante dans tous les désordres des fonctions dérivant d'une atonie générale et dans toutes les lésions chroniques invétérées qui n'attaquent pas les organes principaux du corps humain. 7.° On peut en faire usage dans certains états d'inflammation sous-aigue; mais dans ce cas, les eaux les moins riches en principes minéraux et les plus tempérées doivent être employées de préférence, surtout si cette action inflammatoire attaque des organes nécessaires à la vie. Le tableau suivant fera comprendre ces principes et leur application.

Sources.	Etablissemens Thermaux.	Quantité de sulfure de sodium.	Température.	Etats pathologiques du système vital auxquels chaque source est appropriée, d'après le caractère de la maladie et le tempérament du sujet.
Grande Douche .	Barèges	0·0498	45°,50	Maladies invétérées de la peau ; affections articulaires, musculeuses et tendineuses, à la suite d'attaques aiguës de rhumatisme et de goutte rhumatismale ; affaiblissement des membres, provenant de causes non cérébrales ; ankyloses ; luxations spontanées ; irritations à siège profond, par suite de dépôts de matières, de carie des os, ou de la présence de corps étrangers ; conséquences de la phlegmasia dolens ; névralgie ; ulcères envénimés, scrofuleux et autres ; plaies fistuleuses invétérées.
Buvette . . .	Id.	0·0321	42 ,50	
Bruzaud . . .	Cauterets.	0·0385	40 —	
Espagnols. . .	Id.	0·0344	50 —	
César . . .	Id.	0·0303	51 —	
Pause . . .	Id.	0·0303	46 —	
Bain du Fond .	Barèges	0·0270	36 ,25	Les mêmes maladies chez des personnes d'un tempéramment plus irritable.
Saint-Sauveur. .	Saint-Sauveur	0·0253	33 ,33	Les mêmes maladies sous des formes plus benignes chez les femmes, les enfans et les personnes d'un tempérament nerveux.
Buvette . .	Eaux-Bonnes	0·0251	32 ,22	Maladies des voies respiratoires et de l'appareil pulmonaire et premières indications qui annoncent la phtisie. — Ces eaux conviennent mieux que toutes les autres à ce genre d'affection, parce que, prises à des doses convenables, elles ne surexcitent pas le pouls.
La Douche . .	Id.	0·0251		
Source Tempérée.	Barèges.	0·0245	33 ,33	Presque les mêmes propriétés que Saint-Sauveur.
La Raillère . .	Cauterets	0·0194	40 —	Etat anormal de la membrane muqueuse ; elles sont très-efficaces pour rétablir les sécrétions normales et améliorer le ton des organes ; amoindrissement du ton des organes, sans lésion sérieuse.
Le Pré . . .	Id.	0·0159	49 —	Goutte rhumatismale nerveuse, sans inflammation.
Le Bois . . .	Id.	0·0140	50 —	
Mauhourat. . .	Id.	0·0124	55	Très-efficaces dans la dyspepsie atonique ; extrémement diffusibles et diuretiques.
Petit S.t-Sauveur.	Id.	0·0121	36 ,11	Les mêmes propriétés que Saint-Sauveur, mais plus douces.
L'Esquirette .	Eaux-Chaudes	0·0090	34 ,44	Affections récentes, telles que la bronchite, la rhumatalgie, les cas bénins de rhumatisme goutteux, etc., etc., dans lesquels, par suite d'un tempérament très-tonique ou d'une irritation inflammatoire concomitante, des eaux plus fortes aggraveraient la maladie.
L'Arressecq . .	Id.	0·0090	25 —	
Baudot . . .	Id.	0·0086	27 ,22	
Le Clot . . .	Id.	0·0063	35 ,56	
Le Rey . . .	Id.	0·0063	33 ,33	

Les Eaux-Bonnes et les Eaux-Chaudes sont situées à 40 kilomètres de Pau, et sont, par conséquent, à la même distance de cette ville. Une excellente route parfaitement entretenue (et où trouve-t-on des routes plus belles que dans les Pyrénées?) conduit au village de Laruns, au pied de la grande chaîne des Pyrénées, et à cinq kilomètres des deux établissemens. A ce point, la route se divise presque à angle droit; celle des Eaux-Bonnes se dirige vers l'est, le long d'une gorge dominée par le Pic de Ger, montagne que l'on peut apercevoir à Pau de la Place Royale s'élevant au-dessus de ses orgueilleuses voisines; l'autre branche de la route traverse la montagne que la main de l'homme a coupée pour lui ouvrir un passage, arrive aux Eaux-Chaudes et se prolonge jusqu'à Gabas, non loin de la frontière et près du Pic de Midi de Pau. En sortant de Pau pour aller aux Eaux-Bonnes, on trouve, avant le Pont du Gave, la place de la Basse-Ville. C'était autrefois le théâtre des combats judiciaires; lorsque le coupable n'avait pu être atteint par le glaive des lois, l'innocent avait la ressource de l'appel aux armes, et le crime était puni par le jugement de Dieu, comme on appelait ces duels. Après avoir traversé cette vaste esplanade, on passe le Gave et on avance directement vers le sud; à un kilomètre de Pau, on entre au milieu des coteaux de Jurançon si magnifiquement boisés, qui se continuent pendant quelques lieues en changeant plusieurs fois de nom, jusqu'à ce qu'ils finissent insensiblement dans la plaine d'Arudy.

Pendant huit kilomètres on parcourt la route de Gan qui est bien connue des malades qui résident à Pau dont elle est la promenade accoutumée; le site est très-pittoresque et le chemin en même-temps abrité contre le vent. Sur chacun des coteaux qui bordent cette belle avenue, on distingue un grand nombre de maisons de campagne; elles sont toutes bâties dans des positions d'où la vue est charmante et où elles sont protégées contre les intempéries de l'atmosphère. A droite, sur un des coteaux, on aperçoit la maison où lord Elgin demeura plusieurs années prisonnier sur parole après avoir été enfermé au Château de Lourdes. Le premier village que l'on trouve à huit kilomètres de Pau, c'est Gan, une des treize anciennes villes de Béarn; elle était alors régulièrement fortifiée, entourée d'un mur d'enceinte, flanquée de tours et défendue par un fossé; on aperçoit encore aujourd'hui quelques vestiges de ces fortifications. A cette époque, cette ville soutint plusieurs siéges, et, en récompense de la valeur que déployèrent ses habitans, on lui donna le nom de Gan, dérivé par corruption du mot *Gagner*, qu'elle conserve encore aujourd'hui avec orgueil. Parmi les personnages historiques auxquels Gan a donné naissance, nous citerons Marca, l'historien du Béarn, qui naquit en 1594 et qui devint archevêque de Paris après la disgrace du cardinal de Retz.

A part le paysage, aucun objet intéressant ne nous arrête sur la route. Nous traversons les villages de Rébénac, Sévignac, Louvie. Quelques minutes après ce dernier village, on aperçoit sur la droite le petit bourg de Bielle. Son église mérite d'être visitée à cause des belles colonnes de marbre qui décorent l'autel. On raconte qu'Henri IV, devenu Roi de France, désira faire transporter ces piliers à Paris, et que les Béarnais auxquels il en fit la demande lui adressèrent la réponse suivante : « Sire, bous qu'est meste de noustes coôs et de noustes bés, mey per ço qui est deüs pialas deü temple, aquets que soun de Diü, d'ab eth qu'ep at bejats (*). »

On montre encore à Bielle des mosaïques Romaines extrêmement curieuses que le hasard fit découvrir tout récemment, et qui paraissent avoir fait partie d'un temple ou d'une maison. Les fouilles auxquelles on se livre en ce moment fourniront sans doute aux antiquaires quelques données pour fixer avec précision la date encore incertaine de ces ruines.

De Bielle arrivons aux Eaux-Bonnes. Au fond d'un *cul-de-sac* que protègent des montagnes de plusieurs milliers de pieds d'élévation, on trouve ce petit établissement thermal si renommé. Certes, sa réputation ne se fonde pas sur son étendue, car il ne contient pas vingt maisons, et cependant cinq ou six cents malades s'y logent chaque année à un prix quelque peu effrayant.

On ne trouve pas aux Eaux-Bonnes comme à Bagnères ou dans d'autres établissemens des monumens qui

---

(*) Sire, vous êtes maître de nos cœurs et de nos biens ; mais pour ce qui est des piliers du temple, ils appartiennent à Dieu ; arrangez-vous avec lui.

indiquent que les Romains ont connu ces eaux et les ont protégées. Mais on y conserve précieusement d'intéressans souvenirs de Marguerite d'Anjou que la galanterie avait proclamée la quatrième Grâce et la dixième Muse, ainsi que l'annonce l'épitaphe suivante, gravée sur sa tombe :

Musarum decima et charitum quarta inclita, regum
Et soror et conjux, Margaris illa jacet.

Ces eaux acquirent une grande renommée par les effets merveilleux qu'elles produisirent, lorsque, après la bataille de Pavie, Henri d'Albret, grand-père de Henri IV, y conduisit ses serviteurs blessés; les cures qu'elles opérèrent alors leur valurent le nom d'Eaux-d'Arquebusades.

Le village des Eaux-Bonnes est élevé de 2,100 pieds au-dessus du niveau de la mer. L'air y est pur et frais; par sa position topographique, il est moins sujet aux courans d'air que les autres points des montagnes, de sorte qu'il convient mieux aux personnes dont les poumons sont irrités que tout autre établissement sulfureux des Pyrénées. Il y a plusieurs cascades à voir dans les environs et on peut faire des courses variées à cheval au milieu des montagnes. Un charmant voyage, c'est celui des Eaux-Bonnes à Cauterets par la montagne; mais pour entreprendre cette expédition quelquefois hasardeuse, il faut se procurer un guide sûr et s'armer de résolution pour supporter la fatigue d'une course de huit ou dix heures.

Il y a aux Eaux-Bonnes cinq sources différentes, à savoir : 1.° la source Vieille, qui alimente la buvette et quatre bains. — Température 31°, 11. — 2.° La source Nouvelle (30°), réservée pour en augmenter artificiellement la température. — 3.° La source de la Douche (32°, 78), qui alimente quatre ou cinq bains et une douche. Ces trois sources seules sont employées dans l'établissement thermal. Il y en a deux autres dont on fait peu usage, quoique M. Darralde, l'inspecteur, ait fait tout récemment des expériences sur l'une d'elles, qui est fortement sulfureuse, mais d'une température peu élevée (12°, 12) et pense qu'on pourrait l'appliquer avec avantage dans l'atonie des organes digestifs. Voici le résultat de l'analyse faite par M. O. Henry :

LITRE D'EAU-BONNE :

Gaz azote		traces.
Gaz acide carbonique	litre	0,0064
Gaz acide hydrosulfurique		0,0055

Chlorure de Sodium	grains	0,3432
——— de Magnesium	id.	0,0044
——— de Potassium		traces.
Sulfate de Chaux	grains	0,1180
——— de Magnésie	id.	0,0125
Carbonate de Chaux	id.	0,0048
Soufre		traces.
Silex et Oxide de Fer	grains	0,0160
Matière organique contenant du soufre	id.	0,1065

0,6054

M. Longchamp a trouvé dans les Eaux-Bonnes la quantité suivante de sulfure de Sodium — eau, un litre :

La Buvette	0,0251
La Douche	0,0251

Il nous reste peu de chose à dire sur les propriétés médicales des Eaux-Bonnes, car nous avons déjà épuisé la matière. Nous citerons cependant, en terminant, l'opinion de Patissier et de Théophile Bordeu, celui qui mit en renom les sources des Pyrénées, et quelques remarques tirées du rapport de M. Darralde, l'habile médecin qui administre aujourd'hui ces eaux.

« Ces sources sulfureuses ont été beaucoup vantées pour les belles cures qu'elles ont opérées dans les *maladies chroniques de la poitrine*, telles que le catarrhe pulmonaire, la pneumonie, la pleurésie, l'asthme et la phtisie, mais le bruit de ces guérisons a souvent attiré à ces sources des malades auxquels elles ne conviennent pas. Lorsque ces affections ne sont pas accompagnées d'une irritation trop vive, qu'il n'y a point de fièvre hectique, lorsque surtout leur cause est due à la rétrocession d'un principe rhumatismal goutteux, dartreux ou psorique, on peut espérer que les eaux sulfureuses seront utiles en produisant une révulsion à la peau, en ramenant les sécrétions cutanées à leur état normal, et en rappelant les fluides du centre à la circonférence : la guérison sera d'autant plus certaine que pendant le traitement ou à la suite il se manifestera une crise par les sueurs ou les selles, que des flux supprimés se rétabliront, qu'il apparaîtra des exanthèmes, des furoncles à la peau ou des abcès dans le tissu cellulaire sous-cutané. On a recours avec quelque succès à cette médication dans la phtisie pulmonaire *au premier degré*, et si les tubercules sont récens et peu nombreux, on peut espérer de les résoudre; mais si l'auscultation a fait découvrir des cavernes pulmonaires, s'il y a émaciation, fièvre intense, crachats purulens, ces eaux accélèrent la mort des malades. » (*)

C'est nous, dit Bordeu (**), qui avons propagé l'usage des Eaux-Bonnes à l'intérieur et qui les avons appliquées aux maladies de poitrine; c'est à nous qu'elles doivent l'heureuse célébrité dont elles jouissent. Elles ont guéri quelques personnes attaquées de maladies des poumons et en ont soulagé un grand nombre. Inconnues en France jusqu'à nos jours, elles ont vu leur réputation s'étendre jusqu'à la capitale, arriver au fond des provinces les plus reculées et parvenir enfin dans les pays étrangers. — J'ai vu, néanmoins, des cas d'ulcération du poumon dans lesquels ces eaux n'ont pu arracher le sujet à la mort; quelquefois elles augmentaient l'expectoration, d'autres fois la diminuaient sensiblement. Quelques personnes éprouvaient dans les premiers temps un soulagement trompeur qui était bientôt suivi de fatales conséquences.

Le docteur Darralde, dans son rapport pour l'année 1835, cite soixante-dix observations pour prouver que lorsque la phtisie pulmonaire est arrivée au troisième degré, les Eaux-Bonnes aggravent tellement la maladie au bout de quelques jours que le malade ne tarde pas à succomber. Dans trente-trois cas de phtisie au premier et au second degré, l'état du sujet a été amé-

(*) Manuel des Eaux Minérales, par Patissier, p. 105.

(**) Recherches sur les maladies chroniques.

lioré et la toux a entièrement disparu. Sur soixante-dix cas de laryngite chronique, accompagnée ou non d'extinction de voix, quatre ont été parfaitement guéris ; les autres ont été sensiblement améliorés. Sur soixante-dix sujets atteints de catharre pulmonaire chronique, quatre ont été guéris et les autres soulagés.

On a calculé approximativement que le nombre de personnes qui ont pris ces eaux en 1840 est de 2,800 ; 6,000 bains et douches ont été données et 50,000 bouteilles d'eau ont été exportées dans toutes les parties du monde, depuis New-York jusqu'à Canton.

Pour aller des Eaux-Bonnes aux Eaux-Chaudes, il faut nécessairement retourner à Laruns (*). Là, on commence à monter une côte excessivement rapide qui conduit à un passage taillé dans le roc. Lorsqu'on sort de ce défilé, on aperçoit la vallée des Eaux-Chaudes ; et nous avons entendu plus d'une fois faire la remarque que de cet endroit le paysage ressemble beaucoup à un des sites du Simplon.

Les Eaux-Chaudes sont un petit village composé d'une douzaine de maisons plus mal bâties et plus mal meublées que celles de tous les autres établissemens. Ces eaux étaient connues des Romains ; on les appelle Eaux-Chaudes, par une sorte de raison *lucus à non lucendo*, parce que ce sont les sources les moins

---

(*) On travaille en ce moment à une route horizontale qui joindra les Eaux-Bonnes et les Eaux-Chaudes en passant par la montagne. Ce chemin, déjà fort avancé, quoiqu'il n'ait été entrepris que la saison dernière, rapprochera les deux établissemens et sera pour les malades une promenade agréable et facile. (*Note du Traducteur.*)

chaudes des Pyrénées. Le village est adossé à une haute montagne coupée à pic; de l'autre côté, il est renfermé dans un espace de quelques mètres par un gave bruyant, de sorte que c'est sur une petite plate-forme formée de débris de rochers que se trouvent bâties ces maisons. La nature inflexible semble dire au spéculateur : Tu iras jusque-là et tu n'iras pas plus plus loin, car les maisons qui composent le village occupent tout l'emplacement disponible.

On construit en ce moment aux Eaux-Chaudes un magnifique établissement thermal, qui sera bâti en marbre et dans lequel les sources diverses seront utilisées aussi avantageusement que possible; c'est l'ancien préfet des Basses-Pyrénées, M. Duchâtel, qui en a conçu le projet. Quoique ce magistrat ne puisse plus surveiller l'exécution de son plan, l'établissement a trouvé en son successeur M. Azevédo, un protecteur dont le bon goût et l'activité en hâteront l'heureux achèvement. Nous citerons à cet égard le passage suivant du Rapport de ce Préfet au Conseil Général, pour l'année 1842, qui est remarquable par une grande lucidité :

« Les travaux relatifs à la construction de l'Etablissement des Eaux-Chaudes furent commencés à la fin de juin 1841. En vous rendant compte de leur degré d'avancement, mon prédécesseur ne vous laissa pas ignorer les difficultés que présentait la nature ingrate du sol sur lequel le nouvel édifice devait être élevé. Un grand nombre de roches granitiques se faisaient remarquer à la surface; on pouvait espérer qu'elles ne présenteraient pas de solution de continuité, et que, par conséquent, les murs de face et de refend pourraient être assis sur ces roches et sur celles qu'on présumait devoir se trouver à trois ou quatre mètres plus bas. Cet espoir ne s'est pas réalisé : une excavation de quatorze ou quinze mètres de profondeur, et qui s'étend sur la plus grande partie de l'emplacement des nouveaux thermes, s'est rencontrée entre les premières roches. Il a fallu, dès-lors, pour fonder avec toute la solidité désirable, enlever les terres jectisses qui remplissaient cette profonde excavation, pousser les fouilles jusqu'à ce qu'on eût atteint le bon fonds, et augmenter considérablement les épaisseurs des divers murs de fondation.

» D'un autre côté, on a été obligé d'escarper, à la poudre et au pic, une grande quantité de rochers pour disposer convenablement le terrain; de fonder une partie de l'Etablissement sur le lit du Gave; de former un empierrement au pied du mur circulaire des bains de Lesquirette pour le défendre de l'action ou des ravages du torrent, et de poursuivre jusqu'au griffon une source découverte en creusant les fondations, et qu'on espère pouvoir utiliser pour une piscine.

« Ces divers travaux exécutés par régie, et dont il était impossible de prévoir l'importance, ont exigé beaucoup de temps et de soins, occasionné une augmentation sensible dans la dépense des fondations, et retardé l'époque à laquelle l'entrepreneur du reste de l'édifice a pu commencer ses travaux. Les fondemens déjà exécutés lui ont seulement permis d'élever une partie des murs de face ; il les poursuit avec activité, et si le mauvais temps ne vient pas contrarier les dispositions qu'il a prises, il lui sera facile de réparer le temps perdu. On s'occupe en même-temps de la taille des pierres ; les chantiers sont bien approvisionnés. On a déjà procédé à l'abattage des bois que la commune de Laruns a été autorisée à fournir, et tout porte à croire qu'au printemps prochain ces travaux pourront être repris sans discontinuer.

» Ceux exécutés jusqu'à ce jour tant en régie que par suite de l'adjudication, peuvent être évalués, y compris les approvisionnemens, à environ 60,000 fr.

» De leur côté, les habitans des Eaux-Chaudes sentent la nécessité de mettre leurs maisons en harmonie avec l'importance qu'acquerra prochainement, sans doute, le nouvel établissement ; ils commencent à comprendre que c'est le seul moyen d'attirer les étrangers parmi eux. La plupart se disposent à démolir et à reconstruire leurs maisons de manière à rivaliser avec celles des Eaux-Bonnes.

» D'autres s'empressent de former des demandes en concession de terrains pour y bâtir, et il n'est plus permis de douter que l'établissement des Eaux-Chaudes, si retardé jusqu'ici dans ses progrès et pourtant si plein d'avenir, ne se trouve, dans peu d'années, à l'instar de ceux les plus recherchés, surtout si le redressement de la côte du Hourat, dont j'aurai à vous entretenir dans une autre partie de ce Rapport, et qui en rend l'accès si pénible, cesse de rencontrer, de la part du génie militaire, une résistance aussi fâcheuse et aussi peu fondée que celle qui lui a été opposée jusqu'à ce jour.

» La commune de Laruns s'est mise en mesure de réaliser l'emprunt de 50,000 fr. qu'elle avait déjà voté en 1841, et elle a trouvé un prêteur disposé à lui accorder, pour l'époque et le mode de remboursement, toutes les facilités que la pénurie de ses ressources réclame. Elle a voté, en outre, l'aliénation de plusieurs terrains et bâtimens dépendant de l'établissement thermal évalués à 50,000 fr. Ce qui porte jusqu'ici sa part contributive à la dépense, indépendamment des fonds existans en caisse à l'époque de l'adjudication, à la somme de 100,000 fr. Il lui restera encore d'autres terrains à aliéner, dont la valeur réunie à la somme promise par le Ministre et à celle que vous avez bien voulu consacrer à ce nouvel établissement, lui permettra, je l'espère, d'achever, dans le délai fixé par l'adjudication, cette importante entreprise. Vous y avez déjà concouru pour une somme de 10,000 fr. formant les deux premiers sixièmes de celle votée en 1838. J'ai fait inscrire, en exécution de ce vote, une somme de 5,000 francs au sous-chapitre 18 du budget de 1843. » (*)

Le paysage aux environs des Eaux-Chaudes a un caractère grandiose, et l'on peut long-temps varier ses excursions à la recherche d'un site pittoresque. On fait souvent la partie d'aller à Gabas, hameau

---

(*) Rapport fait au Conseil général par M. J.^{les} Azevédo, Maître des Requêtes au Conseil-d'Etat, Préfet des Basses-Pyrénées, session de 1843, p. 33.

situé à 10 kilomètres des Eaux-Chaudes, d'où l'on peut saluer le Pic du Midi de Pau à une distance peu éloignée en apparence. Lorsque le temps est clair, rien ne peut égaler la beauté de cette scène ; au mois d'avril 1842, l'Auteur a pu admirer par un ciel pur ce magnifique spectacle en compagnie de quelques Anglais de ses amis, qui, en lisant ces lignes, se rappelleront avec satisfaction les plaisirs de cette excursion.

Il y a six sources aux Eaux-Chaudes, à savoir : 1.° *Lou Rey* (33°, 33); 2.° l'*Esquirette* (34°,44), la source la plus riche en principes minéraux et qui est en grande vénération parmi les malades. 3.° Le *Clot* (35°,56); 4.° *Larressecq* (25°); 5.° *Baudot* (27°,22); 6.° *Mainvielle* (11°,12). Les trois premières sources s'emploient sous forme de bains et de douches, les trois autres se prennent à l'intérieur ; deux seulement, Lou Rey et l'Esquirette, étaient connues en 1780.

L'analyse chimique de ces eaux a été faite par M. Longchamp, qui y a trouvé du sulfure de sodium, des traces d'alkali libre, de sulfate de chaux et de silex. Les sources les plus sulfureuses, l'Esquirette et Larressecq, contiennent un tiers du sulfure de sodium qui entre dans la composition des Eaux-Bonnes, et celles-ci ne renferment que les deux cinquièmes de celui que l'on découvre dans la source de la Grande Douche à Barèges.

Après tout ce que nous avons dit, il est inutile d'entrer dans des détails sur les propriétés de ces sources. Cet établissement a le bonheur de posséder, dans le docteur Baile, un médecin-inspecteur habile et expérimenté, qui sait parfaitement appliquer à chaque symptôme la source qui lui convient ; la direction de ces eaux ne saurait être en des mains plus capables. Nous ne ferons qu'une simple observation, c'est que ces eaux sont si efficaces dans certaines espèces de rhumatisme qu'on voit souvent des paysans qui, à leur arrivée, ne se trainaient qu'à l'aide de béquilles, s'en retourner à pied dans leur village.

L'Auteur se flatte en terminant d'avoir rempli le but qu'il s'était proposé, c'est-à-dire, d'avoir tracé relativement à l'influence curative du climat de Pau et des eaux minérales des Pyrénées sur les maladies, quelques règles que le malade pourra consulter pour savoir s'il doit rechercher ou éviter ces agens thérapeutiques. Si son ouvrage a pour résultat d'épargner à quelques-uns des voyages pénibles et inutiles, et d'engager certains autres à recourir aux remèdes qui y sont indiqués, il n'aura pas écrit en vain.

APPENDICE. (*)

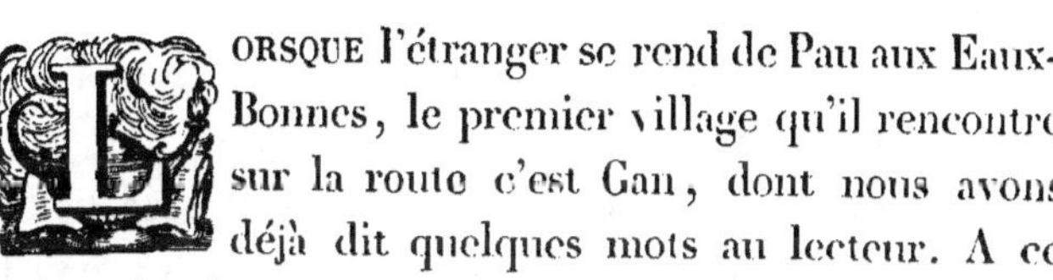

VALLÉE D'ASPE.

—

ORSQUE l'étranger se rend de Pau aux Eaux-Bonnes, le premier village qu'il rencontre sur la route c'est Gan, dont nous avons déjà dit quelques mots au lecteur. A ce point, le chemin se bifurque ; en prenant à gauche, on arrive bientôt dans la vallée d'Ossau, tandis qu'en se tournant à droite on se dirige vers la vallée d'Aspe. Si le voyageur n'est pas trop pressé d'atteindre le but, s'il ne craint pas la fatigue d'une excursion rapide, il fera bien de nous suivre dans cette voie ; nous le conduirons au milieu des sites les plus gracieux et les moins connus, dans une charmante vallée dont ni la plume, ni le pinceau n'ont défloré les beautés en-

(*) Dans la première édition de son ouvrage, l'Auteur a négligé de parler de la délicieuse vallée d'Aspe et des eaux minérales qu'elle renferme. Nous avons cru devoir réparer cette omission en donnant quelques détails rapides sur cette partie si intéressante des Pyrénées.

(*Note du Traducteur.*)

core vierges de toute admiration. S'il est artiste, nous lui montrerons des scènes d'une majesté sauvage et grandiose, des paysages riants et variés, des torrens, des cascades, tout cela encore inexploré par les touristes ; — s'il est malade ou médecin, nous lui découvrirons des sources minérales aujourd'hui humbles et délaissées et qui, peut-être mieux partagées dans l'avenir, exciteront un jour la jalousie de leurs orgueilleuses rivales.

Nous avons laissé derrière nous le village de Gan et nous nous enfonçons au sein des coteaux que traverse la route ; à notre gauche, nous apercevons les premiers contreforts de la chaîne des Pyrénées qui semblent à chaque pas se rapprocher de nous ; à droite s'étendent les collines qui se succèdent jusques à Jurançon. Bientôt, le terrain cesse d'être accidenté ; une plaine unie et couverte de bruyère se déroule au loin devant nous ; quelque minutes encore et nous voici à Oloron.

En approchant de la ville, on aperçoit un pâté de maisons pittoresquement groupées sur une éminence ; c'est S.¹-Pierre ou la ville haute. Au-dessous de cette colline s'étend Oloron qui est séparé de S.ᵗᵉ-Marie par le Gave rapide que l'on traverse sur un pont. Ces deux villes si peu éloignées l'une de l'autre ont cependant des mœurs différentes, des intérêts opposés. Oloron, c'est la cité française ; S.ᵗᵉ-Marie, c'est la ville espagnole. A S.ᵗᵉ-Marie, on se croirait au-delà des Pyrénées ; chacun parle l'idiôme Castillan et l'on rencontre à chaque pas le *contrabandista* drapé dans sa couverture de laine écossaise, qui vient acheter les marchandises Françaises pour les passer en fraude à la barbe des *carabineros* débonnaires. Les deux villes offrent un contraste frappant; l'une est calme, silencieuse, presque triste; l'autre est pleine de gaîté, de mouvement, de vie; plus d'une fois Oloron a voulu absorber Sainte-Marie, mais celle-ci a protesté et sa résistance n'a pas été vaine.

Avant de quitter Oloron, allons admirer son antique basilique. Bâtie vers la fin du 11.ᵉ siècle par le vicomte Centulle IV, cette église présente dans son architecture un mélange des styles gothique et roman. Le portail, qui appartient à ce dernier genre, est un morceau remarquable et parfaitement conservé; quant à la nef, elle est entièrement gothique. Il faut voir cette majestueuse cathédrale, que les outrages du temps ont respectée, lorsque, le dimanche, la foule des fidèles se presse dans sa vaste enceinte. Alors, seulement, l'étranger peut apercevoir ces ravissantes Oloronaises, si renommées par leur grace et leur coquetterie; ce jour-là, elles se montrent dans tout l'éclat d'une toilette toujours de bon goût, élégamment coiffées d'un mouchoir aux couleurs vives qu'elles savent draper avec un art si merveilleux autour de leurs cheveux noirs et lustrés. Mais tout le reste de la semaine, vous chercheriez en vain à les découvrir; c'est à peine si derrière quelque jalousie vous parvenez à saisir un regard dérobé; comme le passereau qui se tapit dans son nid pendant la pluie pour n'en sortir qu'au retour du soleil, la grisette Oloronaise

se cache dans le travail et la solitude jusqu'à ce que
le dimanche ramène pour elle le repos et la fête.

A une lieue et demie d'Oloron, on rencontre les
sources minérales de S.ᵗ-Christau ; ces eaux sont sulfureuses et ferrugineuses ; Théophile Bordeu dit
qu'elles sont bonnes pour les douleurs, pour quelques
maladies de la peau et pour la poitrine. S.ᵗ-Christau,
qui n'est du reste visité que par des baigneurs du pays,
est situé dans une position charmante. A peu de distance du village s'élève le mont Binet, dont l'élévation est considérable ; du sommet de cette montagne,
que l'on peut gravir sans trop de fatigue, on aperçoit
une immense étendue de pays et lorsque le ciel est pur,
on distingue à l'horizon lointain le rivage de l'Océan.

Reprenons la route de la vallée d'Aspe. Dès qu'on
est sorti d'Oloron, le paysage devient de plus en plus
sauvage. Le chemin, qui traverse une longue gorge,
est dominé des deux côtés par des montagnes très-
élevées qui tantôt s'éloignent l'une de l'autre, et tantôt
se rapprochent pour ne laisser au voyageur qu'un
étroit défilé. A droite, le rocher est le plus souvent
taillé à pic, et porte encore les traces noirâtres de
la mine ; à gauche, au fond d'un ravin, qui a, en
quelques endroits, plusieurs centaines de pieds de profondeur, on aperçoit le torrent qui roule avec fracas
au milieu de son lit pierreux. Pendant presque tout
le trajet d'Oloron à Bedous, la route suit les sinuosités
du gave, et ce n'est pas sans quelqu'appréhension que
l'homme le plus courageux laisse plonger son regard
dans le précipice béant, dans lequel le moindre ac-

cident peut entraîner voiture, chevaux et voyageurs.
Il y a quelques années, le chemin n'était pas muni
de parapets, et sur plusieurs points le passage était
vraiment difficile et périlleux ; mais aujourd'hui, le
génie civil fait exécuter des travaux tout le long de
la route ; déjà les endroits les plus dangereux ont été
protégés par un mur, et bientôt l'étranger pourra
parcourir en toute sécurité sur une magnifique voie
ces lieux autrefois si dangereux.

Quelques minutes avant d'arriver au village d'Escot, la gorge se resserre et le précipice devient effrayant ; c'est là qu'on montre à l'étranger les ruines
d'une maison démantelée qui, sur la fin du siècle
dernier, était le repaire d'une famille de brigands.
Trois frères, doués d'une force herculéenne et d'une
résolution à toute épreuve, avaient choisi cet affreux
défilé pour en faire le théâtre de leurs sinistres exploits. Malheur au passant solitaire et attardé qui tombait entre les mains des trois bandits ! Après lui avoir
fait subir les plus mauvais traitemens, ils le dépouil-
laient de tout ce qu'il portait, lui enlevaient jusqu'à
ses vêtemens même, et puis ensuite le précipitaient
vivant dans l'abîme qui ensevelissait à jamais la trace
de leur crime. Les méfaits de ces scélérats demeurèrent long-temps impunis ; car, dans ces temps de troubles, l'autorité publique était faible et impuissante ;
mais enfin la patience des habitans de la vallée arriva
à son terme. Lassés de voir que malgré leurs plaintes
ils ne pouvaient obtenir justice, les montagnards
se ruèrent un jour sur la maison des trois brigands.

Malgré leur résistance, ils furent saisis et garrotés ; puis, on les lança dans le gouffre qui avait tant de fois englouti leurs victimes, et le peuple se retira satisfait de sa vengeance et du terrible talion qu'il avait infligé aux coupables. Le temps où se passèrent les faits que nous venons de raconter est déjà bien éloigné de nous ; le voyageur peut traverser sans crainte ces lieux dont le pauvre pélerin n'approchait jadis qu'en se signant dévotement ; et cependant, à entendre redire sur les lieux mêmes cette histoire presqu'oubliée par un vieillard qui joua un rôle dans ce drame lugubre, nous ne pouvions nous défendre d'un vague sentiment d'effroi qu'imprimait à notre âme l'horreur de ce site sauvage ; et il nous semblait parfois, au milieu des sourds mugissemens du torrent qui se brise avec fureur sur les rochers, saisir des cris de détresse et de désespoir.

En continuant à avancer vers la montagne, on rencontre bientôt un monument qui réveille des souvenirs d'une tout autre nature. Après avoir traversé un pont fort étroit au-dessous duquel le Gave coule à une grande profondeur, on distingue sur la gauche une inscription romaine gravée dans le roc. Cette inscription, dont la seconde partie est quelque peu détériorée, n'a jamais été relevée en entier. Il est facile cependant de lire les mots suivans : *L. Val. Vernus duumvir bis hanc viam restituit.* Au-dessous se trouvent quelques mots qui indiquent probablement la date de l'inscription, et qui pourraient, ce nous semble, être déchiffrés par un archéologue exercé. Ainsi,

la puissance Romaine avait pénétré jusqu'au milieu de
ces affreuses solitudes ; et le roc taillé pour ouvrir
un passage à la route d'Espagne atteste encore la
grandeur des œuvres de ce peuple qui imprimait à
tout ce qu'il touchait un caractère solennel de durée.
Du reste, au-dessus du nom du duumvir, on peut en
lire un autre qui n'a rien de Romain ; c'est celui
d'un entrepreneur qui a travaillé à cette route et qui
a sans doute pensé que son souvenir, protégé par
l'inscription romaine, passerait sans peine à la postérité. Mais, que peuvent contre le temps les efforts de
la vanité humaine ? Valerius Vernus, le puissant duumvir, pensait aussi, lorsqu'il inscrivit son nom au
cœur de nos montagnes, qu'il survivrait à l'oubli et
que sa gloire serait immortelle ; et cependant, aujour-
d'hui, le passant se demande en vain quel fut ce Vernus
dont une inscription mutilée révèle seule l'existence.

Non loin du pont d'Escot et sur la rive droite du
Gave s'élève une maisonnette isolée ; c'est le modeste
établissement thermal où viennent se baigner les paysans
des environs. On raconte des cures merveilleuses
opérées par ces sources minérales. « Ces eaux, dit
Bordeu, sont d'un grand usage dans tout le pays voisin ;
on les emploie pour les tempéramens vifs et bouillans,
qui ne peuvent pas en supporter de plus actives ;
dans toute sorte d'obstruction, pour les poitrines délicates, pour rafraîchir le sang, mais surtout pour
la néphrétique, et peu s'en faut qu'elles ne passent
pour spécifiques pour cette dernière maladie ; elles
ont fait rendre du gravier en plusieurs occasions,

mais elles ne changent rien à un calcul que l'on y plonge, et ce n'est qu'en adoucissant, en humectant et en divisant très-légèrement qu'elles peuvent agir sur les reins et sur les autres parties ; elles sont aussi recommandées pour les vieilles fièvres, ou plutôt pour les embarras qui sont la cause ou la suite de ces fièvres si longues. »

Ce petit hameau que nous traversons, c'est Sarrance, lieu de pélerinage fameux dans toute la contrée. Au pied de cette montagne boisée qui surgit à notre droite, s'élevait autrefois un couvent de Prémontrés dont on distingue encore les ruines tapissées de mousse. Les bons religieux qui avaient bâti sur la montagne un calvaire aussi en renom à cette époque que celui de Bétharram, eurent l'honneur de recevoir dans leur monastère le roi Louis XI lorsqu'il vint dans les Pyrénées pour faire ses dévotions à la Vierge de Sarrance. Aujourd'hui, de l'édifice et du calvaire, il ne reste que quelques pans de mur revêtus de lierre ; mais la madone est encore révérée et le montagnard des vallées voisines va souvent répandre ses larmes et ses douleurs aux pieds des mêmes autels où le terrible monarque déposa peut-être les remords de son inquiète ambition.

Après Sarrance, la gorge se resserre de nouveau ; on dirait que ce défilé va se prolonger ainsi pendant des lieues entières, et l'œil fatigué ne rencontre de tout côté que des roches qui bornent l'horizon. Tout-à-coup, les montagnes s'entr'ouvrent, la vallée s'arrondit et du haut d'une éminence, le voyageur admire un ravissant panorama. On ne peut rien imaginer de plus gracieux et de plus riant que l'aspect de cette charmante oasis. Qu'on se figure un vaste bassin sillonné par le Gave qu'entourent de tout côté des montagnes capricieusement accidentées ; puis des champs, des prairies, dix ou douze villages répandus dans ce riche vallon, pittoresquement groupés les uns après les autres, étendus dans la plaine, tapis au pied de la montagne ou audacieusement suspendus sur la crête de quelque rocher ; de petits mammelons recouverts de gazon que la nature semble avoir disposés avec soin pour servir d'ornemens à ce merveilleux tableau ; puis la route poudreuse qui, comme un long ruban argenté, se déroule au milieu de cette scène et va se perdre à l'horizon lointain ; enfin, sur le dernier plan, la sombre verdure des sapins qui recouvrent le sommet des pics les plus hardis et contrastent étrangement avec la couleur claire et tendre des peupliers qui ombragent la vallée ; — voilà le bassin de Bedous. Au premier moment l'œil charmé ne peut se lasser d'admirer ce spectacle enchanteur qu'on dirait avoir été tout-à-coup évoqué par la baguette magique de quelque fée ; arrêtons-nous un instant pour saisir chacun des détails si variés de cette scène délicieuse.

Ce grand village qui s'étend à nos pieds et qui nous apparaît comme la capitale de ce petit royaume, c'est Bedous ; un peu plus loin, nous découvrons Accous, où le tendre Despourrins soupira ses élégies passionnées ; voici Osse, où le temple calviniste s'élève rival de la chapelle catholique ; là, c'est Borce où sous les vêtemens grossiers de la villageoise, l'artiste trouve plus d'un type de beauté dont la pureté semble aujourd'hui étrangère à nos grandes cités.

De toutes les vallées des Pyrénées, celle-ci est la plus retirée, la moins connue. Aussi les mœurs primitives et patriarcales ne se sont-elles pas altérées au contact d'une civilisation corrompue. Les Aspois conservent encore religieusement les traditions et les usages qu'ils reçurent de leurs pères et qu'ils légueront à leurs enfans; serviables, généreux, hospitaliers, ils sont aussi crédules et dominés par d'étranges superstitions. Comme toutes les tribus à l'état d'enfance, ils possèdent à un haut degré le sentiment poétique; chez eux, la douleur et la joie se trahissent par des hymnes, et lorsqu'une famille en deuil accompagne un de ses membres à la dernière demeure, on voit encore des femmes gagées entourer le cercueil et chanter à la louange du défunt une improvisation rimée. Nous avons été assez heureux pour assister à une de ces curieuses cérémonies; c'était dans un village perché au sommet d'une montagne; le cadavre était porté en terre la face découverte, escorté d'un grand nombre de parens et d'amis et de deux pleureuses qui chantaient en alternant des couplets funèbres. La facture de ces vers nous parut curieuse et originale; nous ne pûmes malheureusement pas nous les procurer.

Entre Bedous et Accous, on trouve une source minérale sulfureuse où viennent se baigner des malades atteints de rhumatisme. Cette eau est tiède, soufrée, ferrugineuse et très-recommandable, dit Bordeu, par les cures qu'elle a faites pour les maladies externes et internes, pour les rhumatismes, pour l'estomac, et pour toute sorte de chronique où il est besoin de réparer le baume naturel du sang, son huile, sa lymphe, etc.

L'eau de Suberlaché est onctueuse au toucher, d'une saveur douceâtre et légèrement sulfureuse; avant d'arriver du granit jusqu'à la surface de la terre où elle coule, elle traverse plusieurs couches de terrain sabloneux, de sorte qu'elle reçoit continuellement les infiltrations des eaux pluviales. Puisque telle est l'efficacité de cette source, il serait à désirer qu'elle pût être utilisée de la manière la plus convenable. Tel est, du reste, le projet de quelques habitans de la vallée d'Aspe qui se proposent de bâtir un établissement pour recevoir les baigneurs; le mauvais vouloir du propriétaire de la source et ses prétentions exorbitantes arrêtent seuls, dit-on, l'accomplissement de ce plan.

A peu de distance de cette source, on en trouve une autre fortement ferrugineuse; elle est fréquentée par les paysans des environs qui lui attribuent de merveilleuses vertus.

Ces deux sources minérales sont situées sur le territoire d'Accous, le plus ancien village de la vallée. Accous était connu des Romains qui y avaient élevé un temple, ainsi que l'indique le nom d'*Aspa-Luca*, qu'ils avaient donné à ce hameau. Du reste, à l'exception de quelques médailles, on n'a découvert à Accous aucun vestige d'antiquités Romaines.

Mais, le vrai titre de gloire de ce village, c'est
d'avoir été le berceau de Despourrins, le barde Béarnais. On montre encore à Accous le vieux manoir du
gentilhomme poète, au frontispice duquel sont gravées les trois épées, armoiries de sa famille. C'est à
quelques pas du village, sur un riant mammelon d'où
l'œil embrasse un ravissant coup-d'œil de la vallée,
qu'il aimait à se retirer solitaire pour se livrer à ses
poétiques inspirations. C'est là qu'il composa, dit-on,
cette touchante élégie, cette plainte amoureuse du
berger malheureux, empreinte d'un si profond sentiment de tristesse et de mélancolie : *La haüt sus las
mountagnes û pastou malhurous.* Sur cette éminence
isolée qui paraît au milieu du vallon comme une île
verdoyante au sein d'un lac tranquille, le patriotisme
des Béarnais a consacré naguère à Despourrins un souvenir de reconnaissance. Il y a environ trois ans, la
colline d'Accous entendit une voix étrangère redire
les chants aimés du montagnard ; c'était fête ce jour-
là dans la vallée, car une légion de Béarnais et d'ar-
tistes venait rendre hommage à la mémoire de Despourrins et inaugurer sa colonne. Et cette voix étrangère c'était encore celle d'un poète ; car Jasmin, le
barde Languedocien, avait voulu s'associer à cette céré-
monie nationale, et, comme il le disait lui-même dans
ses vers inspirés, il était *fier d'être le grand-prêtre de
l'autel montagnard où Despourrins est Dieu.* Aujour-
d'hui, la blanche colonnette se détache isolée sur la
sombre verdure de la bruyère ; l'écho de la colline
est redevenu silencieux, et c'est à peine s'il répète

quelquefois le cri du pâtre qui rappelle au troupeau la chèvre vagabonde.

En descendant la colline de Despourrins, vous apercevez à l'est de la vallée une ligne blanchâtre qui serpente le long d'une montagne presque taillée à pic. Cette ligne est le chemin qui conduit à Aydius, petit village perché dans les nues, au milieu de la région des sapins. Si vous n'avez pas le pied montagnard ou marin et la tête sûre, n'essayez pas d'arriver à Aydius, car le sentier que vous devriez suivre semble avoir été tracé pour les izards plutôt que pour l'homme. Souvent, dans cette périlleuse ascension qui ne dure pas moins de deux heures, vous rencontrez des précipices où le torrent mugit sourdement à une effrayante profondeur. D'un côté, l'abîme s'ouvre béant, de l'autre se dresse le roc nu, et entre les deux, un étroit chemin qui passe sur un terrain mouvant. Et cependant, dans ces affreux défilés dont la vue seule donne des vertiges, chaque jour les montagnards, chargés de lourds fardeaux, passent tranquilles et insoucians comme s'ils traversaient une route royale.

En suivant ce sentier, on arrive, après quelques heures de marche, dans la vallée d'Ossau et de là aux Eaux-Bonnes ; mais il est bien peu de touristes qui oseraient braver les dangers de cette ascension pénible et difficile.

Maintenant que nous avons visité Accous et sa colonne, jetons un regard d'adieu au charmant vallon de Bedous et continuons notre course vers le sud à travers la route d'Espagne. Peu à peu, les montagnes qui s'étaient séparées en amphithéâtre se resserrent comme pour nous barrer le passage; l'horizon est borné par un rempart de rochers que la nature semble avoir élevé en ces lieux pour arrêter dans sa course le téméraire voyageur. Cependant, entre les deux pics nus et décharnés qui se dressent de chaque côté à une effrayante hauteur, le torrent impétueux et blanchi d'écume s'est frayé un passage malgré tous les obstacles. Sur la rive droite du Gave, la main de l'homme a creusé la montagne; c'est ce chemin pratiqué dans le roc qui s'ouvre devant nous. Dans le lointain et par une étroite échappée, nous apercevons les hautes cîmes des Pyrénées couronnées de sapins et de neiges éternelles; à quelques pas, s'élance un pont pittoresquement jeté sur le Gave, dont les piles en pierre sont chaque jour minées par l'effort des eaux bouillonnantes; à droite, une montagne escarpée s'élève, revêtue de quelques fougères pourprées; à gauche, le roc vif se recourbe en voûte au-dessus du chemin, laissant flotter au-dessus de notre tête les magnifiques panaches de la saxifrage qui croît çà et là dans ses fentes. Quelques rares rayons de lumière qui arrivent au fond de la gorge après s'être heurtés aux angles brisés de la montagne, éclairent à peine d'une lueur douteuse cette scène imposante et grandiose. Pour comprendre les étranges sensations qu'apporte à l'âme la contemplation de ce site sauvage, il faut les avoir soi-même éprouvées, car la parole humaine est impuissante à les décrire.

Après être sorti du défilé d'Esquit, on rencontre bientôt un pont jeté sur un torrent tributaire du Gave.

Si l'on traverse ce pont, on s'enfoncera, en suivant un sentier rocailleux, dans un ravin formé par deux montagnes transversales. Que le voyageur ne craigne pas de quitter un instant la route principale ; qu'il brave la fatigue d'un trajet difficile mais rapide, et il pourra bientôt admirer un de ces capricieux accidens dont la nature est si prodigue dans les Pyrénées. On avance long-temps à travers les rochers sans rencontrer au milieu de ce ravin solitaire quelque trace du passage d'êtres humains ; tout-à-coup, au détour du chemin, on aperçoit une maisonnette isolée, où les cavaliers laissent leurs chevaux. De cette grange, on entend déjà un sourd grondement semblable au roulement d'un orage lointain ; puis, au fond de la gorge, on distingue une vapeur blanchâtre que l'on prendrait pour la fumée d'un incendie ; on approche, et bientôt la cascade de Lescun se présente dans toute son effrayante majesté.

A part la source du Gave à Gavarnie, il n'est pas dans les Pyrénées une cascade plus remarquable que celle de Lescun. Le torrent qui se précipite du haut de la montagne en bondissant de roc en roc, a déjà passé par cinq ou six cascatelles avant d'arriver au point où commence la chûte principale. Après avoir capricieusement erré à travers des débris granitiques épars au fond du ravin, l'eau se réunit en nappe dans un lit encaissé ; tout-à-coup, elle rencontre un abîme et s'élance écumeuse au fond du gouffre avec un épouvantable fracas ; chaque goutte en tombant se brise aux angles des rochers et rejaillit en une vapeur

que la brise emporte à plusieurs centaines de pas.
Un pont tremblant, formé d'une poutre vermoulue,
traverse le ravin à l'endroit où le torrent se précipite
en bouillonnant ; et ce n'est pas sans un sentiment
d'effroi que du haut de cette frêle passerelle, qu'aucun
parapet ne protège, vous laisserez tomber votre regard
au milieu des profondeurs de l'abîme. En descendant
le long d'un champ qui borde la cascade, on parvient
à se glisser sur un rocher qui fait saillie ; la vapeur
qui forme un épais brouillard ne laisse distinguer
qu'une masse blanchâtre et les rayons du soleil qui
pénètrent la brume font briller dans chaque gouttelette
les éclatantes couleurs de l'arc-en-ciel. Mais, pour
admirer la cascade dans toute sa beauté, il faut arriver
jusqu'au niveau du lit du torrent, près du réservoir
que les eaux se sont creusé ; là, on embrasse tout
l'ensemble de la scène ; la chûte d'eau se déroule
majestueusement, la vapeur remonte dans le gouffre
et retombe en pluie fine que le vent chasse en tour-
billon ; la voix du torrent mugit sourdement et, de
chaque côté, des parois de roche usés par un long
frottement encadrent ce tableau d'une sauvage magnificence. Mais on ne saurait s'arrêter long-temps en
ce lieu, à cause du brouillard pénétrant qui se répand
aux environs de la cascade ; il est même nécessaire,
si l'on veut en approcher de près, de se munir d'un
manteau pour se garantir d'une abondante rosée.

Lorsque nous visitâmes la cascade de Lescun, nous
avions négligé cette précaution indispensable. Aussi,
nos vêtemens étaient imprégnés d'eau et nous fûmes

obligés de les faire sécher devant un grand feu dans dans la grange où nous avions laissé nos chevaux. Là, nous trouvâmes une jeune fille, âgée de quatorze ou quinze ans, véritable type de la vierge des montagnes. Revêtue du costume si coquet des paysannes de la vallée d'Aspe, cette jeune fille présentait un caractère de mâle beauté inconnu dans nos villes. Sa brune chevelure, partagée sur le front, retombait en boucles épaisses sur ses robustes épaules ; ses lèvres roses laissaient apercevoir deux rangées de dents d'une éblouissante blancheur, et son grand œil noir fixé sur nous semblait exprimer l'étonnement et la surprise. C'est dans cette grange isolée, au sein d'une gorge que la neige recouvre six mois de l'année, que cette jeune fille a vécu jusqu'à ce jour étrangère à notre civilisation et à nos mœurs. Depuis sa naissance, elle n'a jamais quitté le vallon de Lescun, et le village voisin a été le terme de ses plus longs voyages. Comme nous lui demandions si elle se trouvait heureuse et si parfois elle ne s'était pas prise à désirer un autre sort : vous autres, nous répondit-elle, vous quittez vos villes et vous venez de bien loin pour visiter notre montagne ; pour moi, je suis née dans cette vallée, j'y vis contente, et, s'il plaît à Dieu, j'y mourrai.

Du foyer même autour duquel nous étions groupés, nous apercevions sur le versant escarpé de la montagne opposée le sentier étroit et dangereux qui conduit au village de Lescun. Nos hôtes nous montraient un passage des plus difficiles où le terrain mouvant s'éboule chaque jour dans le précipice. Ce défilé a du reste acquis une triste célébrité; il y a plusieurs années, un employé des douanes revenait à cheval de Lescun à Bedous en suivant le sentier de la montagne. La nuit était obscure, le vent soufflait par rafales dans la gorge, tout annonçait l'approche de la tempête. Tout-à-coup, dans la grange isolée, on entendit un cri de détresse qui domina un instant les grondemens de l'orage, et le lendemain, les montagnards découvraient au fond du ravin les restes affreusement mutilés d'un cheval et d'un cavalier. Depuis cette sinistre aventure, les habitans de la vallée ne traversent plus qu'en se signant ce lieu après le coucher du soleil, car on a vu plusieurs fois un fantôme décharné errer en gémissant sur le bord de l'abîme. Telle est l'histoire lamentable que raconte le montagnard et qu'il vous dira sans doute en vous montrant le *saut du receveur*.

Avant de quitter la grange de la cascade, gravissons pendant quelques minutes un mammelon voisin et nous apercevrons le village de Lescun audacieusement perché comme un nid d'aigle au sommet d'un rocher. La position de ce hameau est des plus pittoresques; entouré de tout côté de montagnes élevées et de crêtes dentelées, il semble avoir été transporté par un pouvoir magique au sein de ces roches qui paraissent inabordables.

Lescun était autrefois une des douze premières baronnies du Béarn et peut revendiquer une part glorieuse dans l'histoire féodale de ce pays. Mais toute cette illustration est dans le passé; aujourd'hui, c'est un chétif et misérable village dont les habitans cherchent dans la contrebande des ressources que leur refuse la pauvreté du sol et la rigueur de la température.

Un des plus brillans faits d'armes de nos armées républicaines s'est passé là, sur le territoire de ce village. C'était en 1794; la France soutenait seule contre l'Europe cette lutte héroïque de laquelle elle sortit victorieuse. Au midi comme au nord, à l'est comme à l'ouest, partout nos frontières étaient menacées, et partout la valeur et le patriotisme de nos soldats repoussaient l'invasion étrangère. Mais nos troupes étaient trop peu nombreuses pour faire tête à l'ennemi; la Convention fit alors un appel au courage des habitans des frontières et des compagnies franches s'organisèrent de tout côté pour la défense du territoire. Les montagnards d'Aspe avaient accepté avec enthousiasme cette noble mission, et au jour du danger ils prouvèrent qu'ils en étaient dignes. Un matin, les habitans de la vallée se reveillèrent au bruit d'une fusillade lointaine; c'étaient les Espagnols qui, au nombre de 7,000, envahissaient le sol Français. A cette sinistre nouvelle, les Aspois se précipitent sur les armes; femmes, enfans, vieillards, tous s'empressent de gravir la montagne. L'alarme se répand dans la vallée, le tocsin sonne dans les villages; on accourt pour porter secours aux habitans de Lescun et repousser l'agression étrangère; mais déjà l'ennemi était en fuite. Trois compagnies franches avaient vigoureusement attaqué la colonne Espagnole et après un combat meurtrier où plus de mille soldats et plusieurs officiers perdirent la vie, les étrangers avaient repassé la frontière, laissant au pouvoir des Français deux de leurs principaux chefs.

Ce brillant fait d'armes que les montagnards d'Aspe racontent avec un légitime orgueil, passa inaperçu au milieu de la foule d'actes héroïques qu'enregistraient à cette grande époque les bulletins de nos armées. On se souvient encore dans la vallée de l'intrépidité que déploya dans le combat le brave Laclède, capitaine d'une compagnie franche; il préludait ainsi à la gloire militaire qu'il devait plus tard obtenir et qui l'avait placé à la tête d'un régiment de dragons, lorsque, devant Saragosse, une balle espagnole vint prématurément interrompre le cours de sa brillante carrière.

Mais il est temps de quitter enfin le vallon de Lescun et de reprendre notre route vers le fond de la vallée d'Aspe. Nous traversons plusieurs villages dont la construction paraît remonter au moyen-âge; nous remarquons à Etsaut une maison de date assez récente, mais à la façade de laquelle sont incrustées des pierres marquées de caractères Arabes. Peu-à-peu, l'aspect des montagnes devient plus nu, plus sauvage; toute trace de culture disparaît et les roches qui encaissent le torrent sont à peine recouvertes d'une misérable végétation; nous apercevons enfin Urdos, le dernier village Français et le dernier poste de douane sur la frontière.

Avant d'arriver au village, la route traverse un défilé étroit et resserré que surplombent deux montagnes taillées à pic; à gauche, s'élève un rocher couronné par une plate-forme qui domine la gorge et est inabordable de tout côté. C'est dans cette position vraiment inexpugnable que le génie militaire fait en ce moment construire un fort. Lorsque la route d'Espagne, qui s'arrête aujourd'hui à Urdos, sera continuée jusqu'à la frontière, l'ennemi pourra pénétrer en France avec moins de difficulté. Mais quelques batteries placées dans la citadelle suffiront pour couper les communications et pour foudroyer tous ceux qui tenteraient le passage. On travaille en ce moment à creuser dans le roc les fondemens du fort, et deux compagnies de sapeurs du génie sont employées à cet ouvrage difficile. Mais, avant que le plan conçu ait été exécuté, il se passera sans doute plusieurs années si l'on ne presse les travaux avec plus d'ardeur, car le retour périodique de la saison d'hiver suspend tous les travaux pendant près de huit mois.

Urdos est le plus triste séjour que l'on puisse se figurer; les habitans y sont presque ensevelis sous la neige pendant la moitié de l'année et souvent, pour sortir de leurs maisons, ils sont forcés de se frayer un chemin par les fenêtres. C'est là que s'arrête le courrier d'Espagne dont les dépêches sont ensuite transportées à dos de mulet jusqu'à la frontière; à Urdos finit la vallée d'Aspe.

D'Urdos, où il passera la nuit après une journée bien remplie, le voyageur peut faire une excursion jusqu'à Camfranc ou Jaca en Aragon. S'il ne redoute pas la fatigue d'un trajet long et difficile, il peut encore rentrer dans la vallée d'Ossau en passant par les bains de Penticosa en Espagne, la Case de Brousette, Gabas et les Eaux-Chaudes. D'après nous, le parti le plus sage est de revenir sur ses pas à travers les sites déjà parcourus, mais qui présentent toujours au touriste un intérêt nouveau. Si l'on part d'Urdos de bonne heure, on arrive dans la matinée au village d'Escot; en face de ce hameau s'élève une montagne revêtue d'une riche végétation. Cette montagne, qui sépare la vallée d'Aspe de celle d'Ossau, c'est le Benou, au sommet duquel vous conduit une ascension de quelques heures. Là, vous trouvez un vaste plateau où les pasteurs mènent pacager les troupeaux pendant les mois d'hiver. Après avoir parcouru cette plaine, vous arrivez sur le bord du versant opposé où se déroule un ravissant panorama. Vous apercevez la délicieuse vallée d'Ossau, ses villages échelonnés sur la route et si le ciel est parfaitement pur, Pau, dont les blanches maisons se dessinent à l'horizon lointain. A vos pieds, Bielle, Bilhères et Izeste semblent s'abriter timidement sous l'aîle de la montagne; à droite s'étend la route de Laruns. Après avoir donné quelques minutes d'admiration à ce magnifique tableau, hâtez-vous de descendre la pente escarpée du Benou; encore quelques heures de fatigue et vous arriverez au terme d'un délicieux voyage. Plus tard, peut-être, fatigués de retrouver au sein même des montagnes le bruit et les ennuis de la ville, vous regretterez de ne pas vous être arrêté quelques jours

au milieu du vallon de Bedous, si frais et si paisible.
S'il en était ainsi, nous vous conseillerions de céder
bien vîte à votre désir; la vallée vous fera une ré-
ception cordiale, et, qui mieux est, confortable; et
sans doute vous passerez des heures délicieuses en
face de cette nature gracieuse et pleine de charme.

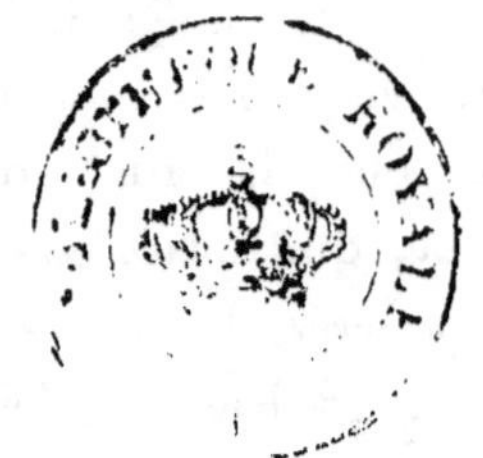

TABLE DES MATIÈRES.

CHAPITRE XI.

CHAPITRE XII.

CHAPITRE XIII.

CHAPITRE XIV.

CHAPITRE XIX.

PAU, IMPRIMERIE DE É. VIGNANCOUR.

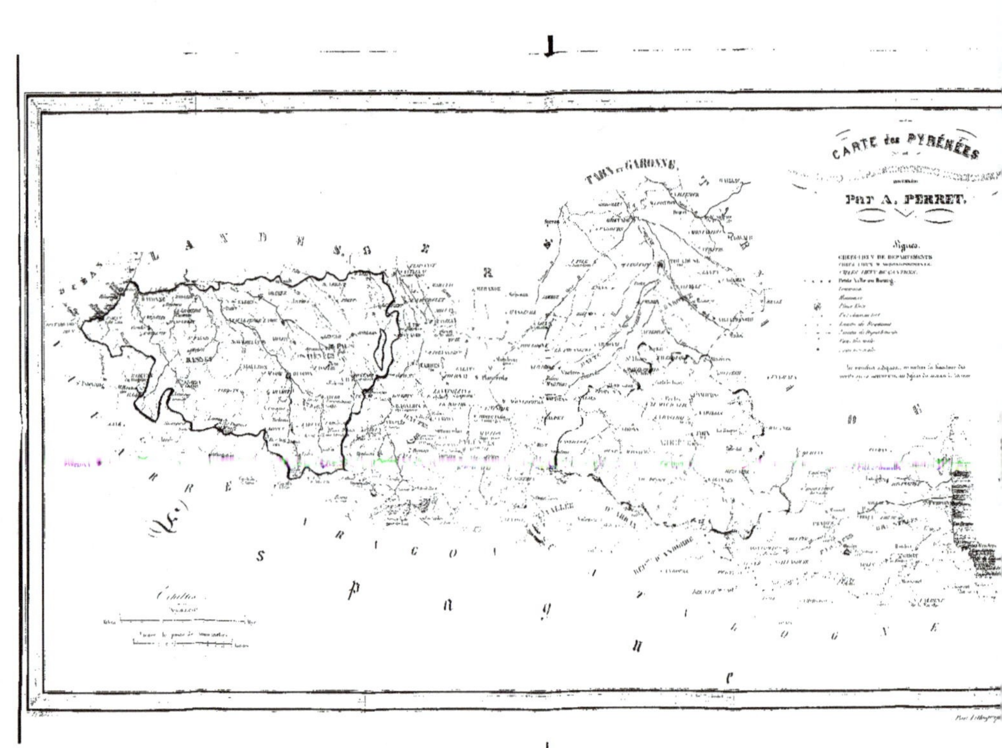

CARTE des PYRÉNÉES
Par A. PERRET.
TARN et GARONNE.
LANDES
ESPAGNE
Échelle